老年生活护理与康复
劳动实践教程

LAONIAN SHENGHUO HULI YU KANGFU
LAODONG SHIJIAN JIAOCHENG

主　编　郭全荣　郝习君　许丽雅　李淑杏
副主编　宋　琼　安子薇　韩　影　刘　瑶　朱　颖

吉林大学 出版社

·长春·

图书在版编目（CIP）数据

老年生活护理与康复劳动实践教程 / 郭全荣等主编. --
长春 : 吉林大学出版社, 2022.10
ISBN 978-7-5768-0945-9

Ⅰ. ①老… Ⅱ. ①郭… Ⅲ. ①老年人—护理—教材②
老年人—康复—教材 Ⅳ. ①R473.59②R592.09

中国版本图书馆CIP数据核字(2022)第200295号

书　　名：老年生活护理与康复劳动实践教程
　　　　　LAONIAN SHENGHUO HULI YU KANGFU LAODONG SHIJIAN JIAOCHENG

作　　者：郭全荣　郝习君　许丽雅　李淑杏
策划编辑：李承章
责任编辑：姜瑾秋
责任校对：于　莹
装帧设计：刘　丹
出版发行：吉林大学出版社
社　　址：长春市人民大街4059号
邮政编码：130021
发行电话：0431-89580028/29/21
网　　址：http://www.jlup.com.cn
电子邮箱：jldxcbs@sina.com
印　　刷：三河市文阁印刷有限公司
开　　本：787mm×1092mm　　　1/16
印　　张：26.75
字　　数：540千字
版　　次：2022年10月　第1版
印　　次：2022年10月　第1次
书　　号：ISBN 978-7-5768-0945-9
定　　价：91.00元

编 委 会

前　言

　　《老年生活护理与康复劳动实践教程》是在华北理工大学教学建设委员会五育建设专门委员会的整体策划、设计、指导下完成的劳动教育类教材，旨在深化劳动技能课改革，丰富创新劳动实践形式，以课程教育为主要依托，以实践育人为基本途径，与德育、智育、体育、美育相融合，以劳树德、以劳增智、以劳强体、以劳育美，培养学生养成良好的劳动观念、劳动态度、劳动情感、劳动品质，激发学生争做新时代奋斗者的劳动情怀，全面提高学生劳动素养。

　　我国人口老龄化问题日益严峻，老年人特别是失能老年人的照护问题成为社会的焦点之一。作为护理学和康复治疗学专业的学生，掌握老年人生活护理与康复的基本知识、基本技能，对于提升老年人养老照护能力，培养尊重、关爱老年人的职业素养尤为重要。本教材是面向护理学、康复治疗学专业学生编写的劳动教育教材，全书以整体护理观为指导，以老年人的健康为主线，以满足老年人健康需求为宗旨，参考国内外老年人护理与康复的先进内容，体现了科学性、先进性、实用性和适用性。全书共分为七篇、二十五章，内容包括老年护理基础知识、老年人生活护理、老年人基础护理、老年人安全管理、社区老年人保健与护理、老年人社区康复和老年人康乐活动。通过对学生传授老年人的护理与康复技能，让学生将所学知识惠及家庭，回馈社会，在人口老龄化加速的大背景下，更加突显了护理-康复-养老相结合的专业趋势和专业特色。同时，引导学生树立正确的劳动价值观，落实培养德、智、体、美、劳全面发展的高素质医学人才的培养目标。

　　本书既可作为本科护理学和康复治疗学等相关专业的劳动教育类教学用书，也可作为其他护康养专业培训的参考阅读资料。

  本书在编写过程中受到华北理工大学教务处和护理与康复学院各级领导的支持与指导，在此一并表示诚挚的谢意！

  由于编写时间有限，且编者的能力和水平有限，难免存在错误与疏漏，敬请各位专家、同仁和使用本教材的师生给予批评指正。

编　者

2021年12月

目　　录

第三篇　老年人基础护理

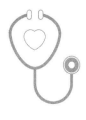

第一篇　老年护理基础知识

第一章　老年人生理、心理特点

导学目标

● **基本目标**

1. 能够描述人体衰老的过程和特点，复述老年人的年龄划分。

2. 能够阐述老年人的生理老化改变，说明不同系统老化改变的原因。

3. 能够阐述老年人的心理老化改变。

4. 能够应用所学知识辨别老年人心理老化的影响因素。

● **发展目标**

1. 能够运用所学知识对人体衰老的生理与心理改变进行辨别和理解。

2. 了解老年人生理与心理特点，认识到人体衰老是自然规律，培养理解、关爱老年人的同理心。

　　随着社会的进步与经济的发展，人口老龄化问题席卷全球，这是社会发展的必然结果，也是当今世界重要的公共卫生问题和重大社会问题。2020年第七次全国人口普查数据显示，截至2020年11月，我国60岁及以上的老年人人数为2.64亿，占总人口的18.7%，其中，65岁及以上的老年人1.9亿，占总人口的13.5%。与2010年第六次全国人口普查相比，60岁及以上人口的比重上升5.44个百分点，65岁及以上人口的比重上升4.63个百分点。据预测，到2050年，中国老年人口将达到4.8亿，几乎占全球老年人口的四分之一，届时，每3人中就会有1个老年人。

　　人从出生到成熟期后，随着年龄的增长，身体形态和功能都将发生进行性、衰退性变化，即称之为老化。老化是人类面临的一种复杂的自然现象。随着年龄的增长，人体各系统、器官、组织和细胞逐渐发生形态、功能和代谢等一系列退行性改变，严重影响老年人身体和心理健康。了解老年人各系统的变化特点和老化特征，认识到老年人伴随生理功能减退而出现的心理功能变化与衰退，才能更好地理解老年人的健康问题，从而有效促进和维护老年人的身心健康。

第一节　人体衰老的过程和特点

一、老年人的年龄划分

衰老或老化是生物体生长发育到成熟期以后，随着年龄的增长，在形态结构和生理功能方面出现的一系列退行性变化及机体功能的逐渐丧失。影响衰老的因素很多，而且人体各器官的衰老进度不一，个体差异很大。因此，"老年"只能是个概括的含义，很难准确界定个体进入老年的时间，常以大多数人的变化时期为标准。世界卫生组织（WHO）对老年人年龄的划分有两个标准：在发达国家将65岁以上的人群定义为老年人，而在发展中国家（特别是亚太地区）则将60岁以上人群称为老年人。中华医学会老年医学学会于1982年建议：我国以60岁以上为老年人；老年分期按45～59岁为老年前期（中老年人），60～89岁老年期（老年人），90岁以上为长寿期（长寿老人）。

二、人体衰老的过程和特点

（一）衰老是循序渐进的老化过程

一般来说，人的衰老从性成熟以后开始，直到60岁后，人体衰老的特征才会普遍表现。人整体衰老变化可通过外表一目了然，如头发变白脱落、面部出现皱纹和老年斑、脊柱弯曲、驼背、身高缩短、肌肉无力、步履蹒跚、行动迟缓、反应迟钝，逐渐达到老态龙钟的地步。

（二）人体整体衰老表现的特点

1.普遍性

普遍性指人在大致相同的时间内都会体现出衰老的表现。

2.渐进性

渐进性指人的衰老不是突然发生的，而是持续渐进的演变过程，是在不知不觉中即出现衰老的征象。

3.内生性

内生性指老化源于生物固有的特性（如遗传），不是环境造成的，但受环境的影响。

4.累积性

老化是在岁月变迁中，机体组织器官的结构和功能上的微小变化长期积累的结果，一旦表现出来，即不可逆转。

5.不可逆性

不可逆性指已经表现出来的衰老变化是不会消失和恢复的。

6.危害性

危害性指不断衰老使组织器官功能逐渐下降，直到消失，人的机体越来越容易发生疾病，疾病发生后不易好转，形成恶性循环。衰老最大的危害是导致机体最终走向死亡，见表1-1。

表1-1　日本生物学家山田博教授提出的"人体老化顺序"

系统	开始衰老时间	衰老表现
运动系统	20岁	运动系统最早出现衰老的是肌肉，从20岁开始老化；其次是软骨和骨，从40岁开始老化；最晚是肌腱，从60岁开始老化
循环系统	20岁	最早衰老的是动脉和心脏，从20岁开始老化；其次是静脉，从40岁开始老化；红细胞从60岁开始老化
呼吸系统	20岁	肺活量从20岁开始缓慢下降，从40岁下降明显，稍一走快会出现气喘现象
消化系统	20岁	20岁小肠、大肠开始老化；30岁食道、胃开始老化；50岁后消化能力下降2/3左右，肝脏解毒功能也开始降低
泌尿系统	30岁	肾脏、输尿管和膀胱从30岁开始老化；男性前列腺从50岁开始衰老，会引发前列腺增生等一系列问题
骨骼	40岁	60岁以上老年人，男性骨质疏松率为10%，女性骨质疏松率达40%；65岁以上男性为21%，女性骨质疏松达66%；80岁以上几乎全部有骨质疏松现象
眼睛	48岁	一般在48岁左右出现"老花眼"
耳朵	60岁	60岁以上，因为器官老化，听力越来越差
大脑	20岁	脑细胞是高度分化的细胞，从出生起就不会再增加，从20岁开始逐年减少，永远不会复活和增殖，随着增龄，大脑体积逐渐缩小，发生脑萎缩，影响大脑功能，出现一系列症状，甚至会发生失智症

第二节　老年人的生理老化改变

一、循环系统的老化改变

（一）基本结构

循环系统是分布于全身各部的连续封闭管道系统，它包括心血管系统和淋巴系统。心血管系统内循环流动的是血液。淋巴系统内流动的是淋巴液。淋巴液沿着一系列的淋巴管道向心流动，最终汇入静脉，因此淋巴系统也可认为是静脉系统的辅助部分。

（二）基本功能

主要生理功能是维持人体的新陈代谢。随着心脏的跳动，推动血液在血管内循环流动，将血压维持在正常水平，维持良好血液循环，为全身各组织器官运输血液，将氧、营养物质输送到组织，并在内分泌腺和靶器官之间传递激素，同时将组织代谢产生的废物和二氧化碳运走，以保证人体新陈代谢的正常进行，维持机体内部理化环境的相对稳定。

（三）衰老表现

1. 心脏

随着年龄的增加，心脏外面间质纤维、结缔组织增多，束缚心脏的收缩与舒张；心脏瓣膜纤维化而增厚，易产生狭窄及关闭不全，影响血流动力学变化，导致心功能不全；心肌纤维发生脂褐质沉积，心肌间结缔组织增加，心包膜下脂肪沉着增多，室壁肌肉老化呈结节性收缩，易导致心脏顺应性变差，从而影响心功能。心脏传导系统发生退行性改变，老年人休息时心率减慢。

2. 心功能

增龄所致的心脏退行性改变，使老年人心排血量逐渐减少。心排血量随增龄直线下降，30岁以后每增长1岁，心排血量减少1%，65岁左右老年人心排血量与青年人相比约减少30%～40%。由于心排血量减少，容易导致全身各组织器官血液供应不足，如脑缺血、心肌缺血等，表现为眩晕、嗜睡、无力、胸闷等症状。心脏神经调节能力进行性下降，心脏窦房结、房室结、希氏束及左右希氏束传导细胞数目减少，增加了心肌的不稳定性，降低了对交感神经冲动的反应力，容易发生心律失常。当心脏的收缩功能和舒张功能发生障碍时，会引起心力衰竭。

3. 血管

增龄引起的血管系统的生理改变主要是血管弹性降低及血流分布的改变。血管的衰老表现为血管硬化。冠状动脉硬化可使冠状动脉管腔变窄，发生冠心病；老年人血管因弹性蛋白减少、胶原蛋白增加而失去原有弹性，大动脉管壁硬化，加上钙沉积于血管内膜导致管腔狭窄，造成老年人收缩压增高，同时伴有小动脉硬化，舒张压也会增高，无论收缩压增高还是舒张压增高都是高血压的表现。血管的衰老还表现为静脉血管壁弹性减退，静脉回流不佳导致老年人发生静脉淤血，表现为皮下淤血、痔疮、下肢水肿和血栓等。由于老年人颈动脉窦、主动脉弓压力感受器敏感性降低，血压易受体位改变的影响，从卧位突然转变为直立位时，会出现直立性低血压，发生站立不稳、视力模糊、头晕目眩、软弱无力、大小便失禁，严重时发生晕厥等。

二、呼吸系统的老化改变

（一）基本结构

呼吸系统是人体与外界空气进行气体交换的一系列器官的总称，包括鼻、咽、喉、气管、支气管及由大量的肺泡、血管、淋巴管、神经构成的肺，以及胸膜等组织。临床上常将鼻、咽、喉称为上呼吸道，气管以下的气体通道（包括肺内各级支气管）部分称为下呼吸道。

（二）基本功能

主要的是呼吸功能，能够吸入氧气呼出二氧化碳，在肺泡内与肺毛细血管之间有气体交换，能够为全身的气管和组织提供足量的氧气，保证正常的新陈代谢。还具有一定的防御功能，可以通过鼻部加温、过滤吸入呼吸道内的空气，也可以通过气管的纤毛运动、收缩、咳嗽、打喷嚏等形式，把异物和异常的分泌物排出体外。呼吸是维持机体新陈代谢和其他功能活动所必需的基本生理过程之一，呼吸一旦停止，生命也将终止。

（三）衰老表现

1. 鼻

老年人鼻腔黏膜变薄，腺体萎缩，分泌物减少，鼻腔干燥，血管脆性增加及收缩力减弱，容易发生血管破裂出血；鼻腔增宽，对气流的加温和过滤功能降低，容易患鼻窦炎及呼吸道感染；嗅觉功能减退；呼吸通道的整体防御能力下降。

2. 咽、喉

老年人的咽黏膜、淋巴组织、腭扁桃体明显萎缩，导致老年人容易患呼吸道感染，吞咽反射神经通路障碍时，易出现吞咽功能失调，易发生呛咳、窒息。发音哄亮度减弱，喉黏膜变薄，咽反射迟钝，老年人易患吸入性肺炎。

3. 气管和支气管

随着年龄增长，气管及支气管管壁纤毛逐渐发生萎缩和退化，造成黏膜纤毛功能降低，保护性咳嗽反射敏感性降低，小气道分泌物增多，黏度增大，小气道管腔变窄，气流阻力增加，呼吸道清理能力下降，造成细小支气管分泌物滞留，利于细菌、病毒繁殖，常反复发生呼吸道感染及呼气性呼吸困难。

4. 肺

肺的衰老表现在肺组织萎陷，肺泡总数减少，肺泡壁变薄，肺泡弹性纤维变性，使肺泡扩张，肺泡内气体潴留，形成肺气肿；还表现在肺毛细血管数目减少，肺血流阻力增加，导致肺的换气能力降低；肺动脉壁硬化，使肺血流量和肺动脉压力增高，易出现肺源性心脏病；这些变化造成老年人呼吸频率加快，呼吸急促，体力活动量增大时更为明显。

5.胸廓及呼吸肌

老年人因为骨质疏松，造成椎体下陷、脊柱后凸、胸骨前突，引起胸腔前后径增大，易出现桶状胸；衰老使脊柱、胸骨、肋骨和肋间肌发生钙化变硬，使胸廓的顺应性下降；肺的扩张受限、呼吸动度减弱、肺活量降低、咳嗽能力下降、痰液排出不畅，让老年人容易发生胸闷、气短、咳嗽；排痰动作减弱，致使痰液不易咳出，易造成呼吸道阻塞和继发感染；严重时甚至引起呼吸衰竭，威胁老年人的健康和生命。

三、消化系统的老化改变

（一）基本结构

消化系统由消化道和消化腺两部分组成。

1.消化道

消化道是一条肌性管道，包括口腔、咽、食管、胃、小肠（十二指肠、空肠、回肠）、大肠（盲肠、结肠、直肠）、肛门等部分。通常将十二指肠以上的消化管称为上消化道，空肠以下的消化管称为下消化道。

2.消化腺

消化腺分小消化腺和大消化腺。小消化腺分布于消化管的管壁内。大消化腺有3对，分别是唾液腺、肝脏和胰腺，它们借助导管，将分泌的消化液排入消化管内，帮助食物消化。

（二）基本功能

消化系统的基本生理功能是摄取、转运、消化食物和吸收营养、排泄废物，这些生理的完成有赖于整个胃肠道协调的生理活动。食物的消化和吸收，供机体所需的营养和能量，食物中的营养物质除维生素、水和无机盐可以被直接吸收利用外，蛋白质、脂肪和糖类等物质均不能被机体直接吸收利用，需在消化管内被分解为结构简单的小分子物质，才能被吸收利用。食物在消化管内被分解成结构简单、可被吸收的小分子物质的过程就称为消化。这种小分子物质透过消化管黏膜上皮细胞进入血液和淋巴液的过程就是吸收。对于未被吸收的残渣部分，消化道则通过大肠以粪便形式排出体外。

（三）衰老表现

1.口腔

老年人牙齿磨损、松动、脱落，骨骼的结构和咀嚼肌退化，使咀嚼功能减弱，食物不易嚼烂，出现吞咽困难；牙龈萎缩，使牙根暴露、牙神经末梢外露，对冷、热、酸、甜、咸、苦、辣等刺激敏感而产生疼痛；舌上味蕾减少、萎缩，造成味觉减退，食之无味；唾液腺萎缩，分泌唾液能力下降，造成口干；影响人体对营养素的摄取，部分老年人因为在食物的选择上受到限制，只能进软食、精食，造成营养素缺乏。

2. 食管

老年人食管的蠕动功能减退，食管下括约肌张力下降，不少老人患有食管裂孔疝，导致胃食管反流、吞咽困难、误吸等高发。

3. 胃

老年人胃黏膜变薄，平滑肌萎缩，胃腔扩大，易出现胃下垂；胃蠕动减慢，胃排空时间延长，代谢产物、毒素不能及时排出，易发酵产气导致腹胀，发生消化不良、便秘、胃癌等；胃的黏液细胞分泌减少，使胃的屏障保护能力下降，容易受到胃酸和胃蛋白酶的侵蚀，导致胃黏膜发生糜烂、溃疡、出血；胃壁细胞数目减少，胃酸分泌减少，使胃的蛋白消化作用和胃酸的灭菌作用降低，易发生胃肠炎症。

4. 小肠

由于小肠上皮细胞减少，肠壁黏膜萎缩，各种消化酶分泌减少，因此老年人易消化不良。由于小肠平滑肌变薄，肠蠕动减退，肠道血管硬化，血流量下降，因此老年人易吸收不良。吸收不良主要表现在小肠对糖、钙、铁、维生素B_1、维生素B_2、维生素A、胡萝卜素、叶酸以及脂肪的吸收减少，使老年人容易发生营养不良，即使没有细菌感染也容易出现稀便现象。

5. 大肠

随着年龄增长，结肠黏膜萎缩，结肠壁的肌肉或结缔组织变薄而易形成结肠憩室；结肠的蠕动逐渐减弱，对扩张的感觉不敏感，对内容物的压力感觉降低，导致食物残渣在肠道内停留时间延长，水分不断被吸收，导致排便无力或便秘；骨盆底部肌肉萎缩、肛提肌肌力降低，易发生直肠脱垂。

6. 肝脏

老年人肝脏血流量逐渐减少，肝脏的储存、代谢能力下降，肝脏对药物、毒素的代谢解毒功能减退，使老年人患病时用药容易发生药物不良反应，过量则会发生代谢紊乱或中毒。肝内结缔组织增生，容易造成肝纤维化。

7. 胆囊

随着年龄增长，胆囊收缩功能减弱，使胆囊不易排空，胆汁在胆囊内过度浓缩，导致胆固醇沉积，胆汁成分改变，易形成胆石症或发生胆囊炎。

8. 胰腺

老年人胰腺分泌消化酶减少，影响脂肪的吸收，易发生脂肪泻；胰腺细胞萎缩，胰岛细胞变性，胰腺分泌胰岛素的生物活性下降，影响血液中葡萄糖的分解利用，容易引发老年性糖尿病。

四、泌尿系统的老化改变

（一）基本结构

泌尿系统由肾脏、输尿管、膀胱、尿道组成。

（二）基本功能

机体在代谢过程中产生的废物如尿素、尿酸、多余的水分等，在肾内形成尿液，经输尿管运送到膀胱，在膀胱内暂时储存，达一定容量时，就从尿道排出体外。泌尿系统的功能是将人体在代谢过程中所产生的废物和毒物通过排尿的形式排出体外，以维持机体内环境的相对稳定。

（三）衰老表现

1. 肾脏

老年人肾血管硬化，管腔缩小，致使有效的肾血流减少，肾小球滤过率下降，对水电解质调节功能降低，使老年人易发生脱水和电解质紊乱，甚至导致心功能衰竭。肾小管功能比肾小球功能老化发生得更早，表现为尿液浓缩、稀释功能及一些物质的运转功能都有所减退，老年人这时候会有不同程度的夜尿增多。

2. 膀胱

膀胱肌肉萎缩、肌层变薄，尿道纤维组织增生变硬，使膀胱括约肌收缩无力，膀胱容量减少，神经调控功能发生改变。由于肌肉收缩无力，老年人膀胱常发生不自主收缩，出现尿急、尿频、尿失禁等现象。老年女性因盆底肌肉松弛，易引起压力性尿失禁，造成生活不便。

3. 尿道

尿道肌肉萎缩、变硬，出现排尿无力，尿流变细。尿道括约肌松弛，缺乏随意控制能力，出现尿急、尿失禁。老年男性常伴有前列腺肥大，还会出现排尿淋漓不断，或排尿困难，甚至尿潴留。尿潴留是尿路感染的重要因素。老年女性因为尿道短而括约肌收缩不良，容易发生尿失禁和尿路感染。

五、神经系统的老化改变

（一）基本结构

神经系统主要由神经组织组成，分为中枢神经系统和周围神经系统两大部分，中枢神经系统包括脑和脊髓，周围神经系统包括脑神经、脊神经、自主神经。

（二）基本功能

神经系统是机体的主导系统，有着极其重要的作用。一方面它控制和调节各器官、系统的活动，使人体成为一个统一的整体；另一方面通过神经系统的分析与综合，使机体对环境变化的刺激做出相应的反应，达到机体与环境的统一。神经系统对生理机能调节的基本活动形式是反射。人的大脑的高度发展，使大脑皮质成为控制整个机体功能的最高级部位，并具有思维、意识等生理机能。

1. 大脑

大脑是中枢神经系统最高级部分，是思维、意识的器官，分左右两个半球。左侧大脑半球主要功能：第一，控制右侧身体活动；第二，主管右侧身体感觉；第三，主管右半侧视野的视觉；第四，支配99%惯用右手的人和60%惯用左手的人的讲话能力和理解能力。右侧大脑半球主要功能：第一，控制左侧身体活动；第二，主管左侧身体感觉；第三，主管左半侧视野的视觉；第四，支配1%惯用右手的人和40%惯用左手的人的讲话能力。

2. 脑干

脑干位于大脑下方，脊髓和间脑之间，是中枢神经系统的较小部分，呈不规则的柱状形。脑干自下而上由延髓、脑桥、中脑三部分组成。延髓部分下连脊髓。脑干的功能主要是维持个体生命。包括心跳、呼吸、消化在内的一系列重要生理功能，均与脑干有关，有调节呼吸、循环、消化等重要作用，又称为"生命中枢"。脑干受到损害会发生眼球活动障碍、视力下降、听力减退、口眼㖞斜、构音不清、眩晕、声音嘶哑、吞咽困难、饮水呛咳、震颤、反射亢进、情绪激动、强哭、强笑，以及出现原始反射等，严重时会危及生命。

3. 小脑

小脑位于大脑的后下方，是平衡、共济运动、肌张力反射器官，主要控制身体的平衡及协调动作，受损后可引起共济运动失调，使身体平衡力下降，走路容易跌倒，出现震颤等。

4. 脊髓

脊髓是中枢神经最低级部分，有两个功能：一为感觉与运动的传导，使躯体、内脏与脑联系起来；二为完成某些基本的反射活动，如腱反射等，也能完成排尿、排便反射，正常情况下由高级中枢控制进行。

5. 脑神经

脑神经是从脑发出的左右成对的神经，属于周围神经系统，连接大脑的不同部位。人的脑神经共12对：Ⅰ嗅神经、Ⅱ视神经、Ⅲ动眼神经、Ⅳ滑车神经、Ⅴ三叉神经、Ⅵ外展神经、Ⅶ面神经、Ⅷ前庭蜗神经、Ⅸ舌咽神经、Ⅹ迷走神经、Ⅺ副神经、Ⅻ舌下神经。它们主要分布于头面部，其中，迷走神经还分布到胸腹腔内脏器官。在这12对脑神经中，第Ⅰ、Ⅱ、Ⅷ对是感觉神经；第Ⅲ、Ⅳ、Ⅵ、Ⅺ、Ⅻ对是运动神经；第Ⅴ、Ⅶ、Ⅸ、Ⅹ对是混合神经。

12对脑神经的任何一对受到损伤，就会表现出该神经支配区域的感觉或运动功能障碍，并表现出相应的临床症状。12对脑神经在人体最高司令部——大脑的统一指挥下进行工作，从而保证了它们的工作各尽其能而又有条不紊。

6. 脊神经

由脊髓发出，其中，颈神经8对、胸神经12对、腰神经5对、骶神经5对、尾神经1对，分布在躯干、腹侧面和四肢的肌肉中，主要支配颈部以下身体和四肢的感觉、运动和反射。

7. 自主神经

自主神经分为交感神经和副交感神经，主要功能是调节内脏、心血管的运动及腺体的分泌，控制体内的物质代谢活动，保证各种生命活动的顺利进行。交感神经占优势时，表现为心跳加快、血压升高、支气管扩张、消化管活动抑制等。副交感神经占优势时，表现为心跳减慢、血压降低、支气管收缩、消化管活动增强等。人体在正常情况下，功能相反的交感和副交感神经处于相互平衡制约中。在这两个神经系统中，当一方起正作用时，另一方则起负作用，平衡协调和控制身体的生理活动。

8. 神经系统活动的基本形式

神经系统活动的基本形式是反射，反射活动必须有完整的神经通路才能完成，这条通路叫"反射弧"。反射弧由五个基本环节组成，即感受器→感觉神经元（传入神经）→神经中枢→运动神经元（传出神经）→效应器。

（三）衰老表现

1. 大脑

衰老使脑体积逐渐缩小，重量减轻，逐渐影响脑功能，50岁以后，脑细胞每年约减少1%。脑老化的主要表现是健忘、判断力下降、感知觉减退、思维敏捷性降低、学习和语言能力下降，还会出现情绪不稳定，感情脆弱，易激惹，爱唠叨，对事物的兴趣变小，常有孤独和自卑感，甚至发生多疑、焦虑、恐惧、抑郁，甚至痴呆等症状。

2. 小脑

衰老可发生小脑萎缩，主要表现为平衡共济失调，出现步态蹒跚、站立不稳、左右摇摆，或"拖足"现象。

3. 脊髓

脊髓的衰老主要表现在运动神经细胞减少、变性，至70岁时脊髓的大部分神经细胞出现退行性变，使老年人出现运动障碍，如运动起始缓慢、力量减弱、精确度降低等。

4. 周围神经

周围神经的衰老变化主要是神经内膜增生、变性，神经束内结缔组织增生，可致神经传导速度减慢，感觉迟钝，表现为睡眠时相变化，睡眠质量下降，情绪波动，想象力减弱，性格改变，抑郁，对新鲜事物不敏感，近期记忆明显衰退等。

5. 传导通路

由于神经系统的进行性衰退，各种感受器、效应器发生退变，神经纤维传导速度减慢，中枢神经调控功能降低，使机体的自稳状态和适应环境的能力减弱，出现反应迟钝、行动迟缓、运动震颤、平衡失调等。

六、感觉系统的老化改变

（一）基本结构

感觉系统是接受机体内、外环境各种刺激，并将刺激转化为神经冲动的结构，它广泛地分布于人体各部。

1. 外感受器

外感受器分布在皮肤、黏膜、视器、听器等处，接受来自外部的刺激，如触、压、痛、温度、光等物理性和化学性刺激。

2. 内感受器

内感受器分布在内脏、血管等处，接受来自内环境的物理或化学性刺激，如压力、渗透压、温度、离子及化合物的浓度等。

3. 本体感受器

本体感受器分布于肌肉、肌腱、关节囊和内耳的味觉器等处，接受机体运动和平衡时产生的刺激。

（二）基本功能

感受器的功能是接受刺激，并将刺激转为神经冲动，该冲动经过感觉神经和中枢神经系统的传导通路，传导至大脑皮质，从而产生相应的感觉。

（三）衰老表现

1. 眼睛及视觉

老年人眼部肌肉弹性减弱，眼眶周围脂肪减少，可出现眼睑皮肤松弛，上眼睑下垂；眼球松弛内陷，眼裂变小；60岁以后，角膜边缘基质层因脂质沉积会形成灰白色带状圆圈，称为"老年环"；结膜脂肪浸润，"白眼球"变得浑浊；晶状体弹性降低或硬化，出现老花眼或白内障；玻璃体浑浊，眼前漂浮小黑影，虽不影响视力，但干扰视线；视网膜对强光的耐受性下降；泪腺分泌减少，眼睛感觉干燥。

2. 耳朵及听力

内耳、耳蜗和大脑颞叶的听觉细胞减少，中耳的听骨、鼓膜发生退行性变化，有关肌纤维萎缩，导致听力下降甚至耳聋。超过50岁，人的听力开始下降，表现为高频听力下降、言语识别率降低、脑干诱发电位的潜伏期延长等特点。

3. 鼻及嗅觉

50岁以后，嗅觉开始退化，嗅神经数量减少、萎缩、变性，嗅觉敏感性降低，对气味的分辨力下降，对周围出现的有害气体不敏感，容易发生危险。

4. 舌及味觉

舌上的味觉细胞减少，舌表面变得光滑，味觉刺激阈值增大，对味道的感觉明显降低，唾液分泌减少，口腔干燥，觉得吃饭没味道，会造成老年人食欲缺乏，从而影响机体对营养物质的吸收。

5. 皮肤及触觉

皮肤的老化是最早且最易观察得到的征象，因为新陈代谢降低，胶原蛋白合成减缓，皮下脂肪减少，皮肤变薄、变松弛，弹性下降；真皮和表皮的嵌合程度降低，导致皱纹增多；皮肤中感受外环境的细胞数减少，对冷、热、痛、触觉等反应迟钝，容易受机械、理化刺激而损伤，受压部位容易发生压疮；皮肤表面小动脉硬化，汗腺、皮脂腺、毛囊萎缩，使皮肤干燥、粗糙、脱屑、瘙痒，毛发变白脱落；皮肤色素沉着出现色素斑片，即老年性色素斑；同时温度觉、运动位置觉、痛觉都有不同程度的减退。40岁以后触觉小体数量逐渐减少，60岁以后触觉小体和表皮连接发生松懈，使触觉敏感性降低，阈值升高；神经细胞缺失，神经传导速度减慢，老年人对温度、压力、疼痛等感受减弱，对一些危险环境如过热的水、电热器等感知度降低，容易发生危险。

七、运动系统的老化改变

（一）基本结构

运动系统主要由骨、关节和骨骼肌三种器官组成。它们构成人体的轮廓，占人体体重的大部分。骨骼共有206块，由关节、韧带、软骨连结在一起。肌肉共有639块，在神经支配下，肌肉收缩，牵拉其所附着的骨头，产生运动。

（二）基本功能

运动系统的基本功能包括运动功能、支持功能和保护功能。

1. 运动功能

运动系统第一个功能是运动。人的运动是复杂的，包括简单的移位和高级活动，如说话、书写等，都是在神经系统支配下由肌肉收缩而实现的。

2. 支持功能

运动系统的第二个功能是支持，包括构成人体体形、支撑体重和内部器官以及维持体姿等。

3. 保护功能

运动系统的第三个功能是保护。颅腔保护着脑、髓和感觉器官；胸腔保护着心脏、大血管、肺等重要脏器；腹腔和盆腔保护着消化系统、泌尿系统、生殖系统的众多脏器。

（三）衰老表现

1. 骨骼

衰老使机体成熟骨单位逐渐减少，骨骼中的有机物质，如骨胶原、骨黏蛋白含量减少，容易发生骨质疏松，骨骼变形，如脊柱弯曲、变短，身高降低等。骨质疏松常见的症状和危害如下。

（1）疼痛 疼痛是骨质疏松最常见的症状，以腰背痛为多见，占疼痛患者中的70% ~ 80%。疼痛沿脊柱向两侧扩散，仰卧或坐位时疼痛减轻，直立时后伸或久立、久坐时疼痛加剧，日间疼痛轻，夜间和清晨醒来时加重，弯腰、肌肉运动、咳嗽、大便用力时加重。

（2）身高降低 发生骨质疏松后，脊椎容易压缩变形，加上椎间盘萎缩变薄，脊柱弹性下降、变短、弯曲，形成驼背，使老年人身高降低。

（3）骨折 由于骨质变脆，极易发生骨折。骨质疏松最常见和最严重的并发症是骨折。即使是在不大的外力下，老年人也可悄然发生腰椎压迫性骨折、桡骨远端骨折、股骨近端和肱骨上端骨折。发病率为27.5% ~ 32.6%，许多老年人因此致残，50%的老年人需全天候生活护理，20%的老年人需长年照顾。此外，尚有15%左右的老年人会因各种并发症而死亡，存活者也会因残疾致使生活质量降低，给家庭和社会带来沉重的负担。

（4）呼吸功能下降 骨质疏松可使老年人发生脊椎后弯，胸廓畸形，形成桶状胸，使肺活量和换气量明显降低，出现胸闷、气短、呼吸困难等症状。

2. 肌肉

老年人的肌纤维萎缩，弹性下降，肌肉组织间脂肪、结缔组织及水分增多，使肌肉呈假性肥大，收缩力减弱，不但造成老年人手握力降低，背部肌无力，还很容易发生腰肌扭伤；加上老年人脑功能的衰退，导致老年人动作迟缓、步态不稳等。

3. 关节

关节因老化发生退行性变，主要表现为关节软骨磨损、弹性降低，关节面粗糙，凹凸不平，关节囊硬化，关节周围组织纤维化，关节灵活性降低，好发骨关节病。骨关节病可发生于全身各个关节，以膝关节、髋关节、脊柱、手指关节最为多见，主要症状是有不同程度的疼痛，其疼痛的特点是：活动开始时明显，活动后减轻，负重和活动过多时又会加重。

八、内分泌系统的老化改变

（一）基本结构

内分泌系统是神经系统以外的另一重要的机能调节系统，它由内分泌腺和内分泌组织构成，其腺体的分泌物称激素，激素对人体有重要的调节作用。

（1）内分泌腺。内分泌腺是一种特殊的腺体，它没有导管，故称无腺管。

（2）内分泌组织。内分泌组织分散于其他腺体组织之间，共同组成某些器官，如胰腺内的胰岛、睾丸内的间质细胞、卵巢内的卵泡和黄体等。

（二）基本功能

内分泌系统的主要功能是与神经系统相互配合，调节机体的物质代谢和体液平衡，以维持机体内环境稳定，维持机体生长、发育、代谢、行为、生殖等，保证生命活动正常进行。

（三）衰老表现

1. 脑垂体

50岁以后垂体体积逐渐缩小，重量减轻，脑垂体实质细胞减少、结缔组织增生，对甲状腺、肾上腺、性腺的负反馈受体敏感性降低，使血中胆固醇含量增高，加重动脉硬化。垂体分泌的生长激素减少，易发生肌肉萎缩，脂肪增加，蛋白质合成减少和骨质疏松等。

2. 甲状腺与甲状旁腺

老年人甲状腺重量可减轻40%～60%，滤泡减少，伴有炎症细胞浸润和结节形成；在功能上，T_3随着年龄增高而降低，导致老年人基础代谢率下降，营养吸收和代谢障碍，因此，老年人容易出现整体性迟缓、怕冷、毛发脱落、思维反应慢等现象。肾脏对甲状旁腺素敏感性降低，使$1,25-(OH)_2D_3$生成减少，容易发生骨质疏松。

3. 胸腺

胸腺衰老使老年人免疫功能降低，容易患自身免疫性疾病，如甲状腺功能亢进、糖尿病、重症肌无力、慢性溃疡性结肠炎、恶性贫血伴慢性萎缩性胃炎、肺出血、肾炎综合征、天疱疮、胆汁性肝硬化、多发性脑脊髓硬化症、系统性红斑狼疮、口眼干燥综合征、类风湿性关节炎、强直性脊柱炎、硬皮病等。

4. 肾上腺

随着增龄，肾上腺皮质激素分泌逐渐减少，使老年人对外环境的适应能力和对应激的反应能力明显下降。对细菌毒素的耐受能力下降，一旦发生外伤或感染，机体抗炎、抗毒、抗休克能力也会降低。

5. 胰腺

老年人胰腺萎缩，胰岛β细胞减少，胰岛素分泌减少，糖代谢能力降低，导致老年人葡萄糖耐量降低，易发生糖尿病；还能引起脂肪代谢紊乱，出现血脂升高、动脉硬化，发生心血管系统疾病。

6.性腺

男性从50~59岁开始出现血清总睾酮和游离睾酮水平下降，容易出现性功能减退，对老年男性的骨密度、肌肉组织、造血功能等均有影响；老年女性卵巢发生纤维化，雌激素和孕激素分泌减少，易出现性功能和生殖功能减退、更年期综合征、骨质疏松等。

九、免疫系统的老化改变

（一）基本结构

免疫系统是机体执行免疫应答及免疫功能的重要系统，由免疫器官、免疫细胞和免疫分子组成。

（二）基本功能

免疫系统具有识别和排除抗原性异物，与机体其他系统相互协调，共同维持机体内环境稳定和生理平衡的功能。

（1）识别和清除外来入侵的抗原，如病原微生物等。这种防止外界病原体入侵和清除已入侵病原体及其他有害物质的功能被称之为免疫防御。使人体免于病毒、细菌、污染物质及疾病的攻击。

（2）识别和清除体内发生突变的肿瘤细胞、衰老细胞、死亡细胞或其他有害的成分。这种随时发现和清除体内出现的"非己"成分的功能被称之为免疫监视。新陈代谢后的废物及免疫细胞与病毒"打仗"时遗留下来的死伤病毒，都必须借由免疫细胞加以清除。

（3）通过自身免疫耐受和免疫调节使免疫系统内环境保持稳定。修补免疫细胞能修补受损的器官和组织，使其恢复原来的功能。

（三）衰老表现

1.骨髓

骨髓是主要的造血器官，是各类血细胞的发源地。老年人骨髓含量减少，60岁时骨髓含量仅为年轻人的一半。

2.胸腺

胸腺在新生儿及幼儿时期为10~15 g，性成熟期为25~40 g，以后则开始萎缩，逐渐变小，老年人仅有10~15 g。老年人胸腺组织萎缩，大部分被脂肪组织替代，其中的细胞数量大大减少，血液中胸腺激素浓度明显下降，因此老年人的免疫功能与年轻时相比有明显减退，容易发生各类感染性疾病、自身免疫病和肿瘤等。

3.免疫功能

免疫器官发生萎缩，使老年人的免疫防御功能、免疫稳定功能、免疫监护功能降低，这是老年人容易发生感染性疾病和肿瘤的原因之一，资料证明，有99%的疾病都是因为免疫力的减退造成的，而疾病会严重影响人的健康，甚至导致死亡。

十、生殖系统的老化改变

（一）基本结构

人的生殖系统分男性生殖系统和女性生殖系统。男性生殖系统包括内生殖器即生殖腺（睾丸）、输精管道（附睾、输精管、射精管、尿道）、附属腺体（精囊腺、前列腺）以及外生殖器（阴囊、阴茎）。女性生殖系统包括内生殖器和外生殖器，内生殖器由生殖腺（卵巢）、输送管道（输卵管、子宫、阴道）和附属腺体（前庭大腺）组成。卵巢是产生卵子和分泌性激素的器官。

（二）基本功能

生殖系统主要功能是产生生殖细胞，繁殖新个体，分泌性激素，维持男、女第二性征。

（三）衰老表现

女性40岁以后性激素分泌开始减少，大约45～50岁开始绝经、停止排卵。男性在40岁时正值性功能高峰，而后逐渐降低。由于性激素水平下降，45岁以后逐渐进入更年期，还会出现一系列更年期症状，一般60岁以后逐步稳定下来。生殖系统衰老让老年人丧失生育能力。

第三节　老年人的心理老化改变

> **案例1-1**
>
> 　　王先生，61岁，某事业单位局长，退休1年。有一儿子居住外地，不常回家，老伴刚刚因病过世，现一人独居。近期出现睡眠障碍，表现为入睡困难、失眠、多梦、早醒，血压增高，头痛，注意力不集中，健忘，感觉浑身无力，经常发生不明原因的烦躁焦虑，怀疑自己得了不治之症，情绪低落。
>
> 　　1.王先生出现了哪些心理问题？
>
> 　　2.这些心理问题是如何产生的？

一、衰老引起的心理改变

（一）感知觉衰退

感觉器官逐渐衰退，出现老花眼、听力下降、味觉减退等，知觉一般尚能保持，只是易发生定向力障碍。最常见的是视力、听力，嗅觉、痛温觉的老化。痛温觉下降使老年人对疼痛、冷或热不敏感。

（二）记忆力衰退

人的记忆力发展从出生开始，13岁为一生记忆力的最高峰，以后保持此高点，50岁开始减退，70岁以后减退明显，过了80岁，记忆力下降非常迅速，表现为不同程度的健忘，兴趣爱好减少，学习能力下降。一般表现为初级记忆保持较好，次级记忆明显减退；再认能力基本正常，回忆明显减退；机械记忆较差，逻辑记忆较好；远事记忆较好，近事记忆较差；有意记忆为主，无意记忆为辅。老年人的记忆减退有较大个体差异，并与健康状况、精神状况、记忆的训练、社会环境有关。

（三）理解力变化

记忆力和理解力是人类两大学习能力。与记忆力不同，人的理解力自出生便开始酝酿，1～13岁缓慢上升，13岁后有长足进展，18岁以后渐渐成熟，理解力会因为经验及思考的磨炼，一直有所进步，直到生命终止。

（四）智力的减退

1.生理改变

人的智力分为晶体智力和流体智力。

（1）晶体智力。与后天的知识、文化及经验的积累有关，如词汇、理解力和常识等。不随年龄而减退，直到高龄后才缓慢减退。

（2）流体智力。主要与神经系统的生理结构和功能有关，指获得新观念、洞察复杂关系的能力，如知觉速度、机械记忆、识别图形关系及与注意力和反应速度等有关的能力。随年龄增长而减退。

2.病理改变

50～60岁智力突然明显减退，最常见为痴呆症。

3.智力可塑性

与年龄、受教育程度及自理能力等关系密切，适当干预可延缓智力减退。

（五）思维能力衰退

老年人的思维衰退较晚，特别是与自己熟悉的专业有关的思考能力在年老时仍能保持。老年人的思维能力随年龄增长而下降，但衰退的速度和程度存在个体差异。概念形成、创造性思维、逻辑推理和解决问题方面的能力都减退，尤其是思维的敏捷度、流畅性、灵活性、独特性以及创造性比中青年时期要差。表现为思维局限、固化，推理能力下降。语言表达能力下降，讲话啰唆、缓慢。注意力不集中，思考问题迟钝，不容易接受新事物。

（六）情绪改变

由于神经系统的衰老，老年人会产生消极情绪和反应，如紧张、孤独、失落、敏感、多疑、焦虑等，对捕风捉影、似是而非的事情很认真，常把听错、看错的事当作对自己的伤害，甚至变得不近人情。

（七）意志衰退

意志衰退表现为丧失探索精神，做事犹豫不决、害怕困难、迟迟不敢行动，遇到挫折易丧失勇气。老年人的情感和意志过程因社会地位、生活环境、文化素质的不同而存在较大差异。

（八）人格改变

神经系统功能衰老的特点是后形成的能力先消失。最文明的人格部分"超我"是在人的成长过程中最后形成的。衰老让"超我"的作用减退乃至消失，使原始的"本我"表现突出，导致有些老年人随着增龄而发生了不同程度的心理障碍，甚至出现了无视道德标准和社会行为规范而随心所欲的人格变化。老年人由于记忆减退，说话重复唠叨，学习适应新事物能力下降，容易产生保守、固执、刻板、怀旧或发牢骚、猜疑与嫉妒心理等。

（九）社会适应改变

社会心理学家马斯洛的需求层次理论提出人有五种需求，见图1-1，即生理需求、安全需求、社交需求、尊重需求和自我实现的需求，其中，自我实现的需求只有在社会活动中才能体验。

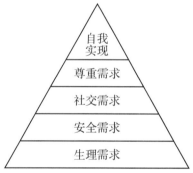

图1-1 马斯洛的需求层次理论

老年人阅历广泛，经验丰富，在过去长期工作和生活中所形成的信念持久而稳定，同时也能体会到自己存在的价值感。当退出了社会发展的主阵地后，有些老年人会产生失落感。这种情绪会让老年人变得心胸狭窄、固执己见，不适应社会发展，甚至对社会产生对抗心理。

二、疾病引起的心理改变

（一）心理与疾病的关系

多年来的医学和心理学研究一致表明，心理社会因素对个体的健康有着十分重要的影响。现代医学研究显示，有超过75%的疾病与心理社会因素密切相关。"病由心生"，即认为疾病的发生与"情志"有关。不同心理情绪可直接影响人的不同脏器，从而影响人的健康状况。现代心理学研究认为，心理社会因素不仅直接导致精神障碍的发生与发展，还影响到躯体疾病的转归。积极乐观的情绪体验如幸福、爱慕、愉悦、希望等，能让人们感受到生活充实且富有意义，机体的抗病能力会增强；消极悲观的情绪体验如恐惧、焦虑、愤怒、悲伤等，往往能让人失去生活的存在感，变得无助失落，机体的抗病能力则削弱。研究证明，强烈的、持久的不良情绪，可影响机体各个系统的正常生理功能，这种影响持续时间越长，其生理功能障碍会进一步加重，导致出现病理性变化，造成心身疾病。

（二）老年人常见的心身疾病

老年人常见的心身疾病主要有高血压、冠心病、糖尿病、支气管哮喘、甲亢、神经性皮炎、类风湿性关节炎等。此外，心理问题与癌症和精神疾病的发生，发展都有着密切的关系。

（三）疾病与心理互相影响

躯体疾病和精神疾病同时影响老年人的心理健康。如疾病会削弱老年人工作、生活能力。生活不能自理的老年人更容易产生消极的心理。

三、社会因素引起的心理改变

（一）从职业角色转变为闲暇角色引起的心理问题

老年人一旦退休，从几十年前有规律、有责任的职业角色，突然转变为无所约束、自由自在的闲暇角色，有些不能适应新的社会角色，会导致心理不适应而产生失落感，诱发心身疾病或加重原有的心脑血管疾病等。

（二）从主角退化为配角引起的心理问题

老年人离退休后，从社会发展的主要力量变为需社会赡养的群体，如果在离退休前没有做好足够的心理准备，缺乏良好的心态，就会感到反差过大，失去价值感，所产生的悲观、失望情绪也会诱发心身疾病或加重原有的心脑血管疾病等。

四、家庭因素引起的心理改变

（一）经济状况引起的心理改变

人老了，赚钱的机会变少，花钱的地方增多。有些老年人除了自己生活、治病外，还要帮助子女结婚、买房、养育第三代。如果家庭经济状况不良，也会引发悲观失望的心理情绪。

（二）人际关系引起的心理改变

老年人在未退休前，每天去上班，和家人接触不多，很少产生矛盾。退休后，相处时间增多，有时会因为生活习惯不同而引发争吵。家庭不和睦也会引起老年人的心理改变。老年人失去了社会和职业角色之后，常常把精力都集中在对子女的关心照顾上。子女一旦离开家庭，自立门户，会使老年人失去照顾对象和生活目标。

（三）空巢引起的心理改变

"空巢家庭"是指无子女共处，只剩下老年人独自生活的家庭。空巢老人常由于人际疏远、缺乏精神慰藉而产生被疏离、舍弃的感觉，出现孤独、空虚、寂寞、伤感、精神萎靡、情绪低落等一系列心理失调症状，称为"空巢综合征"。

（四）丧偶引起的心理改变

大部分丧偶老年人的心理是消极的。长期孤独生活的老年人，如果伴有躯体疾病，常会产生抑郁情绪，甚至因为绝望而选择自杀。

|知|识|链|接|

丧偶老年人心理变化的五个阶段

1.震惊阶段。老年人所有的心理活动都集中在死者身上。许多老年人痛不欲生，他们整天哭泣，甚至拒绝将逝者火化或下葬。

2.情绪波动阶段。老年人对逝者和其他人发怒或带有敌意，怨恨配偶抛下自己孤苦伶仃，埋怨子女亲友不理解自己，常常对着配偶的照片生闷气，并且迁怒于他人，无缘无故地和人争吵、赌气。

3.孤独感产生阶段。老年人失去配偶后，旧的依恋关系不复存在，会产生孤独感和悲伤的情绪。开始向他人发泄，常常不顾别人是否愿意听，对所有人诉说自己的不幸，希望得到同情、支持和帮助。

4.自我宽慰阶段。老年人已经清楚地意识到配偶已经永远地离去了，逐渐开始面对现实，进行自我宽慰。

5.重建新模式阶段。老年人开始从绝望中清醒，向往正常的生活并开始组建新的生活。这一阶段，他们把自己的情感转移到其他人或事上去，主动压抑悲痛的情绪，从表面上看，情绪好像已恢复正常。

参考文献：

①赵晓航,李建新.丧偶对老年人孤独感的影响：基于家庭支持的视角[J].人口学刊,
　2019,41（6）：14.

②王平.丧偶老人的心理反应及护理对策[J].中华护理杂志,1995,30（9）：2.

五、死亡引起的心理改变

人们对于死亡的原始反应就是恐惧。即便在今天这样文明的时代，人类仍然害怕面对死亡。老年人面对死亡时，同样也会产生惊恐等一系列心理活动。瑞士心理学家提出了老年人面对死亡时的心理活动如下。

1. 震惊

第一个阶段的反应是震惊。老年人对听到"死亡宣判"时会在心里想：不，这不可能。

2. 拒绝

第二个阶段的反应是拒绝。开始常常会听到老年人说："这事儿不可能发生在我身上"。

3. 气愤

第三个阶段的反应是气愤，这种气愤往往针对上帝，针对上天，或者针对运气等。

4. 讨价还价

第四个阶段的反应是讨价还价。老年人往往寄希望于上天或医生能够延长他们的生命，并常常许愿以改变某种行为为代价。

5. 悲伤

第五个阶段的反应是悲伤。这个时期延续的时间最长，这个时候的老年人主要特点是沮丧、抑郁和性格改变。

6. 接受

第六个阶段也是最后一个阶段的反应接受。一旦到达这个阶段，老年人往往会尽可能地完成未达成的夙愿。这时他们的心理活动已经趋向平静，对死亡不再恐惧。

小　结

本章从人体衰老的过程、老年人的生理老化改变和心理老化改变三个方面全面阐述了老年人生理方面和心理方面的特点。人从出生到衰老是不可避免的自然过程，老年人因器官和功能退化，存在感知障碍、情感异常等身心疾病，严重影响老年人的健康，需要护理人员熟悉老年人特殊的生理与心理需求，掌握衰老的规律和特征，才能为老年人提供针对性的护理措施和宣教内容，维护和促进老年人身心健康。

思 考 题

1. 人体整体衰老表现的特点有哪些?

2. 老年人面对死亡时的心理活动分哪几个阶段?

3. 案例分析

李奶奶，70岁，驼背，眼花、耳聋，经常腰背痛。疼痛沿脊柱向两侧扩散，仰卧或坐位时疼痛减轻，直立时后伸或久立、久坐时疼痛加剧，日间疼痛轻，夜间和清晨醒来时加重，弯腰、肌肉运动、咳嗽、大便用力时加重。动作迟缓、怕冷、毛发脱落、思维反应慢。近期丧偶，性格发生改变，不爱与人交流，经常偷偷流眼泪，睡眠质量差，靠吃安眠药维持。

请回答:

（1）李奶奶存在哪些生理老化的改变?

（2）李奶奶存在哪些心理老化的改变?

案例分析参考答案:

（1）李奶奶发生了感觉系统的老化改变、骨质疏松的生理老化改变、甲状腺与甲状旁腺生理老化改变。

（2）李奶奶因丧偶引起心理改变，发生了抑郁改变。

（朱　颖　叶建亚）

第二章　老年人护理基础知识

导 学 目 标

● **基本目标**

1. 能够列举老年人各项生理护理要点，掌握老年人生理护理特点。

2. 能够阐述老年人服药护理注意事项，确保老年人安全用药。

3. 能够运用老年人生活护理程序对老年人进行日常照护。

4. 能够辨别老年人常见的心理问题及其对老年人造成的影响，理解对老年人进行心理护理的意义。

● **发展目标**

1. 能够运用所学知识对老年人实施正确的生活护理和心理护理。

2. 根据老年人生活护理程序和心理护理原则，为老年人提供适宜的护理措施，关心关爱老年人，尊重老年人的生活习惯和个人信仰，提高老年人生活质量。

人口老龄化是世界人口发展的普遍趋势，是科学与经济不断进步的标志。世界各国平均寿命均有不同程度的增加。我国自1999年进入老龄社会后，老年人口以每年1 000万的速度增加，高龄人口以每年100万的速度增加，失能、半失能老人由2011年的3 200万到2020年超过6 000万，失智、失独、无子女照顾的困难家庭已达100万，是目前世界上老年人口最多的国家，占全球老年人口总量的1/5。老年期不同于人生的其他阶段，在这个时期，个体因老化健康受损，患各种慢性病的比例较高，这些老年人在家、在医院、在养老机构渴望被照顾，渴望着改变生存状态，渴望着有尊严、健康地安度晚年。因此，对老年人的照顾已成为每个家庭、全社会和政府的当务之急。

对老年人，我们不仅要重视其生理状况，而且要关注老年人生活功能方面是否健全，老年人的健康保健与养老照护对维护和促进老年人的身心健康非常重要。老年人的日常生活护理是护理老年人的基础，熟悉老年人在日常生活各方面的独特需求、常见隐患并据此提供有针对性的照护是临床和社区老年护理工作者的基本内容。

第一节　老年人生理护理基础知识

一、老年人清洁护理基础知识

（一）每日护理

做好晨晚间护理，早晚洗脸刷牙，饭前便后洗手，饭后漱口或清洁，睡前清洗会阴部和双足。

（二）每周护理

在身体状况允许下，根据季节和南北不同地域，一般每周为老年人清洁一次头发。

（三）洗澡护理

老年人多患有心脑血管和肺部疾病，洗澡护理风险较大，要注意以下事项。

（1）根据季节和气温差别决定洗澡次数，不宜过勤，避免加重皮肤干燥。洗澡前注意评估，确定病情稳定方可进行。

（2）水温调节不能太高，以38～40℃、老人感到不烫手为宜。

（3）洗澡前喝一杯温开水，避免出汗引起脱水。洗澡时，也可带一瓶水进浴室，每隔15～25 min，及时补充水分。

（4）老年人饭前血糖偏低，所以饭前不宜洗澡。饭后或饱餐后，洗澡可使消化道的血液供应减少，不利于食物消化，甚至会虚脱、晕倒。故应在饭后1～2 h再洗澡。

（5）注意防滑，预防跌倒。可带个小板凳来借力。站累了可以坐着洗，既省体力，又不用担心会滑倒。要是条件允许，老人可用浴缸洗澡，比淋浴节省体力，更安全。浴室地面应防滑，最好在老人入浴前铺放防滑垫。

（6）使用中性肥皂，避免皮肤刺激。注意擦洗力度，避免用力过大引起皮下淤血或水疱。

（7）老年人微循环差，为了预防在闷热环境下皮肤血流量加大，引起心脏和大脑缺血而发生意外，洗澡时间应尽量缩短，一般在10～20 min完成为宜。

（四）着衣护理

老年人衣服最好选用透气性和吸湿性良好的纯棉制品，可选择舒适、柔软、有弹性的衣物，减少因关节屈曲困难时穿衣的难度。注意美观、舒适、安全、实用、清洁，便于穿脱和体位变换。老年人代谢率低，产热少，因此应注意保暖，人体热量大量会从头部散发，寒冷的冬季应戴帽子保暖。双脚是血管分布的末梢，保温作用较差，脚受凉能反射性引起鼻黏膜血管收缩，导致感冒，有些老年人还会出现胃痛、腹泻、心律失常、腿脚麻木等症状，所以在寒冷季节，老年人最好穿保温、透气、防滑的棉鞋和宽松口的棉线袜子。

二、老年人饮食护理基础知识

（一）饮食护理

老年人的饮食既要色香味俱全又要饮食清淡，既能促进食欲也要避免食盐过多，引起心血管疾病，世界卫生组织建议正常成人每日盐摄入量不超过6 g。为了平衡营养、提高免疫力，老年人食物要多样化，每天主副食品应保持在10种以上。老年人代谢以分解代谢为主，需要较多的蛋白质来补偿机体组织蛋白的消耗，要注意增加优质蛋白。新鲜蔬菜不仅含有丰富的维生素C和矿物质，还含有较多的纤维素，对保护心血管、防止便秘、预防癌症都有重要作用，建议每天蔬菜摄入量不少于250 g。水果含水多，热量少，有丰富矿物质和维生素，有助于消化和排便，建议适量食用，因为水果中的鞣酸会影响蛋白质吸收，引起消化紊乱，建议饭后半小时或两餐之间食用。老年人牙齿松动、咀嚼无力，应做到饭菜松软，便于咀嚼、吞咽和消化。老年人对寒冷的抵抗力差，准备饭菜要温热，进餐温度一般控制在38～40℃，并注意缓慢进餐，避免呛咳或噎食。为了避免腹胀、消化不良或诱发心血管疾病，老年人不应过分饱食，每餐以七八分饱为宜。

（二）饮水护理

水是生命的源泉，人类对水的需要仅次于氧气。人体最基本单位是细胞，细胞最重要成分是水，正常成年人身体含水量为55%～60%。人体失水10%会出现脱水症状，失水15%就可能出现昏迷。老年人新陈代谢减慢，水分不足易引起便秘、白内障、肠道排毒不畅及心脑血管疾病。

护理人员应按时为老年人做好饮水护理。一般情况下以白开水为佳，各种饮料不宜多饮。正常成年人每日正常饮水量应为1 500～1 700 mL，老年人由于患有某些慢性病合并心、肾功能不全等，建议包括饮食在内的水分，每天大约补充1 500～2 000 mL比较适宜。不要"不欲极渴而饮"，而应"未渴先饮"，养成定时、主动、分次、少量、缓慢饮水的习惯。为了避免老年人缺水引起不良后果。除日常正常饮水以外，还有如下建议。

（1）晨起饮用一杯水，补充夜间不能喝水造成的缺水。

（2）睡前饮用一杯水，预防晚上血黏稠度增高而引发血管栓塞等心脑血管疾病。

（3）浴前饮用一杯水，预防因洗浴引起皮肤血管扩张或出汗而发生脱水。

（4）餐前饮用少量水，可促进胃液分泌，帮助消化。

三、老年人排泄护理基础知识

（一）排便护理

注意观察老年人大便是否正常，正常次数为每日1～2次、黄褐色、软便成形。异常时次数减少或增加，出现干结或稀便。上消化道出血时大便呈黑色柏油样，下消化道出血时大便呈暗红色，肠套叠时大便呈果酱色，胆道完全梗阻时粪便呈陶土色，排便后有鲜血滴出多为痔疮出血，含大量黏液提示肠炎，脓血便提示痢疾，大便有脓性黏液提示肠癌，消化不良时呈酸臭味，消化道出血呈腥臭味，直肠癌呈腐臭味。老年人容易发生便秘，为了避免，要注意为老年人建立良好排便习惯，增加粗纤维食物摄入，保证饮水量，在身体状况允许的条件下适当增加活动量促进肠蠕动以利于排便，必要时使用开塞露或人工排便以及时解除老年人痛苦。老年人腹泻时要注意卧床休息，补充水分，给予流质或半流质等无渣或少渣食品。及时协助老年人如厕，防止污染衣被，排便后及时清洗保持局部清洁，必要时保留大便标本送检验为医生提供诊断依据。怀疑有肠道传染病存在时，按隔离要求进行护理。

（二）排尿护理

1. 排尿观察

观察老年人排尿是否正常。正常排尿受意识支配，无痛、无障碍、可以随意进行，排尿量每日1 000～2 000 mL，每次排尿量200～300 mL，尿液呈淡黄色、无絮状物或有少量沉淀物。尿急、尿频、尿痛常见于尿路感染；排尿困难、淋漓不断常见于前列腺肥大；排尿不能随意控制，尿液不自主地流出为尿失禁；膀胱内充满尿液而不能自行排出为尿潴留；尿液呈红色为血尿，有脓性物为脓尿，提示可能有尿路感染、结石、结核、肿瘤等疾病存在。日排尿量与夜排尿量之比为2：1，24 h内排尿量超过2 500 mL称多尿，全天少于400 mL或每小时少于17 mL称少尿，全天少于50 mL称无尿。

2. 尿失禁护理

老年人发生尿失禁，要注意关心和尊重，使老年人消除心理障碍，严禁教训与呵斥。鼓励老年人白天多饮水以生成足够尿量刺激膀胱恢复排尿反射。夜间限制饮水量，避免夜尿增多影响老年人休息。排尿后冲洗会阴部，保持床单整洁、干燥，必要时使用纸尿裤。为了预防压疮，医生实施留置导尿时，要注意做好护理。必要时对老年人进行排尿训练，即于排尿前半小时，让老年人试行排尿，每次15～20 min，以后每隔2～3 h重复一次，以促进膀胱控制功能，恢复控制排尿意识。

3. 尿潴留护理

老年人发生尿潴留，要注意做好心理疏导，改善紧张情绪引起排尿。可帮助老年人变换体位，采取合适体位引起排尿。可用温热水冲洗会阴部或让老年人听流水声以刺激排尿。可用手轻轻左右推揉膨隆的膀胱10～20次，或者用手从老年人膀胱底部向下推移按压1～3 min，进行按摩排尿。按摩排尿注意均匀用力，避免用力过猛损伤膀胱。有高血压病史、腹腔及盆腔肿瘤的老年人禁止使用按摩法。医生进行留置导尿后要注意做好护理。

4. 留置导尿护理

为留置导尿老年人进行护理，需注意翻身前先固定引流管，尿袋置放低于尿道，避免尿液反流。每日早晚冲洗会阴部，保持局部清洁。鼓励老年人多饮水和更换体位，预防尿路感染和结石。发现尿液异常及时报告医生，必要时留标本送验。可采用定时开放引流的方法，即每2 h开放一次以锻炼膀胱功能。集尿袋中的尿液要及时排掉，避免满袋后反流，并按说明书更换。

5. 尿路感染护理

老年人有尿路感染发生时，要注意卧床休息，调节紧张情绪。鼓励老年人喝水，保持每天排尿量在1 500 mL左右，以加强尿流对尿道的冲洗作用。提醒老年人勿憋尿，每隔2～3 h排尿一次。定时清洗会阴部，保持局部清洁。为老年人选择宽松棉质内裤。严格遵照医嘱照顾老年人定时服药。

四、老年人睡眠护理基础知识

对老年人睡眠状况进行观察。正常睡眠为夜间入睡无困难，睡后不容易醒，觉醒也很容易入睡。异常睡眠为入睡困难、焦虑，觉醒次数增加、睡眠不安定，深睡时间减少。发现老年人睡眠异常后，要给予关心和安慰以缓解其紧张情绪；注意创造安静的睡眠环境；避免嘈杂和强光；忌睡前进食、饮浓茶和咖啡、讲话、当风而睡；帮助采取舒适体位以促进睡眠；65岁以上老年人最佳睡眠时间为7～8 h，尽量让老年人做到；如果医生给予药物治疗，要严格遵医嘱及时给予服药护理。

五、老年人运动护理基础知识

"生命在于运动"，运动贯穿人的整个生命周期。据统计，不能活动的中风老年人5年内的死亡率为47%，能活动的中风老年人死亡率仅为21%。所以，无论老年人处于自理、半自理还是失能阶段，运动都是延缓功能下降、延年益寿的良药。尤其对失能老年人进行运动护理，是防止关节僵硬、肌肉萎缩，维持功能的良好措施。护理人员要和老年人共同努力，做好运动护理，拯救或延长老年人的生命。

（一）被动运动护理

1. 完全依靠外力协助完成

被动运动是一种完全依靠外力来协助完成的运动。外力可以是机械的，也可以由护理人员协助完成，或由老年人以健康肢体协助患侧肢体来完成，适用于各种原因引起的肢体运动功能障碍，如外伤或神经系统疾病引起的偏瘫、截瘫、全瘫等。

2. 保持关节活动幅度

被动运动能起到放松肌肉，缓解肌腱、韧带挛缩和保持关节活动幅度的作用。进行运动时，首先要放松被动运动的肢体肌肉，再利用外力固定关节的近端和活动关节的远端，尽量做关节各方向的全幅度运动。

3. 上肢被动运动

上肢被动运动主要包括仰卧位肩关节屈曲运动、肩关节外展运动、肩关节内外旋转运动、肘关节屈伸运动、前臂的旋前旋后运动、腕关节屈伸及侧偏运动和掌指关节屈伸运动、拇指运动等。

4. 下肢被动运动

下肢被动运动主要包括髋关节、膝关节屈伸运动，髋关节内旋、外旋运动，髋关节外展、内收运动，踝关节跖屈、背伸运动，踝关节的内翻、外翻运动和足趾的屈曲、伸展运动等。

5. 翻身、叩背

对瘫痪老年人要注意翻身、叩背，一般间隔2 h为宜。必要时每隔1 h翻身一次、同时进行叩背，有预防压疮、促进排痰、缓解肺部感染的作用。

6. 在专业人员指导和家属参与下进行

被动运动要在专业康复师的指导和家属参与下进行，运动时间一般每天3次，每次30min，以老年人能耐受为准。操作时要注意动作轻柔、准确、熟练和安全。

7. 逐步进行、坚持不懈

被动运动要注意逐步进行、坚持不懈。例如，患肢五指关节尚能弯曲，就从五指的屈伸锻炼开始，再逐步进行腕关节、肘关节的屈伸、旋转等动作，直至患肢功能逐步恢复。

（二）协助运动护理

1. 依靠外力协助完成

协助运动是一种部分依靠外力来协助完成的运动，适用于各种原因引起的一侧肢体运动功能障碍。

2. 老年人家属要参与

应动员老年人家属共同参与，家属的配合和参与能促进老年人运动的主动性。

3. 根据病情制订计划

根据老年人病情制订合适的康复计划，操作时按计划进行。例如，首先协助卧床老年人进行床上运动，再进行坐立运动，待老年人能够坐稳后，再进行站立运动，待老年人能够站稳后，再协助其进行行走运动等。

4. 加强保护，安全第一

运动时间一般为每天2~3次，每次30 min。操作时加强保护，注意安全第一。

5. 动员老年人主动参与

在老年人患侧肢体功能明显改善时，动员老年人尽量参与力所能及的主动运动，如自己穿脱衣裤、洗漱、进餐，在保护下行走或参与游戏活动等。

6. 需要专业人员指导

协助运动要在专业康复人员的指导下进行。

（三）主动运动护理

主动运动是一种完全依靠自己来完成的运动，适用于自理老年人。主动运动要根据老年人生理特点进行，以维持机体功能和提高日常生活能力为主。

1. 起床

老年人清晨醒来不要急于起床，应先在床上躺1 min，再在床头半卧1 min，穿好衣服双腿下垂在床边静坐1 min，再站立行走。这些运动使老年人的身体有一个过渡的阶段，逐渐适应从睡眠到觉醒的生理变化，避免突然起床发生头晕或因突然运动引起心脏病发作。

2. 晨间梳洗

老年人起床后去卫生间刷牙、漱口、洗脸、梳头等，这些活动十分有益。刷牙活动了上肢，保持关节灵活；漱口刺激咳嗽，排出呼吸道的痰液，对肺有净化作用；洗脸时顺手按摩面部，增强面部血液循环，让老年人精神焕发；用木梳梳头，一方面增加了头皮的循环血量，改善了头皮营养，防止脱发，同时也锻炼了上肢的抬举运动，对预防和治疗肩周炎有利。

3. 户外运动

户外运动是增强老年人体质、延缓衰老不可缺少的因素。老年人梳洗完毕，可以到户外进行散步、慢跑、做操、打太极拳等运动。但要注意空腹或饱腹状态时不宜运动，气温过低、雨雾天也不宜运动，避免受凉或吸入细小的含有大量污染物质和致病菌的雨雾，影响健康。注意户外运动要量力而行，不可过量，过量运动有损健康。

4. 晚间洗漱

老年人晚间洗漱，除重复早晨卫生间的运动以外，在条件允许时，可以帮助老年人洗浴。洗浴能使全身的血管扩张、肌肉松弛、头部血液供应减少，利于入睡。也可以用温热水泡脚15~20 min，泡脚最好用桶，让温水没至小腿部，使下肢血管扩张、肌肉放松、周身血液循环加速，达到解除疲劳、促进睡眠的效果。

六、老年人服药护理基础知识

老年人由于各器官功能及身体内环境稳定性随年龄而衰退，容易罹患多种疾病，因而也就会多药合用，高龄共病患者多重用药现象普遍存在。老年人的生理点特点是，记忆力减退，学习新事物的能力下降，对药物的治疗目的、服药时间、服药方法常不能正确理解。因此，老年人用药安全管理更应受到特别的重视。

（一）全面评估老年人用药情况

（1）详细评估老年人的用药史，包括既往和现在的用药记录、药物的过敏史、引起不良反应的药物有哪些，以及老年人对药物的了解情况。

（2）了解老年人各脏器的功能情况，如肝、肾功能的生化指标。

（3）了解老年人的文化程度、饮食习惯，对目前的治疗方案的了解、认识程度和对药物有无依赖、恐惧等心理。

（二）密切观察和预防药物的不良反应

（1）老年人药物不良反应发生率高，护理人员要注意观察老年人用药后的不良反应，及时处理。如对使用降压药的老年患者，要告知其直立、起床时动作要缓慢，避免直立性低血压。

（2）由于老年人用药依从性较差，当服药后未取得预期疗效时，护理人员要仔细询问患者是否按医嘱服药。

（三）提高老年人服药依从性

（1）对住院的老年人，护理人员应严格执行给药规程，按早晨空腹、餐前、餐时、餐后、睡前等服药时间将药物送到患者手中，做到看服到口。对出院带药的老年人，护理人员可以通过书面的形式把药名、用法、剂量、时间、不良反应等内容写成用药说明，便于老年人记忆。此外，定期通过电话督促老人服药，了解服药后的疗效。对于外用药物，应详细说明并贴上明显标记，告知家属。

（2）自理服药的老年人，护理人员与老人一起摆药，保证剂量准确。对拒绝服药的老年人，耐心解释，督促服药，必要时亲自喂服。

（3）护理人员可通过发放宣传资料、专题讲座、个别指导等健康教育方式，反复强化疾病相关知识，提高老年患者的疾病认知能力，促进其服药的依从性。

（四）加强药物治疗的健康指导

（1）护理人员应指导老年人不要随意购买及服用药物，要在医生的指导下用药。告知家中的药柜应定期整理，处理过期变质的药品。

（2）指导老年人如果能有其他方式缓解症状暂时不要用药，如便秘、疼痛和失眠等，应先采用非药物性的措施解决问题，将药物对人体的危害性降至最低。

（3）护理人员不仅要对老年人做好药物治疗的安全指导，同时还要重视对其家属进行有关安全用药知识的教育，使他们学会正确协助和督促老年人用药，防止发生用药不当造成的意外。

（五）老年人常用口服药用药后观察要点

1. 心血管系统疾病类药物观察要点

症状是否减轻，发作频率是否改变；服利尿剂后，记录尿量；注意有无头晕、昏厥、乏力等现象。

2. 呼吸系统疾病类药物观察要点

咳嗽程度及伴随症状；痰的颜色、量、气味，有无咯血；观察体温，了解感染控制情况。

3. 消化系统疾病类药物观察要点

观察食欲，恶心、呕吐程度，腹泻、腹痛、发热症状；严重呕吐，观察有无尿少、口渴等脱水现象；记录进食量、出入水量、尿量、排便量、呕吐量及出汗情况。

4. 泌尿系统疾病类药物观察要点

观察尿量、排尿次数、尿色及排尿时伴随症状；注意有无尿频、尿急、尿痛及血尿症状。

5. 血液系统疾病类药物观察要点

判断贫血程度，包括头晕、耳鸣、疲乏无力、活动后心悸、气短等；判断病情好转，皮肤黏膜瘀点、瘀斑、消化道出血情况。

6. 内分泌及代谢疾病类药物观察要点

服降糖药后，观察有无心慌、出汗、嗜睡或昏迷等低血糖症状；服代谢疾病药后，观察身体外形变化（突眼、毛发异常），情绪变化。

7. 风湿性疾病类药物观察要点

四肢及脊柱关节疼痛、肿胀程度；关节僵硬程度；活动受限程度。

8. 神经系统疾病类药物观察要点

头痛、头昏程度变化及伴随症状（呕吐、神志变化、肢体抽搐）；嗜睡、昏睡和昏迷情况；言语障碍程度（发音困难、语音不清、语言表达不清）；肢体随意活动能力。

（六）老年人常用药物的不良反应及处理流程

1. 老年人常用药物的不良反应

精神症状；直立性低血压；耳毒性；尿潴留；药物中毒。

2. 处理流程

注意看说明书，了解不良反应和处理方法；严重者需要采取相应措施，包括停药、报告医生或家属；平卧，头偏向一侧，防窒息，保持呼吸道通畅；发生心搏、呼吸骤停，立即心肺复苏、吸氧；密切观察病情变化；遵医嘱给药或送医院。

（七）老年人常备药的种类及注意事项

1. 心血管系统应急抢救药

硝酸甘油含片，硝酸异山梨酯（消心痛），速效救心丸，卡托普利。

2. 呼吸系统常备药

祛痰药：盐酸氨溴索片、鲜竹沥口服液；解除气道痉挛药：氨茶碱；缓解哮喘：沙丁胺醇气雾剂（舒喘灵）等；解热镇痛：百服宁、泰诺。

3. 消化系统常备药

急性肠炎：小檗碱（黄连素）、诺氧化星（氟哌酸）；胃溃疡、胃酸过多：甲氧氯普胺（胃复安）；急性消化道出血：口服凝血酶、云南白药。

4. 抗过敏类药物

氯雷他定片（息斯敏），马来酸氯苯那敏片（扑尔敏）。

5. 镇痛类药物

头痛、关节痛：卡马西平、盐酸曲马多；肾结石、胆绞痛：阿托品、654-2。

6. 老年人常备药管理注意事项

①储备不宜过多，以免变质和过期失效；慢性疾病药，开一个月量，剩2～3 d量时，重新开药；非处方药备3～5 d量，不见好转，立即就医。②按时查看有效期：每3～6个月检查一次；过期药物及时更换补充；按有效期先后放置，先使用近效期的；有效期见原包装瓶、盒上的标签。③少量过期药物毁掉包装，破坏药物，按医用垃圾回收处理。

7. 药物的保存方法

药柜清洁、干燥、避光、通风；②明确标识，分类保管；③原包装保存，拧紧瓶盖；④个人专用药，单独存放，注明姓名；⑤定期查对有效期，过期药及时处理；⑥按说明书贮藏条件保存：易氧化和遇光变质药——避光保存；易被热破坏的药物——低温保存；易挥发、潮解、风化药物——密闭保存；易燃、易爆药物——单独存放，远离明火；各类中药——阴凉处，密闭保存。

七、延缓衰老和预防失能护理基础知识

（一）学习国外经验，倡导自立支援护理

随着失能老年人不断增多，失能护理的措施也越来越多，其实延缓衰老、预防失能才是积极应对人口老龄化的重要理念。根据我国传统的孝道文化及"养儿防老"等被动养老的旧观念，老年人一旦活动不灵，就要求完全依靠他人进行护理，然而面面俱到

的护理结果，反而加速了老年人的衰老、虚弱和失能。近几年日本养老护理界不断探索、总结出一些新的护理模式和技术，积极倡导"自立支援"理念，如"饮水、营养、排泄、运动"四项基础介护技术，以及"零卧床、零捕管、零约束、零尿不湿"等介护服务目标，值得我们学习和借鉴。

（二）改变护理方式，提高老年人生活品质

1.老年人脑功能受损后吞咽功能下降，不能自主进食

中国传统护理：进行喂饭，逐步实行鼻饲。

日本自立支援介护：首先进行吞咽功能康复训练，维持其吞咽功能，同时训练老年人使用特制的餐具自主进食或洗净双手用手抓食。直到进食功能完全丧失才进行喂食护理。

2.老年人肢体尚能活动，存在轻度尿失禁和肌肉萎缩无力

中国传统护理：控制饮水、穿纸尿裤，以减少排泄量和更换纸尿裤次数；控制活动范围及活动量，以减少意外摔倒的风险。

日本自立支援介护：确保身体不缺水，每天饮水必须保证在1 500 mL左右，协助定时如厕；鼓励多运动，以延缓肌肉萎缩，增强肌力和身体灵活度，维持生活自理能力。

3.老年人长期卧床，生活完全不能自理

中国传统护理：全面护理，包括帮助吃、喝、拉、撒、睡、清洁卫生、翻身、预防压疮。

日本自立支援介护：对老年人生理和心理进行全面评估，根据评估结果制订护理和功能训练计划。尽力发挥老年人残余功能，利用协助护理和辅助工具，提高老年人生活品质。

|知|识|链|接|

老年失能预防核心信息1

失能是老年人体力与脑力的下降和外在环境综合作用的结果。引起老年人失能的危险因素包括衰弱、肌少症、营养不良、视力下降、听力下降、失智等老年综合征和急慢性疾病。不适合老年人的环境和护理等也会引起和加重老年人失能。积极预防失能，对提升老年人的生活质量，减轻家庭和社会的护理负担具有重要意义。为增强全社会的失能预防意识，推动失能预防关口前移，提高失能预防知识水平，降低老年人失能发生率，提高老年人的健康水平。国家卫健委印发《老年失能预防核心信息》通知，发布了16条老年失能预防核心信息。

摘自：国家卫生健康委办公厅关于印发老年失能预防核心信息的通知，2019年8月。

老年失能预防核心信息2

一是提高老年人健康素养，正确认识衰老，树立积极的老龄观，通过科学、权威的渠道获取健康知识和技能，慎重选用保健品和家用医疗器械。

二是改善营养状况，合理膳食、均衡营养，定期参加营养状况筛查与评估，接受专业营养指导，营养不良的老年人应当遵医嘱使用营养补充剂。

三是改善骨骼肌肉功能，鼓励户外活动，进行适当的体育锻炼，增强平衡性、耐力、灵活性和肌肉强度。

四是进行预防接种，建议老年人定期注射肺炎球菌疫苗和带状疱疹疫苗，流感流行季前在医生的指导下接种流感疫苗。

五是预防跌倒，增强防跌意识，学习防跌常识，参加跌倒风险评估，积极干预风险因素。

六是关注心理健康，保持良好的心态，学会自我调适，识别焦虑、抑郁等不良情绪和痴呆早期表现，积极寻求帮助。

七是维护社会功能，多参加社交活动，丰富老年生活，避免社会隔离。

八是管理老年常见疾病及老年综合征，定期体检，管理血压、血糖和血脂等，早期发现和干预心脑血管病、骨关节病、慢阻肺等老年常见疾病和老年综合征。

九是科学合理用药，遵医嘱用药，了解适应证、禁忌证，关注多重用药，用药期间出现不良反应及时就诊。

十是避免绝对静养，提倡老年人坚持进行力所能及的体力活动，避免长期卧床、受伤和术后的绝对静养造成的"废用综合征"。

十一是重视功能康复，重视康复治疗与训练，合理配置和使用辅具，使之起到改善和代偿功能的作用。

十二是早期识别失能高危人群，高龄、新近出院或功能下降的老年人应当接受老年综合评估服务，有明显认知功能和运动功能减退的老年人要尽早就诊。

十三是尊重老年人的养老意愿，尽量居住在熟悉的环境里，根据自己的意愿选择居住场所和护理人员。

十四是重视生活环境安全，对社区、家庭进行适老化改造。注意水、电、气等设施的安全，安装和维护报警装置。

十五是提高护理能力，向护理人员提供专业护理培训和支持服务，对护理人员进行心理关怀和干预。

十六是营造老年友好氛围，关注老年人健康，传承尊老、爱老、敬老的传统美德，建设老年友好的社会环境。

八、老年人生活护理工作程序和注意事项

（一）工作准备

1. 护理人员准备

每项操作前都要着装整齐，洗净双手，保持良好精神风貌，熟练掌握相应的操作技能。

2. 老年人准备

在为老年人进行各项护理前要注意评估老年人的意识、情绪、病情是否稳定，以及身体的活动能力，是否有被护理的愿望，是否需要协助穿衣、排便、服药，是否需要戴义齿或义肢等，并且为老年人摆放适宜的体位。

3. 环境准备

根据操作项目要求进行准备。保持环境清洁、安全，温湿度适宜，如要暴露肢体时应关闭门窗，避免对流风引起老年人受凉，必要时关门或用屏风遮挡以保护隐私。

4. 物品准备

根据操作项目准备相应物品，要求齐全、实用、安全。

（二）沟通交流

沟通交流应贯穿于整个操作过程。操作前告知操作项目和目的并征求老年人的意愿；操作中要给老年人鼓励、指导和安慰，以取得老年人配合，或根据老年人反应调整操作方案；操作后告知老年人注意事项等。

（三）操作流程

严格按照操作流程进行，并根据老年人反应及时调整操作方式，保证护理工作顺利进行。

（四）操作后整理

恢复老年人舒适体位，按规定整理用物，按生活和医疗规定处理垃圾。

（五）注意事项

（1）要注意动作熟练、轻柔、准确。

（2）注意节力、安全。

（3）体现人文关怀。在完成护理任务的同时尽最大可能以老年人的体验和感受为中心，切忌把"操作"作为唯一目的。

第二节　老年人心理护理基础知识

一、心理改变对老年人健康的影响

（一）老年人常见的心理问题

1. 抑郁

抑郁是一种极其复杂的病理性情绪，持续时间较长，程度和时间不定。年龄的增长、某些慢性疾病（如糖尿病、高血压等）都可能是导致抑郁的因素。某些特殊的事件，如退休、老年丧偶、家庭经济条件改变等，也可能导致抑郁的发生。常表现为负性情感增强，情绪低沉、忧心、自我估计过低、对困难估计过高等。

2. 孤独

老年人孤独指的是因孤独而产生的心理综合征。老年人退休后远离社会，成为空巢老年人，都是孤独的原因。孤独常表现为容易伤感、喜欢独处、沉默寡言、怀念故旧等。

3. 焦虑

焦虑是对亲人或对自己生命安全、前途命运等过度担心而产生的一种烦躁情绪，其中含有着急、挂念、忧愁、紧张、恐慌、不安等成分。退休后的老年人常因对未来的不安和内心的失落而产生焦虑，表现为胸闷、心慌、气短、憋气，出汗、濒死感，甚至大小便失禁等。就医时，常有检查尚未做完，症状就已缓解。

4. 失眠

失眠是指对睡眠时间、睡眠质量不满足并影响日间功能的一种主观体验。常表现为入睡困难、睡眠时间减少，伴随心情低落、思维迟缓、记忆力下降等。老年人常因焦虑而失眠。

5. 自卑

自卑是一种自我评价，一种在认知上产生偏差的、认为自己是软弱无能的情感。老年人由于生活能力下降，常认为自己比不上别人，什么事情都做不好而产生自卑，常表现为在意别人的话、嫉妒、习惯性讨好别人等。

6. 空巢综合征

有些老年人长期和子女生活在一起时，虽然很累，但是能为子女分担负担，生活还算充实。一旦子女离开家庭另立门户，原来紧张、规律的生活突然变得松散而无法适应，会陷入无趣、无欲、无望、无助的境地，发生空巢综合征。常表现为空虚、消沉、寂寞等。受"空巢"应激影响产生的不良情绪可导致老年人出现躯体症状和疾病。

（二）心理问题对老年人的影响

1. 头痛

根据有关研究，99%的头痛是"神经性头痛"。如果老年人精神紧张，会造成额部、头部和颈部的肌肉收缩，时间长了就会发生头痛。

2. 高血压

血压的形成需要三个因素：心脏的收缩力、血管的弹性和血液的容量。人处在紧张、忧虑、恐惧、愤怒的情绪时，会引发心肌收缩力加强、血管痉挛、血管腔变窄，导致血压增高，久而久之，会引起人体神经内分泌系统对血压的调节机制发生改变，形成高血压病。

3. 冠心病

心脏是循环系统的动力中心，它的血液供应依靠冠状动脉，如果长期性情急躁、易激动发怒，可能引起神经内分泌改变，导致脂肪代谢紊乱，使一些脂类物质沉积于冠状动脉管壁，发生冠状动脉粥样硬化，导致心肌缺血，引起心绞痛、心律失常、心肌梗死等。

4. 胃、十二指肠溃疡

情绪对消化系统的影响最明显。若心情不好，首先影响食欲，所谓"愁得茶饭不思""急得五脏俱焚""悲伤得肝肠寸断"，都说明了胃是最能表达情绪的器官，不良情绪会影响胃液的正常分泌和胃的正常运动，导致慢性胃炎或胃、十二指肠溃疡等。

5. 溃疡性结肠炎

结肠的主要功能之一是吸收食物中的水分，长期紧张、焦虑可使神经内分泌系统失调，刺激肠蠕动，使结肠持续性收缩，造成肠腔变窄，肠黏膜分泌增多，肠黏膜血管变脆，导致结肠下端和直肠的黏膜发生溃疡、化脓、出血，形成溃疡性结肠炎。

6. 癌症

统计表明，60%的患者在患癌症前都受过情绪上的打击，有专家认为"情绪可能是癌细胞的促活剂"。癌症患者往往是两种极端性格的人，要么性格急躁、争强好胜，要么性格郁闷、孤僻离群。长期的负面情绪会使人的免疫力降低，诱发癌症。

7. 阿尔茨海默病

阿尔茨海默病是一种起病隐匿的进行性发展的神经系统退行性疾病，主要以记忆障碍、失语、失用、失认、视空间技能损害、执行功能障碍以及人格和行为改变等全面性痴呆表现为特征，病变累及人体多个系统，导致患者逐渐丧失自理能力。该病的发病原因迄今不明，目前无药可治愈。调查显示，突然强烈的或长期的情志刺激，超过人体调节适应范围，使人体功能失调、大脑组织功能损害，是诱发阿尔茨海默病的因素之一。

二、老年人心理护理的意义和原则

（一）对老年人进行心理护理的意义

随着现代医学模式的转变，整体护理的深入开展，心理护理已成为现代护理模式的核心。护理人员在对老年人进行心理护理的过程中，不但可以运用心理学的基本理论与方法，更重要的是可以发挥与老年人密切接触的职业优势，紧密联系老年人护理专业的实际工作，达到较理想的心理护理目的。

（二）对老年人进行心理护理的原则

1. 拥有高尚的道德品质

进行老年人心理护理，护理人员首先应具备高尚的道德品质，以满腔的热情、强烈的同情心，不论地位高低、贫贱富贵，对老年人以礼相待，真诚相对，做到尊重老年人、爱护老年人，想方设法缓解老年人的苦恼，使老年人感到亲切和温暖。

2. 具备良好的工作作风

老年人入住养老院，第一个面对的问题就是要改变过去几十年的生活习惯。由于对新的环境、新的生活方式、陌生的人员不适应，很容易产生紧张情绪。护理人员要具备良好的工作作风，始终贯彻热心、耐心、细心、爱心的服务原则，认真观察老年人的情绪波动，及时采取心理疏导措施，解决老年人的困扰，让老年人感到安全和舒适。

3. 掌握个性化护理方式

由于所受教育不同，人生阅历不同，家庭经济条件和氛围不同，形成的个性不同，每位老年人在遇到问题时的心理反应也不相同。因此，在进行老年人心理护理的过程中，护理人员要注意老年人个体思想状态和情绪变化，制订个性化护理措施，针对不同老年人的心理问题，采取不同的疏导方式，帮助老年人解除烦恼，以愉快的心情度过晚年。

小　结

本章从老年人清洁、饮食、排泄、睡眠、运动、服药等生活护理、老年人常见心理问题及其对老年人的影响两大方面对老年人护理基础知识进行全面阐述。老年人因衰老退化，容易并发各种慢性疾病，普遍存在高龄共病现象。老年人生理和心理方面的退行性改变，使老年人面临诸多安全隐患，威胁老年人的健康和生命安全，需要护理人员全面掌握老年人生理和心理变化特点，了解老年人特殊的护理需求，尊重老年人的隐私，为其提供针对性照护措施，提高老年人的生存质量。

思 考 题

1.简述老年人洗澡护理的注意事项。

2.简述老年人常备药管理的注意事项。

3.对老年人进行心理护理的原则有哪些?

4.案例分析

李爷爷,70岁,高血压病史20年,冠心病史5年,一直服用降压药物,但因记忆力减退,服药常不及时,血压控制不稳定。近期偶发心绞痛,住院调理两周后病情基本稳定,出院前护士建议家庭储存相关药品备用。

请回答:

(1)护士应建议李爷爷家储存哪些备用药品?

(2)护士应告知李爷爷及其家属怎样储存这些备用药品?

(3)护士如何对李爷爷及其家属进行用药指导,以提高其用药安全性和服药依从性?

案例分析参考答案:

(1)心血管系统应急抢救药:硝酸甘油含片;消心痛;速效救心丸;卡托普利等。

(2)药柜清洁、干燥、避光、通风;药物明确标识,分类保管;原包装保存,拧紧瓶盖;硝酸甘油需放入避光瓶中避光保存;定期查对有效期,过期药及时处理。

(3)告知李爷爷高血压坚持服药的必要性,提高其对按时服药重要性的认识;指导李爷爷家属正确协助和督促老人用药的方法,提高其服药依从性;李爷爷服用降压药,要告知其直立、起床时动作要缓慢,避免直立性低血压;指导李爷爷及其家属不要随意购买及服用药物,要在医生的指导下用药;告知家中的药柜应定期整理,按有效期先后放置,先使用近效期的,及时发现并处理过期变质的药品;告知李爷爷及其家属注意观察服药后症状是否减轻,发作频率是否改变,注意有无头晕、昏厥、乏力等现象,出现问题及时就医。

（朱　颖　叶建亚）

第三章 老年人常见疾病护理基础知识

随着我国人口老龄化和高龄化进程加快，2020年第七次全国人口普查结果显示，我国60岁及以上人口2.64亿，占比18.7%。预计到2050年，中国60岁以上人口比例将达到32.8%，即每3个人中就有1个老人。老年人口的增加造成老年患病人数的不断攀升，这是当今社会普遍经历和需要面对的重大公共卫生问题和重大社会问题。

老年病是指由于衰老引起的一系列与增龄有关的疾病及伴随的相关问题，包括衰老相关问题，长期疾病引起的问题，神经退变引起的心理健康相关问题。研究老年人常见疾病问题，满足老年人的健康需求，提高老年人的生活质量，维护和促进老年人的身心健康状况，促进健康中国战略的实施，无疑是护理领域中的重点。因此，应该对老年人群重点常见疾病进行及时、全面、有效的护理指导，开展老年人健康素质普及、改善营养、老年痴呆防治和心理关爱行动，重点关注失能、重病、高龄、失智等老年人，提高护理服务质量。

第一节　老年人患病的原因和特点

一、老年人患病主要原因

（一）衰老引起组织器官功能衰退

衰老是机体遗传因素与内外环境多种复杂因素相互作用的生物过程，是机体退行性功能下降与紊乱的综合表现。由于各种功能逐步衰退，对内外环境适应能力逐渐降低，老年人抗病和恢复能力越来越差，罹患慢性疾病越来越多。衰老不是疾病，但是与许多疾病密切相关。

（二）衰老引起免疫力降低或紊乱

免疫系统是机体保护自身的防御性结构，衰老使老年人的造血功能降低，免疫防御功能、稳定功能、监护功能都随之降低，让老年人更容易发生感染性疾病和肿瘤。研究表明，99%的疾病是因免疫力的减退而造成的。此外，老化导致的免疫系统紊乱也是老年人发病的重要因素。

二、老年人患病的特点

（一）老年人患病率高

中国是世界上老龄人口最多以及老龄化最快的国家，据死因监测数据显示，在影响我国老年人死因中，慢性病占比最高，达91.2%，其中影响60岁及以上老年人期望寿命的前6位疾病分别是脑血管疾病、恶性肿瘤、心脏病、糖尿病、高血压、呼吸系统疾病。此外，心理精神因素也跃居到影响老年人死因的前十位。由于生理功能下降，老年人患病率高的诱因也有别于其他人群。例如，对年轻人不构成任何伤害的轻微外伤，对于老年人就可能造成骨折、骨坏死，甚至死亡等严重后果。

（二）多种疾病共存

老年人机能衰退、器官功能降低、免疫功能降低、代谢平衡失调、认知功能下降、肢体活动功能下降，导致一体多病、一脏器多病的现象十分常见。文献报道，65岁以上老年人平均患7种疾病，最多达25种。有些老年人既患高血压、冠心病，还同时患有糖尿病、脑血管病、慢性阻塞性肺病、慢性胃炎、慢性骨关节炎、慢性皮肤病、肿瘤等。其次，同一脏器也可发生多种疾病，例如，可同是患有冠心病、肺心病、心肌炎。

（三）综合征多见

老年综合征一般是指由多种疾病或原因造成的同一种临床表现或者问题的老年病症。例如，引起老年人跌倒的因素可能感官障碍，也有可能是晕厥、瞻望等中枢神经疾病或病症，还有可能是骨骼肌肉病变，或者是代谢障碍，或者见于各种急性疾病、老年痴呆等精神病患，或者多重用药以及环境因素等所致。因此在治疗上首先要综合评估和全面检查，才能制定行之有效的干预措施。目前，老年综合征是影响老年人生理功能最大的因素之一。

（四）发病急而快

老年人脏器储备功能低下，适应力降低，免疫力减弱，存在发病急而快的特点。尤其是高龄患者，一旦病情发作，会使原来勉强处于平衡状态的某些脏器在发病后功能迅速降低，甚至恶化，突然出现多脏器功能衰竭。例如，老年人患了普通感冒，很容易并发呼吸系统炎症，继而引起原有的疾病加重，对生命造成威胁。

（五）症状不典型

老年人患病初期表现不明显，症状往往表现不典型，容易发生误诊和漏诊，尤其是高龄、卧床老年人。例如，老年人明明患了严重肺炎，但是咳嗽较轻、痰液很少、不发热、白细胞不高；即便是发生了心肌梗死这样的急症或重症，老年人并没有出现心前区压榨性疼痛，仅表现为轻微不适和淡漠。再如，患高血压多年而无明显感觉，突然发生脑血管疾病或急性心力衰竭时才发现，等等。上述情形现象严重威胁老年人生命。因此，医务人员要谨慎细致观察，绝不错过任何可疑症状，做好记录。

（六）病情反复发作

老年人各系统功能降低，尤其是免疫系统功能下降，一些感染性疾病会反复发作。例如，呼吸道感染、尿路感染等，经过治疗刚刚得到控制，但是稍不注意就会复发。

（七）病程长且恢复慢

随着增龄，老年人机体中的各脏器机能出现了进行性衰退的现象，降低了机体抵御疾病侵袭的能力，一旦生病恢复很慢，甚至丧失原有功能。同一种疾病，如若发病于年轻人身上，适当休息或口服少量药物便会很快痊愈；如若发生在老年人身上，不仅不容易好转，还可能造成身体健康状况从此走下坡路。

（八）易合并意识障碍和心理障碍

老年人神经系统功能减退，一旦患病，很容易合并意识障碍和心理障碍，常见的意识障碍有意识模糊、嗜睡、昏迷等，常见心理障碍有对疾病的过度忧虑和对死亡的恐惧等。

（九）易发生药物不良反应

老年人存在多重用药和联合用药问题，因为肝、肾功能减退，对药物的吸收、分解和排泄功能均降低，使药物在体内发生蓄积，产生药物不良反应。研究表明，同时服用多种药物而发生药物不良反应的发生率随着药物种类的增加而增加，同时吃5种、6种、10种、20种、30种药物的不良反应发生率依次为10%、25%、28%、28%、54%、

100%。世界卫生组织提示，老年人一次服药最好不超过5种。为了保证老年人用药安全，建议老年人坚持"5种用药原则"，慢性病连续处方老年人最好固定医生就诊，固定药房和药师取药，避免多重用药引起的药物不良反应。

第二节　老年人常见疾病护理要点

一、老年高血压患者护理要点

（一）患病原因

高血压有原发性和继发性之分。原发性高血压的病因不明确，与运动减少、饮食不合理、肥胖、高龄、遗传等因素有关；继发性高血压是由其他疾病引起，如肾脏和内分泌疾病等。长期高血压是多种心血管疾病的重要危险因素，是导致心血管疾病死亡的主要原因之一。

（二）症状表现

1. 一般表现

起病缓慢，早期可没有任何症状，或有头痛、眩晕、气急、乏力、耳鸣、心悸等症状，症状轻重与血压不一定成正比。

2. 并发症

可并发有心、脑、肾、血管等器官的疾病。

3. 高血压危象

血压突然升高到200/120 mmHg以上，可在短时间内发生不可逆的生命器官损害，如抢救不及时可有性命危险。

（三）护理重点

1. 及时服药

严格遵照医嘱，及时为老年人进行服药护理。

2. 减轻压力

安抚老年人紧张情绪，减轻心理压力。

3. 控制饮食

减少钠盐、动物脂肪的摄入，戒烟限酒。食盐以每日5 g以下为宜。

4. 大便通畅

养成规律排便的习惯，增加富含纤维素食品，例如，芹菜、红薯等，多喝水，保持大便通畅。避免用力排便，诱发脑出血。

5. 室温恒定

冬季注意保暖，夏季注意降温。洗头、洗澡时避免受凉。

6. 严密观察

在固定条件下测量血压。测量前要求老年人30 min内不进行剧烈运动，避免抽烟、喝酒、喝咖啡或浓茶等。提前如厕。在安静环境中至少休息5 min。每次最好测两次，间隔1～2 min，取其平均值。如果两次血压值读数相差5 mmHg，则应再测1次，以3次测量平均值作为测量结果。如果发现老年人头痛、呕吐或收缩压高于180 mmHg时，应立即报告医护人员。

二、老年冠心病患者护理要点

（一）患病原因

冠状动脉粥样硬化性心脏病也称冠心病，是老年人最常见的心脏病，是因冠状动脉狭窄，导致心肌供血不足而引起的心肌功能障碍和器质性病变，又称为缺血性心脏病。

（二）症状表现

根据冠状动脉病变的部位、范围、程度不同，表现特点也不同，一般分为五种类型。

1. 隐匿型或无症状型心肌缺血型

此种类型有广泛冠状动脉阻塞，却没有心绞痛表现。发生心脏性猝死和心肌梗死的机会和有心绞痛发作的患者相同。

2. 心绞痛型

心绞痛型的症状表现为胸骨后压榨样闷痛，伴焦虑和活动受限，持续3～5 min，常向左侧臂部、肩部、下颌、咽喉部、背部放射，休息和含化硝酸甘油、速效救心丸可缓解。

3. 心肌梗死型

发病时胸痛的性质和部位同心绞痛型，但是更剧烈，持续时间更长，可达30 min以上或数小时，休息和含化硝酸甘油不能缓解，常伴烦躁、多汗、呕吐、心悸、呼吸困难、濒死感等。

4. 心力衰竭和心律失常型

部分老年人可能从来没有发生过心绞痛，而直接表现为心力衰竭和心律失常。

5. 猝死型

此种类型是由冠心病引起的不可预测的突然死亡，表现为在急性症状出现以后6 h内发生心搏骤停，主要是由于心肌缺血和严重心律失常所导致的。

（三）护理重点

1. 常备药物

常备缓解心绞痛的药物有硝酸甘油、速效救心丸等。服药后，若心前区疼痛不能很快缓解，则应立即报告医生。服用硝酸甘油的正确方法是取一片置于舌下含化，1~2 min内显效，约30 min后消失，每隔5 min内不得超过1.2 mg。主要不良反应有头痛、面色潮红、低血压，因此含化时采取坐位或半卧位，忌站位，避免引起直立性低血压，导致老年人晕厥。

2. 注意保暖

保持室温恒定，避免寒冷造成血管收缩，诱发心绞痛或急性心肌梗死。

3. 节制饭量

忌多饮多食，尤其注意晚饭不宜过饱，避免增加心脏负担，诱发心绞痛或急性心肌梗死。

4. 限制食盐

限制食盐的摄入量，以每日5 g以下为宜。

5. 生活规律

养成良好生活习惯，规律饮食、睡眠和运动，避免紧张或亢奋，保持睡眠充足和大便通畅，切忌用力排便，以免诱发心绞痛。戒烟限酒，保持心境平和，改变焦躁易怒、争强好胜等性格。

6. 疼痛护理

评估老年人的疼痛部位、性质、程度、持续时间，观察老年人有无面色苍白、大汗、恶心、呕吐等伴随症状。疼痛发作时测血压、心率，做心电图，为判断病情提供依据。

7. 心理护理

安慰老年人，解除紧张不安情绪，以减少心肌耗氧量。另外，需要保证老年人血氧饱和度在95%以上。

三、老年慢性心力衰竭患者的护理要点

（一）患病原因

慢性心力衰竭是心血管疾病的终末表现和最主要死亡原因，是21世纪心血管领域的挑战之一。其病因分为原发性心肌损害、心脏负荷过重等基本病因和感染、心律失常、生理和心理压力过大、妊娠和分娩、血容量增加、风湿性心脏瓣膜等。

（二）症状表现

心力衰竭主要表现为呼吸困难，心慌气短，平卧或夜间阵发性呼吸困难，严重时发生紫绀、咳粉红色泡沫样痰，伴有疲劳、无力、头晕、水肿等。严重者合并肝、肾功能不全，水电解质紊乱，心律失常等。严重的心律失常可导致死亡。因心律失常而猝死者占死亡总数的40%~50%。依据衰竭部位可分以下几型。

1. 左心衰竭

左心衰竭以肺循环淤血和心排血量降低为主要表现。

（1）呼吸困难。程度不同的呼吸困难是左心衰竭最主要的症状。可表现为劳力性呼吸困难、夜间阵发性呼吸困难或端坐呼吸。

（2）咳嗽、咳痰和咯血。咳嗽、咳痰是肺泡和支气管黏膜淤血所致。开始常于夜间发生，坐位或立位时咳嗽可减轻或消失。白色浆液性泡沫状痰为其特点，偶可见痰中带血丝。长期慢性肺淤血，肺静脉压力升高，导致肺循环和支气管血液循环之间在支气管黏膜下形成侧支，血管一旦破裂可引起咯血。

（3）疲倦、乏力、头晕、心悸。主要是由于心排血量降低，器官、组织血液灌注不足及代偿性心率加快所致。

（4）少尿及肾功能损害。左心衰竭致肾血流量减少，可出现少尿。长期慢性的肾血流量减少导致血尿素氮、肌酐升高，并可有肾功能不全的症状。

（5）肺部湿啰音。由于肺毛细血管压增高，液体渗出至肺泡而出现湿性啰音，随着病情加重，肺部啰音可从局限于肺底部直至全肺。

（6）心脏体征。除基础心脏病的体征外，一般均有心脏扩大（单纯舒张性心衰除外）及相对性二尖瓣关闭不全的杂音、肺动脉瓣区第二心音亢进及舒张期奔马律。

2. 右心衰竭

右心衰竭以体循环淤血为主要表现。

（1）消化道症状。胃肠道及肝淤血引起腹胀、纳差、恶心、呕吐等，是右心衰最常见的症状。

（2）呼吸困难。继发于左心衰的右心衰呼吸困难。单纯性右心衰为分流型先天性心脏病或肺部疾病所致，也有明显的呼吸困难。

（3）水肿。对称性、下垂性、凹陷性水肿，重者可延及全身。可伴有胸腔积液，以双侧多见，若为单侧则以右侧更多见。

（4）颈静脉征。颈静脉充盈、怒张是右心衰的主要体征，肝-颈静脉反流征阳性则更具特征性。

（5）肝脏体征。肝脏常因淤血而肿大，伴压痛。持续慢性右心衰可致心源性肝硬化，晚期可出现肝功能受损、黄疸及腹水。

（6）心脏体征。除基础心脏病的相应体征外，右心衰时可因右心室显著扩大而出现三尖瓣关闭不全的反流性杂音。

3. 全心衰竭

右心衰时右心排血量减少，因此呼吸困难等肺淤血症状反而有所减轻。扩张型心肌病等表现为左、右心室衰竭者，左心衰的表现以心排血量减少的相关症状体征为主，肺淤血症状往往不严重。

|知|识|链|接|

美国纽约心脏病协会心功能分级

心功能分级	依据及特点
Ⅰ级	患者患有心脏病，但日常活动量不受限制，一般活动不引起乏力、呼吸困难等心衰症状
Ⅱ级	体力活动轻度受限。休息时无自觉症状，但平时一般活动可出现上述症状，休息后很快缓解
Ⅲ级	体力活动明显受限。休息时无症状，低于平时一般活动量时即可引起上述症状，休息较长时间后症状方可缓解
Ⅳ级	任何体力活动均会引起不适。休息时亦有心衰的症状，稍有体力活动后症状即加重。如无须静脉给药，可在室内或床边活动者为Ⅳa级，不能下床并需静脉给药支持者为Ⅳb级

摘自：尤黎明，吴瑛.内科护理学［M］.北京：人民卫生出版社，2017.

（三）护理重点

1.活动指导

以休息为主。当心率大于110次/min时，应停止活动，卧床休息。休息可以减轻心脏负荷和能量消耗。对焦虑不安、失眠的老年人，可在医生指导下给予镇静药物。可根据心功能分级安排活动量。①心功能Ⅳ级：Ⅳb级老年人卧床休息，日常生活由他人照顾。但长期卧床易致静脉血栓形成甚至肺栓塞，因此患者卧床期间应进行被动或主动运动，如四肢的屈伸运动、翻身、踝泵运动，每天温水泡脚，以促进血液循环；Ⅳa级的患者可下床站立或室内缓步行走，在协助下生活自理，以不引起症状加重为度。②心功能Ⅰ级：严格限制一般的体力活动，鼓励患者日常生活自理，每天下床行走。③心功能Ⅱ级：适当限制体力活动，增加午睡时间，不影响轻体力劳动或家务劳动，鼓励适当运动。④心功能Ⅰ级：不限制一般体力活动，建议参加体育锻炼，但应避免剧烈运动。6 min步行试验也可以作为制订个体运动量的重要依据。

活动过程中监测。若患者活动中有呼吸困难、胸痛、心悸、头晕、疲劳、大汗、面色苍白、低血压等情况时应停止活动。如患者经休息后症状仍持续不缓解，应及时通知医生。

2.调整饮食

饮食原则为低钠、低热量、易消化、足量碳水化合物、足量维生素食品，最好少吃多餐。一般轻度心力衰竭者盐的摄入量控制在2~3 g/d；中度到重度心力衰竭者控制在小于2 g/d，同时告诉患者及其家属低盐饮食的重要性并督促执行。限制含钠量高的食品如腌制或熏制品、香肠、罐头食品、海产品、苏打饼干等。水的摄入量一般控制在小于2 000 mL/d，有利于减轻症状和充血，避免输入氯化钠溶液。患病老年人需要戒烟、戒酒。

3. 坚持治疗和病情监测

在医生指导下，及时为老年人服药和定期检查，如复查心电图、心功能测定。及时应用强心利尿药物、吸氧等。对于体重与水肿的观察，每天同一时间、着同类服装、用同一体重计测量老年人的体重，时间宜安排在患者起床排尿后、早餐前最适宜。准确记录24 h液体出入量，若患者尿量<30 mL/h，应报告医生。有腹水者应该每天测量腹围。

4. 心理护理

焦虑、抑郁和孤独在心衰恶化中发挥重要作用，心理疏导可改善心功能，避免老年人大喜大悲，掌握调节情绪的技能，必要时请心理科会诊，酌情应用抗焦虑或抗抑郁药物。

5. 急性发作体位

平卧或夜间阵发性呼吸困难时，立即让老年人取端坐前倾位，双腿下垂，以减少静脉回心血量，降低心脏负荷，减轻症状。

四、老年肺感染患者护理要点

（一）患病原因

是指由于各种病原体引起的老年肺实质性炎症，其中，细菌感染最常见。主要是由于机体老化，呼吸系统解剖和功能的改变导致全身和呼吸道局部的防御和免疫功能降低，各重要器官功能储备减弱或罹患多种慢性严重疾病。以感染为最常见的病因，如细菌、病毒、真菌、寄生虫等，还有理化因素、免疫损伤、过敏及药物治疗等因素。

（二）症状表现

发热、咳嗽、咳痰等，但是老年肺部感染患者的症状缺乏典型性，有1/3者出现发热、胸痛、咳嗽、咳痰等典型症状，无症状者占2/3。比较常见的有呼吸频率增加、呼吸急促或呼吸困难，全身中毒症状较常见并可早期出现。

老年肺炎患者中出现肺炎实变体征者仅占1/5，主要表现出干湿啰音、呼吸音减低，极少出现语颤增强、支气管呼吸音等肺实变体征。并发胸膜炎时，可听到胸膜摩擦音，并发感染中毒性休克可有血压下降及其脏器衰竭的相应体征。

（三）护理重点

1. 高热护理

可采用温水擦浴、冰袋、冰帽等物理降温措施，以逐渐降温为宜，防止虚脱。

患者大汗时，及时协助擦拭和更换衣服，避免受凉。必要时遵医嘱使用退热药或静脉补液，补充因发热而丢失较多的水分和电解质，加快毒素排泄和热量散发。心脏病和（或）老年人应注意补液速度，避免过快导致急性肺水肿。

2. 保持呼吸道通畅

老年肺部感染患者，由于通气/换气功能障碍，容易发生低氧血症，此时，维持呼吸道通畅至关重要，可清除痰液保持呼吸道通畅，最主要的是嘱其采取有利呼吸道通畅的体位。对于痰多的患者，鼓励患者咳嗽排痰。对咳痰无力者，定时翻身拍背促使痰液排出。若痰液黏稠不易咳出，可用超声雾化吸入以利排痰。对于急、重症及昏迷患者，可根据情况进行气管插管或用呼吸机辅助呼吸，并注意吸痰，预防窒息。口服和静脉补充水分是稀化痰液最有效的方法，应注意适量；鼓励和指导患者有效咳嗽、深呼吸，翻身拍背，使用祛痰剂、超声雾化，必要时吸痰等促进痰液排出。

3. 环境与休息

保持室内空气新鲜，温度控制在22～26℃，室内湿度保持50%～70%。住院早期应卧床休息，平卧时抬高头部60°；侧卧时抬高头部15°，如并发休克者取仰卧中凹位；长期卧床者若无禁忌抬高床头30°～45°，减少吸入性肺炎的发生。

4. 口腔护理

防止吸入性肺炎及口腔菌进入肺部，加重感染。定期检查口腔状态，对有口腔黏膜糜烂、口腔溃疡和感染者应给予及时对症处理；针对性地选择漱口溶液。

5. 饮食护理

饮食宜清淡易消化、高热量、足够蛋白质、充足的维生素及水分，少量多餐；对严重吞咽困难和已发生误吸的老年患者，应权衡利弊给予鼻饲；进食时要采取适当体位，防止呛咳。

6. 用药护理

正确选用抗生素是治疗老年性肺部感染的关键。一旦确诊，尽早足量给予抗生素，必要时联合用药、适当延长疗程，同时应注意相关基础疾病的治疗。宜选用静脉给药途径，老年人肾脏功能排泄降低，导致药物半衰期延长，治疗应根据老年人的年龄和肌酐清除率等情况适当调整剂量，做到用药剂量和间隔个体化，同时避免使用毒性大的抗菌药物。若老年人不是高龄，基础情况好，可选用一般的抗生素，在体温、血象和痰液正常3～5 d后考虑停药；若老年人是高龄，基础状况差，伴有严重慢性疾病或并发症，应选用强效广谱抗生素或联合用药，治疗疗程可适当延长，应在体温、血象和痰液正常5～7 d后再考虑停药。同时，由于老年人体重减轻，总的体液减少，血中游离药物浓度增加；肝细胞数量减少，药物在肝脏代谢、解毒和清除降低；又往往合并多种疾病、应用多种药物使得老年人应用抗菌药物时不良反应率明显升高，因此应加强对药物不良反应的监测。此外，停用或少用抗精神病药物、抗组胺药物和抗胆碱能药物。

7. 心理护理

及时识别老年人的心理需求，关心、安慰老年人，耐心倾听老年人的主诉，细致解释老年人提出的问题。尽可能帮助和指导老年人有效咳嗽，做好生活护理，使其以积极的心态配合医护工作。

五、老年慢性支气管炎患者护理要点

（一）患病原因

慢性支气管炎是气管、支气管黏膜及其周围组织的慢性炎症。发病因素有吸烟、细菌病毒感染、粉尘和大气污染的慢性刺激、寒冷、过敏等。

（二）症状表现

1. 典型症状表现

典型症状表现有咳、痰等症状，痰呈白色黏液泡沫状，黏稠不易咳出，晨起显著。

2. 急性发作表现

症状加剧，痰量增多，痰液黏稠度增加或为黄色脓性，偶尔痰中带血，可伴有发热。

3. 反复发作表现

病情反复发作，冬季明显，一年累计3个月以上。喘息型支气管炎在症状加剧或继发感染时，有哮喘样发作，表现为呼吸困难，憋气不能平卧。

（三）护理重点

1. 空化新鲜

经常开窗通风，每天至少2次，每次30 min。

2. 注意保暖

冬季要有取暖设备，进行清洁或通风护理时注意保暖，避免受凉。

3. 补充营养

给予高蛋白、高热量、高维生素、易消化的食物，以保证营养补充，增加老年人抵抗力。

4. 翻身叩背

鼓励老年人多喝水，对卧床老年人进行翻身叩背，以稀释、松动痰液，利于排出。

5. 预防发作

在老年人身体条件允许时，帮助其适当运动，或者用冷水擦洗头面部和鼻部，以提高耐寒能力，预防和减少病情发作。帮助老年人戒烟，同时避免粉尘对老年人呼吸道的刺激。

六、老年慢性阻塞性肺疾病患者护理要点

（一）患病原因

慢性阻塞性肺疾病简称慢阻肺，是一种以持续气流受限为特征的慢性肺部疾病，气流受限一般呈进行性发展，并且伴有气道和肺对有害颗粒或气体所致慢性炎症的增加。常见致病原因有吸烟、职业粉尘、空气污染等因素。呼吸道感染是发病的重要原因。该病患病率高、病程长、病死率高，是老年人的常见病与多发病。

（二）症状表现

1. 咳嗽

此病症状为慢性、终身不愈的咳嗽，晨间明显，夜间有阵发性咳嗽和排痰。

2. 咳痰

痰液为白色黏液或浆液性泡沫样痰，偶可带有血丝，清晨量多，急性发作时有浓痰。

3. 呼吸困难

早期乏力时出现呼吸困难，以后逐渐加重，后期日常轻微活动，甚至休息时也感到气短，这是此病的标志性症状。

4. 喘息和胸闷

平时胸闷，部分老年人在急性加重时出现喘息，对平喘药不敏感。

5. 其他

晚期出现食欲不振、体重减轻、腹胀等，进一步发展合并呼吸衰竭和肺心病。

（三）护理重点

1. 减少危险因素

戒烟是目前证明唯一行之有效的方法，戒烟后咳嗽、咳痰减轻，因增龄而引起的第一秒用力呼气量减退速度较非戒烟者缓慢。越早戒烟越好，应大力进行戒烟宣传、提倡健康生活方式。对于接触有害气体和粉尘的老年人，应改善其生活环境，并注意预防呼吸道感染。

2. 保持空气新鲜，促进氧合

经常开窗通风，保持室内空气流通与清新；做好防寒保暖的工作，保持适宜的温度和湿度。老年人居住温度冬季一般保持在22～24℃，夏季26～28℃为宜。尽量避免或防止粉尘、烟雾及有害气体吸入；根据气候变化及时增减衣物，避免受凉感冒；在多雾、雨雪天气不要外出，可在室内活动；高热量、高蛋白、高维生素饮食，其中优质蛋

白占50%以上，避免摄入产气或引起便秘的食物。

此外要注意摆放体位，一般为老年人取坐位或半卧体位，以利于呼吸。给予持续低流量吸氧并观察氧疗的有效指标。有条件的家庭可以进行长期家庭氧疗，但是晚期严重的慢阻肺老年人应该控制氧疗，一般采用鼻导管或鼻塞持续低流量氧疗1~2 L/min，吸氧时间10~15 h/d。

3. 呼吸训练

慢性阻塞性肺疾病患者进行呼吸锻炼很重要，不仅能锻炼呼吸肌，改善患者的乏力、疲劳和呼吸困难，提高对机体活动的耐受性，增强体质，建立有效的呼吸模式，还可预防和减少由于缺氧、二氧化碳潴留等造成的肺功能损害，降低了呼吸功能不全患者的异常消耗和退行性变，改善患者无力及呼吸困难的症状以及身体的一般状况，提高患者的生存质量。

（1）缩唇呼吸。原理：口唇缩小呈口哨状，尽量将气呼出，同时口腔压力增加，传至末梢气道，避免小气道过早关闭，以改善肺泡有效通气量。缩唇呼吸要点：取舒适的体位；先放松，以鼻吸气；口唇缩成口哨状，将气从口呼出；呼气时腹部内陷、胸部前倾；吸气与呼气时间比例为1∶2或1∶3；呼出的气体以能吹动眼前30 cm处的蜡烛而不使火焰熄灭为宜；每天练习2~4次，每次10~20 min；每分钟缩唇呼吸7~8次。

（2）腹式呼吸。原理：增加膈肌和腹肌的活动，有助于降低呼吸频率，增加潮气量、肺泡通气量，减少功能残气量，并增加咳嗽、咳痰的能力，缓解呼吸困难症状，改善换气功能。腹式呼吸要点：取立位、坐位或平卧位，初学者以半卧位容易掌握；两膝半屈或膝下垫小枕，使膈肌放松；两手分别放于前胸和上腹部；用鼻缓慢吸气时，腹肌松弛，腹部手感向上抬起，胸部手在原位不动，抑制胸廓运动。腹式呼吸的注意事项：不适宜胸片提示膈肌已降至最低限度，呈平坦而无弧形存在者；可以在腹部放置小枕头、杂志或书锻炼腹式呼吸；用力呼吸需要增加能量消耗，因此指导患者只能在疾病恢复期如出院前进行训练。

4. 补充营养

少食多餐，应保证老年人每天摄入足够的热量和蛋白质，少喝、勤喝白开水。避免食用产气多的食物。

5. 有效排痰

老年人由于咳嗽无力，常排痰困难，要鼓励老年人摄入足够的水，也可通过雾化、胸部叩击、体位引流的方法促进排痰，病重或体弱的老年人应该禁用体位引流。

6. 放松疗法与心理护理

慢阻肺患者由于气促处于比较紧张的状态，同时，由于呼吸肌力减弱，呼吸时常过度使用颈间和上胸部肌肉进行代偿，这些肌肉对改善肺通气帮助很小，却使呼吸做功明显加大，从而导致呼吸运动本身需氧量增加，使呼吸困难进一步加重。所以，患者要缓解肌肉紧张，进行放松训练，例如，等长收缩法、音乐疗法、生物反馈疗法等。长期的慢阻肺造成患者精神抑郁，抑郁又会造成患者变得畏缩，与外界隔离，对自己的生活满意度下降，同时还会加重失眠。医务人员应该相互协调，指导老年人与家属互相协作，指导老年人与他人互动的技巧，鼓励参加各种团体活动，发展个人的社交网络，情绪的改善和社交活动的增加可有效改善睡眠的质量。

7. 用药护理

老年人基础病多，病情复杂且危重程度高，抗感染治疗一般首选静脉滴注给药。老年人用药充分，疗程应稍长，且治疗方案应根据监测结果及时调整。支气管扩张剂常见的不良反应为口干、口苦等，氨茶碱类药物使用过程中要监测血药浓度，当大于 15 mg/L 时，恶心、呕吐等不良反应明显增加。长期使用糖皮质激素可引起老年人高血压、白内障、糖尿病、骨质疏松及继发感染等。止咳药中的可待因可抑制咳嗽而加重呼吸道阻塞，不良反应有恶心、呕吐、便秘等；喷托维林不良反应有口干、恶心、腹胀、头疼等。祛痰药中的盐酸氨溴索为润滑性祛痰剂，不良反应轻；溴己新偶见恶心、转氨酶高，老年胃溃疡患者慎用。

七、老年糖尿病患者护理要点

（一）患病原因

糖尿病的病因和发病机制极为复杂，目前公认的两大原因为遗传因素和环境因素，导致胰岛功能减退、胰岛素抵抗而引发的糖、蛋白质、脂肪、水电解质代谢紊乱的综合征。包括1型糖尿病和2型糖尿病。

（二）症状表现

以血糖增高为主要症状表现。典型症状是多饮、多食、多尿、消瘦的"三多一少"症状。常见于1型糖尿病患者。由于高血糖及末梢神经病变导致皮肤干燥和感觉异常，患者常有皮肤瘙痒，女性老年患者还有可能出现外阴瘙痒症状。其他不典型症状有四肢麻木、腰痛、便秘、视力模糊等。

（三）护理重点

1. 糖尿病的护理知识

掌握糖尿病健康教育知识，帮助老年人了解糖尿病的危害，以有效地控制病情发展，预防并发症发生。

2. 糖尿病的饮食护理

（1）严格控制主食量。一日三餐，主食以300~400 g为宜，肥胖者还可以再减少。每天分5~6次进食。不要吃糖和甜食，控制脂肪摄入，可适当增加瘦肉、鱼、蛋、豆制品、蔬菜及富含膳食纤维的食物（如粗杂粮、蔬菜和豆类等）的摄入。

（2）少吃多餐，定时定量。将每天的食物分成5～6次食用，或每次只吃半饱，以不感觉到饥饿以宜，避免一次吃得过饱，致使血糖突然升高，可以从三餐正餐中匀出25～50 g主食作为加餐用，避免进食间隔时间过长，引发低血糖。

（3）减少食盐，主动喝水。过多摄入食盐可加速淀粉在体内的消化，促进葡萄糖吸收，引起血糖增高，所以要帮助老年人控制盐的摄入量，控制钠含量高的食物，如咸菜、油条等。糖尿病老年人血液黏稠度高，容易合并心脑血管病，建议老年人不要等到口渴时再喝水，应随时主动增加喝水次数，做到"少喝、勤喝"。

|知|识|链|接|

糖尿病饮食的手掌法则

碳水化合物：每天摄入量250～300 g，普通成年人一个拳头大小相当于100 g的主食量，每顿吃一个拳头大小的量就足够了。最好吃一些玉米面，荞麦面等做的主食。

蔬菜：每天摄入量是500～1 000 g，两只手能够捧住的蔬菜量大约有500 g，一天要吃1～2捧。

蛋白质：每天摄入量是50～100 g，把50 g蛋白质如果换算成鱼、蛋或者豆制品，大约相当于掌心大小、小指厚的一块。一天一个手掌心的蛋白质就足够了。

瘦肉：食指和中指并拢时的长度、宽度、厚度相当于50 g的瘦肉量，一天吃两指的瘦肉就足够了。

油脂：第一节拇指尖端的量，就是一天的油量，一天一拇指尖就足够了。

水果：当空腹血糖<7 mmol/L，餐后血糖<10.0 mmol/L，糖化血红蛋白控制在7%以下时，就可以选择一些升糖指数低的水果，如柚子、苹果、梨等。一天一个拳头大小的量就够了。而且要把水果放在两餐之间吃，同时相应减少主食的摄入量。

参考文献：杨梅，胡薇. "手掌法则"在2型糖尿病患者饮食控制中的应用[J]. 中国初级卫生保健，2020，34（06）：106-108.

---

3. 糖尿病的情绪护理

糖尿病老年人常常因为疾病的折磨，加上限制饮食等原因而造成情绪烦躁。护理人员要及时观察老年人的心理情绪需求，适时安抚老年人的情绪，给予心理支持，帮助老年人树立战胜疾病的信心。

4. 糖尿病的皮肤护理

患糖尿病的老年人容易发生皮肤感染、足部溃疡或坏疽。日常护理要注意其皮肤卫生。例如，测血糖时要严格消毒，保持皮肤清洁，注意观察足部皮肤颜色；发现水疱、溃烂要及时报告，做好记录；洗脚要严格控制水温，避免烫伤；修剪指（趾）甲不要剪得太短；保持鞋袜清洁、干燥、宽松、柔软。

5. 糖尿病的运动护理

运动可消耗葡萄糖，降低血糖，改善高脂血症，降低甘油三酯和胆固醇，促进血液循环，改善血液的高凝状态，减少血栓形成，在老年人身体状况许可下，应协助其进行适量运动。适宜老年糖尿病患者的运动方式有快走、骑自行车、做广播体操、练太极拳、打乒乓球等。最佳运用时间为餐后1 h（开始进餐时为计时点）。有心、脑血管疾病或严重微血管病变者，应该视具体情况选择运动方式。

6. 糖尿病的用药护理

护理人员应了解各类降糖药物的作用、剂量、用法、不良反应和注意事项，严格遵照医嘱，指导老年人及时用药，用药后注意观察，避免发生低血糖反应。磺胺类药物应该在早餐前半小时服用；双胍类药物餐中或者餐后服药或从小剂量开始以减轻胃肠道不良反应；α-糖苷酶抑制剂类药物应与第一口淀粉酶类食物同时嚼服；噻唑烷二酮类药物应注意观察有无水肿、体重增加、缺血性心血管疾病及骨折的风险，一旦出现必须立即停药。

7. 避免低血糖反应护理

低血糖要比高血糖更具危险性，低血糖常可诱发对老年人有致命危险的心脑血管病。大多数低血糖反应是由用药不当和用药后饮食不周引起的，所以，护理人员除了严格按照医嘱为老年人服药以外，还要高度注意老年人的饮食问题，如果老年人拒绝进食，要及时报告医生，以便于医生重新调整用药方案。发现老年人有烦躁、淡漠、心慌、出汗、无力、饥饿感等低血糖症状时，应立即为老年人进食备用的饼干或糖果，同时立即报告医生。

8. 足部护理

积极控制血糖，说服老年人戒烟。糖尿病足部病变与血糖密切相关，足部溃疡的预防教育应该从早期开始，护理人员要及时指导老年人控制和监测血糖，说服老年人戒烟，防止因吸烟导致局部血管收缩而进一步促进足部溃疡的发生。

八、老年脑卒中后遗症患者护理要点

（一）患病原因

WHO将脑卒中定义为"发展迅速且有血管源性脑功能局灶性障碍，持续时间超过24 h的临床综合征。"临床泛指脑血栓形成、脑出血、脑栓塞、蛛网膜下出血等疾病。脑卒中又叫作脑血管意外，指脑血管疾病的患者因各种因素引起的脑内动脉狭窄、闭塞或破裂，从而造成急性脑血液循环障碍，临床表现为一过性或永久性脑功能障碍的症状和体征。脑卒中可分为出血性脑卒中和缺血性脑卒中，主要危险因素是高血压、糖尿病、心脏疾病、高脂血症等。其发病率、病死率、致残率均较高，是老年人常见疾病。

（二）主要功能障碍与症状表现

脑卒中可引起多种多样的功能障碍。障碍的部位及严重程度与脑卒中损伤的部位有关。偏瘫是脑卒中最常见的运动功能障碍，由病侧锥束及锥体外系损害引起对侧上下肢体瘫痪，病变部位损害的严重程度决定了偏瘫的严重程度。中枢性损伤引起的瘫痪和外周损伤瘫痪不同，高级中枢神经元受损，低级中枢失去了高级中枢控制，会引起脊髓反射的异常亢进，于是被高级中枢抑制的原始反射释放出来，外界各种刺激对皮质下中枢的易化系统作用增强，使输入信号强化，肢体失去正常的功能。由偏瘫表现出的肌张力增高和异常运动模式往往给功能恢复造成不同程度的影响。

1. 运动功能障碍

（1）软瘫：发病初脊髓休克所致，主要表现为瘫痪侧肌张力低下，腱反射消失。

（2）痉挛性偏瘫：休克期后逐渐出现，主要表现为瘫痪侧肌张力增高、腱反射亢进及病理反射出现。上肢以屈肌占优势，下肢以伸肌占优势，行走呈划圈步态。随病程进展，如痉挛逐步减弱或消失，则功能恢复的可能性约为75%，若痉挛持续而严重，功能恢复的可能性几乎为0。

（3）运动协同动作和平衡障碍：脑卒中后神经系统受损，呈现向人类进化早期方向退步的趋势，屈肌和伸肌退化为运动姿势的原始模式，上下肢的运动模式表现为刻板的协同动作，而不是正常的高等级的随意动作。

2. 知觉缺陷

常见的有失认症和失用症，此外还有实体感缺失、偏身感觉障碍、偏盲和感知觉障碍等。

3. 认知缺陷

如视觉忽略、视知觉减退、感知及空间结构能力障碍、记忆力下降和注意力不集中等。

4. 语言障碍

主要表现为失语症和构音障碍。失语症是由于脑损伤引起的已存语言能力的丧失或受损，表现为语言的表达和理解能力障碍，患者能听到声音但不能辨别和理解。构音障碍是由于发音器官本身或支配发音器官的神经病变，造成发音异常和构音不清，早期常伴有吞咽障碍。

5. 心理异常

表现为抑郁、恐惧、焦虑、沮丧等灾难性情绪。部分学者研究认为，脑卒中患者的心理适应和情感发展过程呈螺旋性恶化，即创伤—损害意识到损害—灾难性反应—损害加重或恶化。心理干预进行越早，患者全面康复的效果越好。脑卒中后抑郁症最为常见。

6. 摄食与吞咽障碍

摄食与吞咽障碍是脑卒中患者常见的并发症之。脑卒中患者由于呛咳、误吸常常产生紧张、烦躁、厌食等不良情绪，还可以引发吸入性肺炎；也可因饮食摄入不足出现营养障碍和水电解质紊乱。

7. 日常生活活动能力受限

日常生活活动能力将受到不同程度的影响，主要表现为个人生活自理的依赖，鼓励自护。

8. 继发性功能障碍

包括废用综合征、误用综合征、压疮、肩手综合征等。

（三）护理重点

1. 日常生活护理

（1）饮食。脑卒中患者饮食以宜清淡、易消化为宜，避免油腻及辛辣刺激食物，注意营养调配、饮食有节，勿暴饮暴食，鼓励老年人戒烟、戒酒，多吃蔬菜、水果。对于偏瘫的患者要协助进食，面瘫的患者要从健侧喂食，以免呛咳。

（2）口腔护理。通过口腔护理，保持老年人口腔清洁，避免肺部和胃肠道感染。为老年人清洁口腔时，要用血管钳夹紧棉球，防止棉球遗留于口腔，误入气管发生意外。

（3）体位护理。及时变换体位，交替使用患侧卧位、仰卧位、健侧卧位。患侧卧位是最重要的体位，有利于刺激传入神经，促进患肢感觉功能恢复。定时翻身是刺激全身反应与活动、预防肌肉萎缩、抑制关节痉挛最有意义的护理方法。

（4）排尿护理。老年人尿失禁时要注意勤换尿布。排尿后用温水擦洗，保持会阴部、骶尾部清洁干燥，减少压疮发生。老年人因尿潴留进行留置导尿时，要鼓励其适当多喝水以增加排尿量，避免尿管堵塞和尿路感染。

（5）排便护理。鼓励老年人多喝水，多吃粗杂粮、蔬菜和水果等富含纤维素的食物，以保持大便通畅，避免便秘。

（6）皮肤护理。保持床铺清洁、平整、松软、无皱褶、无渣屑。密切观察老年人受压部位情况，每隔2 h翻身一次，必要时每隔1 h翻身一次，避免身体受压部位发生压疮。对于长期卧床的患者应该预防压疮，做到勤翻身、勤擦洗、勤按摩、勤换洗、勤整理、勤检查、勤交换（七勤）。勤翻身要求每2小时翻身一次，翻身时不可在床褥上拖拉以免挫伤皮肤，对于易患压疮部位，如骶尾部、髂后上棘等部位要用气垫、海绵垫以减轻压力。使用轮椅可加用新型聚氨酯坐垫，床单保持干燥清洁，每周至少擦洗或酌情洗澡一次。

（7）鼓励自我护理。日常生活活动能力受限后，可以鼓励老年人进行自我护理，利用健侧肢体帮助患侧肢体，如穿衣，应该先穿患侧，再穿健侧；然后先脱健侧，再脱患侧。

2. 心理护理

老年脑卒中患者多情绪急躁，且因病程较长，患者的精神及心理状态往往多疑、固执而易激动，有的甚至产生悲观情绪。此外，原来正常的老年人突然由正常人变为生活不能自理者，容易出现焦虑、悲观情绪，针对这种情况，护理人员要加强交流和安抚，积极与患者沟通，开导和安慰患者，树立战胜疾病的信心，并要求家属配合做其思想工作，让老年人以良好的心态接受护理，以促进其康复。

3. 用药护理

在医生指导下及时为老年人服用治疗高血压、糖尿病、心脏病、高脂血症等的相关药物，同时严密观察药物疗效及不良反应，发现异常情况及时向医务人员报告。

4. 预防肺炎护理

为老年人翻身的同时，进行叩背、排痰护理，每次10 min左右，以协助老年人咳痰，预防坠积性肺炎。

5. 功能训练护理

对于偏瘫患者，应最大限度地降低致残率，为患者制订一套连续不断的训练计划，由简单到复杂，由协助到监护，直至患者能够生活自理。病情稳定时，鼓励患者在专业康复人员指导下，对患肢进行运动护理。

肢体训练的程序是被动运动→辅助运动→主动运动。指导并辅助老年人用健肢协助患肢进行被动运动，逐步下床练习站立和行走，锻炼时间逐渐增加，动作由简单到复杂，争取早活动、早下床，这样比长期卧床者恢复得早、快。同时，应坚持每日用温水为患者擦洗，并按摩患肢，配合针灸治疗，患者的康复率大大提高。

九、老年癫痫发患者护理要点

（一）患病原因

癫痫是老年人的常见慢性疾病之一，位居神经系统疾病的第三位。癫痫发生的原因有两类：原发性（功能性）癫痫和继发性（症状性）癫痫。原发性癫痫原因不明。继发性癫痫又称症状性癫痫，与脑炎、脑肿瘤、缺氧、一氧化碳中毒、脑外伤、脑血栓、脑出血后遗症有关。脑血管患者在发病一年后癫痫患病率为59%。

（二）症状表现

1. 大发作

大发作以发作性意识丧失和全身抽搐最常见。半数患者发作前有先兆，如头昏、精神错乱、上腹部不适、视听和嗅觉障碍。发作时有全身肌肉强直，呼吸停顿，头眼偏向一侧。数秒钟后有阵挛性抽搐，抽搐逐渐加重，历时数十秒钟，阵挛期呼吸恢复，口吐白沫伴大小便失禁，抽搐后全身松弛或进入昏睡，此后意识逐渐恢复。

2. 小发作

小发作为短暂意识障碍丧失，无全身痉挛现象，有时可有节律地眨眼、低头、两眼直视、上肢抽动等。

3. 局限性发作

局限性发作常见于大脑皮层有器质性损害的患者，表现为一侧口角、手指或足趾发作性抽动或感觉异常，持续数秒或数十秒，一般无意识障碍。

4. 精神运动性发作

精神运动性发作为发作性意识障碍和精神症状，表现为突然的意识模糊，出现不规则及不协调动作，如吮吸、咀嚼、寻找、叫喊、奔跑、挣扎等。举动无动机、无目标、盲目而有冲动性，持续数小时或数天。缓解后对经过无记忆。

（三）护理重点

1. 就地平卧

发现有先兆症状，迅速让老年人平卧或就近躺在平整的地方，头偏向一侧，以免分泌物造成老年人误吸，引发呼吸困难，最后解开扣子或者拉链，保证呼吸通畅。

2. 保护舌头

抢在出现症状前保护老年人舌头，可将包有纱布的压舌板或小毛巾卷放在老年人的上下牙齿之间，必要时可在老年人嘴里塞入毛巾，以免老年人癫痫发作时咬到舌头。

3. 轻按四肢

阵挛期的四肢肌肉收缩易造成关节脱臼和损伤，可适当用力按压四肢大关节，限制抽动幅度，但不要强行按压，否则会造成骨折或肌肉损伤。

4. 保证安全

因癫痫发作时伴有意识障碍，此时老年人会出现无意识、无目的行为，甚至有自伤、自杀、伤人、毁物，护理人员要注意防范，保证老年人的安全。对于外出旅游、登山等应多加注意，不建议老年癫痫患者游泳、驾车等。

5. 药物指导

老年癫痫患者常伴多种内科疾病，会同时服用多种药物，这些药物间相互作用就会出现疗效下降或毒副反应，且由于老年人身体机能的衰退，对药物的清除速度会减慢。因此，在照护老年癫痫患者时，应提前做好护理指导，用药期间应严密观察不良反应的发生，一旦出现应尽早找医生处理，能停药则尽早停药。

6. 预防诱因

预防老年癫痫患者的发作，应引导其养成良好的生活习惯，保证充足的睡眠，避免劳累；要注意保暖，避免感冒和感染；告知家属不让老年人从事一定危险性、紧张性的活动，例如不能长时间打牌、下棋等，避免高度紧张。

7. 饮食照护

患者的饮食应以清淡、容易消化且富有营养的食物为主，尽量少食多餐，可以选择米饭、面条、鸡蛋、鱼肉、瘦肉或水果蔬菜等，适宜多吃水果、蔬菜、奶制品和豆制品，忌食油腻、酒类、生冷、辛辣及油腻食物，且不能饮浓茶、咖啡和有兴奋作用的饮料。除饮食外，还要控制好盐的摄入量以及避免大量饮水，过量饮水很容易会诱发癫痫。

8. 心理护理

老年人在患有癫痫时，心理上容易出现紧张、焦虑等，影响到老年人的心理需求，严重者可抑郁，所以护理人员和家属要及时为老年人疏导，为其创造一个良好的环境，让老年人以乐观的心态去面对疾病。

十、老年帕金森病患者护理要点

（一）患病原因

帕金森病是一种常见的老年神经系统退行性疾病，平均发病年龄为60岁，最主要的病理改变是中脑黑质多巴胺能神经元的变性死亡，引起纹状体多巴胺含量显著减少。10%左右的患者有家族史。部分可因脑炎、脑动脉硬化、脑外伤、甲状旁腺功能减退、一氧化碳中毒、药物中毒、抗忧郁药物等引起。

（二）症状表现

1. 进行性加重

起病缓慢，病情呈进行性加重。早期活动不灵，逐渐活动不能，晚期肌肉、关节僵直。

2. 面具面容

面容淡漠、呆板，呈假面具样。

3. 慌张步态

头部前倾、躯干前倾屈曲，肘关节、膝关节微屈；步距缩小。行走初始缓慢，越走越快，呈慌张步态；两上肢不做前后摆动。

4. 静止震颤

日常生活中最易被引起注意，震颤多见于头部、四肢远端，以手部最明显，手指表现为粗大节律性震颤、搓丸样动作。震颤早期常在静止时出现，故称之为静止震颤，精神活动时或紧张时加重，一般在随意运动和睡眠中消失，情绪激动时加重，晚期呈持续性。有的病例可恰恰相反，在随意运动或加剧活动时出现，为动作性震颤，常见于以震颤为主的进展性病例。

5. 肌肉僵硬

95%以上病例发生肌肉僵硬，伸肌、屈肌张力均增高，被动运动呈齿轮样强直或铅管样强直。

6. 运动障碍

运动障碍与肌肉僵硬有关，常见发音、咀嚼、吞咽、洗漱、进食困难。运动障碍依次表现为运动不灵、运动不能、僵直，最后发展为长期卧床，四肢屈曲，生活不能自理。手指做精细动作如扣纽扣、系鞋带等困难；书写时字越写越小，成为"写字过小征"。口、咽、腭的肌肉运动障碍，使得唾液难以咽下，而致大量流涎，甚至吞咽困难。

7. 其他表现

容易激动，偶有阵发性冲动。汗腺、唾液腺、皮脂腺分泌增多，表现为多汗、垂涎、油脂脸，合并大小便困难、直立性低血压、抑郁、失智等。焦虑、激动、谵妄等状态也较多见。

（三）护理重点

1. 控制含脂肪食物

根据帕金森老年人的活动量给予足够的热量，膳食中注意满足糖、蛋白质的供应，以植物油为主，少进动物脂肪，防止过高的脂肪会延迟左旋多巴药物的吸收而影响药效。适量进食海鲜类，能够提供优质蛋白质和不饱和脂肪酸，有利于防治动脉粥样硬化。饮食宜清淡、少盐。禁烟、酒及刺激性食品，如咖啡、辣椒、芥末、咖喱等，应保证水分的充足供给。还应多食含酪氨酸的食物，如瓜子、杏仁、芝麻、脱脂牛奶等，以促进脑内多巴胺的合成，延缓病情进展。

2. 蛋白质饮食不过量

蛋白质摄入量限制在每日每千克体重低于0.8 g，每天总量为40～50 g，选择精瘦的畜肉、禽肉或鱼肉，因为食物蛋白质中一些氨基酸成分会影响左旋多巴进入脑部起作用，因此需限制蛋白质的摄入。避免盲目地给予过多高蛋白质饮食，会降低治疗帕金森病药物左旋多巴的疗效。膳食中适当给予蛋、奶、鱼、肉等食品，能保证机体需要的蛋白质供应即可。

3. 防止食物误入气管

进食以坐位为宜。卧床老年人采取半卧位，选择软烂、易咀嚼、易吞咽的食物，一口进食量要少，进食要缓慢，进餐后适量喝水或进行口腔护理，将残存在口腔内的食物咽下或清除，保证口腔清洁，防止食物残渣误吸入气管。

4. 预防肺部感染

因为肌肉僵硬使呼吸动度降低、咳嗽无力、排痰减少，容易发生支气管炎或肺炎，注意为患病老年人翻身叩背。发现咳嗽或发烧时，及时报告医生治疗，避免发生严重感染。

5. 服药护理

常用药物有美多巴、息宁等，新药雷沙吉兰（安齐来）有24 h持续作用，服用比较方便，护理人员要在医生指导下及时进行服药护理，一定在看着老年人将药物安全服下后，方可离开。

6. 安全护理

床铺加用防护栏，防止老年人坠床；热水瓶置于柜中，防止摔伤、烫伤等；衣裤不宜过长，鞋子以合脚的布鞋，防止摔跤和碰伤；为老年人配置拐杖，鼓励训练时使用拐杖步行；步行时双眼直视，两上肢和下肢协调配合，同时脚尖尽量抬高，脚跟先着地，尽量迈开步伐行走，纠正小步和慌张步态；最后有旁人搀扶协助，以防跌伤。对于伴有抑郁、幻觉等老年人要加强巡视，密切观察自杀的先兆征象，特别是午睡、夜间、饭前、交接班前后，以防走丢、坠楼、自杀等意外发生。

7. 心理护理

随着疾病的进展，老年人可表现出不同程度的自卑感、焦虑、忧虑，甚至是恐惧、绝望、悲观厌世等情绪。因此，护理人员要加强自身的心理修养。对老年人富有同情心，理解老年人，要有耐心，强调个性化心理支持。

十一、失智老年人护理要点

（一）患病原因

1. 退化性

失智症由神经退行性变引起，如阿尔茨海默病、额颞叶型失智症、路易氏体型失智症等。其中，阿尔茨海默病约占失智症的60%。

2. 血管性

由高血压、糖尿病、心血管疾病、高血脂、抽烟、脑血管破裂或堵塞使脑细胞受损等引起的，占失智症的10%～25%。

3. 混合型

混合型是前两种的混合体，占10%～15%。早期症状出现阿尔茨海默病症状，后出现血管性症状，也可能两种病情交替发生。

4. 其他型

由帕金森症、酗酒、尿毒症、脑瘤、贫血、维生素B_{12}缺乏、甲状腺功能低下等造成的失智症约占10%。一般帕金森症晚期才呈现失智症现象。

5. 忧郁症

忧郁症也会逐渐产生失智症的特征。

6. 雷维氏体失智症

雷维氏体失智症约占失智症的6%，早期即呈现类似帕金森症状，视幻觉、情绪变化大，对抗精神病药物特别敏感，用后反应大。

（二）症状表现

1. 记忆力下降

特点是近期记忆减弱，远期记忆增强。

2. 定向力障碍

早期时间观念差，分不清目前的年份、月份和日期；陌生地方有迷失感；随着病情加重，逐渐分不清季节、白天和黑夜；外出迷路，甚至走失；逐渐不认识朋友、家人，到疾病晚期，连镜子中的自己也认不出来了。

3. 语言能力受损

早期出现忘词，叫不出常用物品名称。例如，看到牙刷，知道是刷牙用的，也会使用，但是讲不出"牙刷"这个名称。随着病情加重，语言表达和理解能力不断下降，语言没有逻辑性，讲话前言不搭后语、答非所问，难以理解抽象的话语，如"知识就是力量"等。到了疾病晚期，不能理解别人的话，也不能用语言表达自己的需求。

4. 判断力下降

早期即出现判断力下降，表现为日常生活中不知道根据天气冷暖增减衣物，变得容易受骗上当，经常买一大堆无用的保健品等。

5. 思维能力下降

早期就出现抽象思维能力的障碍。例如，对数的概念变得模糊，分不清钱款的数额。数学计算能力减退，如以前从事会计工作的老年人，现在可能连简单的加减运算也变得非常困难。

6. 难以完成熟悉的工作

早期即表现为难以完成平日胜任的工作，如做饭、打理退休金，现在很难完成。随着疾病进展，基本日常生活能力也会出现问题，吃饭、穿衣、洗澡、大小便都需要不同程度的帮助。疾病晚期则完全依赖别人照顾。

7. 性格改变

早期即发生性格明显变化，多疑、自私、爱抱怨，缺乏主动性，对人冷漠、不热情，跟孙子、孙女争宠，抱怨子女对自己照顾不周等。

8. 情绪波动

有些老年人在早期即出现抑郁症状，容易被误诊为抑郁症。有些老年人变得紧张、敏感，因为一点儿小事坐立不安。有些老年人情绪不稳定，容易波动，哭笑无常，不知何故发怒或流泪。

9. 行为异常

约80%的老年人在病程的不同阶段会出现各种异常行为，尤其在疾病中期，会反复问相同的问题，无目的走动、藏东西、捡破烂，不恰当地处理物品、穿脱衣服，无缘无故地骂人、打人、摔东西等。

10.精神症状

部分出现精神症状，如幻视、幻听、幻嗅、幻觉、妄想。坚信被人偷东西，坚信配偶不忠，坚信被迫害，坚信被遗弃。

（三）分　期

1.轻度失智期（第一阶段：1～3年）

表现为记忆减退，对近事遗忘突出；判断能力下降，不能进行分析、思考、判断，难以处理复杂问题；工作或家务漫不经心，不能独立购物、计算等，社交困难；尽管仍能做些熟悉的日常工作，但对新事物表现出茫然难解，情感淡漠，偶尔激惹，常有多疑；出现时间定向障碍，对所处的场所和人物能做出定向，对所处地理位置定向困难，复杂结构的视空间能力差；言语词汇减少，命名困难。

2.中度失智期（第二阶段：2～10年）

表现为远近记忆严重受损，简单结构的视空间能力下降，时间、地点定向障碍；在处理问题、辨别事物的相似点和差异点方面有严重损害；不能独立进行室外活动，在穿衣、个人卫生以及保持个人仪表方面需要帮助；不能计算；出现各种神经症状，可见失语、失用和失认；情感由淡漠变为急躁不安，常走动不停，出现异常精神与行为，可有尿失禁。

3.重度失智期（第三阶段：8～12年）

表现为记忆力严重丧失，仅存片段记忆，不认识镜子中的自己；大小便失禁，缄默、僵直，生活完全依赖照护者；出现锥体束征阳性，有强握、摸索和吸吮等原始反射；最终昏迷，一般死于肺部、尿路、皮肤感染或骨折等并发症。

（四）特　点

失智症的特点是进行性加重，症状不可逆。发病至死亡，平均8～10年。单纯认知功能减退者可能持续存活15年或以上。

（五）照护重点

1.非药物治疗

做到早期发现，早期干预，加强照护和认知功能训练。核心照护目标为：延缓认知功能障碍进展，抑制异常精神和行为，延缓日常生活能力下降。

（1）生活照护。①起居规律。起居要有规律，一般早睡早起；入睡困难者，可在医生指导下口服镇静药物。②饮食合理。强调"三定、三高、三低和两戒"，"三定"即定时、定量、定质；"三高"即高蛋白、高不饱和脂肪酸、高维生素；"三低"为低脂肪、低热量、低盐；戒烟、戒酒。多食富含卵磷脂的食物，如豆制品、蛋黄、蘑菇和鱼等，以促进神经细胞代谢修复。多食富含亚油酸的食品，以保护神经细胞，如各类坚果（如花生、核桃、芝麻、松子、榛子、葵花籽等）。③大便通畅。保持大便通畅，避免代谢产物干扰大脑功能。

（2）情绪照护。给予尊重，减少不良刺激，定时安排益智活动，稳定情绪。

（3）康复照护。早期进行认知训练，如记忆力、注意力、计算力、思维能力和日常生活能力、社会适应能力训练等。鼓励轻度、中度失智老年人通过多动手、多动脑，多进行力所能及的家务劳动，多参加社会活动，达到延缓病情进展、延长寿命、减少并发症、提高生活质量、维护生命尊严的目的。

2. 药物治疗

轻度、中度阿尔茨海默病症状的常用药物有石杉碱甲、美金刚、安理申等。血管性失智症随着脑血管病的好转，失智相应症状也可能会有些好转。

（1）对症处理。药物治疗仅是治疗抑郁或焦虑症的手段之一，只能在非药物手段无法改善或症状非常严重的情况下使用，目的是对症治疗，控制精神症状。如应用抗焦虑、抗抑郁、抗精神病、益智或改善认知功能用药等。

（2）服药照护。如果医生给予药物治疗，护理人员必须陪伴在旁，帮助服药，以免遗忘或错服，服药后让老年人张开嘴巴，观察是否咽下，防止无人看管时老年人将药物吐掉。对伴有抑郁症、幻觉和自杀倾向的老年人，要严格管理药品，保存到老年人拿不到或找不到的地方；对因幻觉、多疑而误认为药物是毒药的老年人要耐心安抚，也可以将药片研碎拌在饭中服用。老年人服药后发生不良反应，常常不能诉说，护理人员要细心观察，及时报告。吞咽困难的老年人不宜服用药片，最好将药溶于水中服用，研碎前要征求医生意见。昏迷老年人应通过鼻饲服药。

十二、老年慢性胃炎患者护理要点

（一）患病原因

1. 幽门螺杆菌感染

其机制是：①幽门螺杆菌具有鞭毛结构可在胃内黏液层中自由活动，并依靠其黏附素与胃黏膜上皮细胞紧密接触，直接侵袭胃黏膜；②幽门螺杆菌所分泌的尿素酶，能分解尿素产生NH_3中和胃酸，既形成了有利于幽门螺杆菌定居和繁殖的中性环境，又损伤了上皮细胞膜；③幽门螺杆菌能产生细胞毒素，使上皮细胞空泡变性，造成新膜损害和炎症；④幽门螺杆菌的菌体胞壁还可作为抗原诱导自身免疫反应，后者损伤胃上皮细胞。

2. 营养饮食因素

老年人吸收功能降低，因为营养不良患低蛋白血症、B族维生素缺乏、缺铁性贫血等疾病，导致消化道黏膜萎缩而引起慢性胃炎。老年人牙齿脱落，咀嚼困难，味觉迟钝，进入胃内的食物粗糙或喜吃厚味食品引起慢性胃炎。长期饮浓茶、烈酒、咖啡，食用高盐、低维生素、过热、过冷、过于粗糙的食物，可损伤胃黏膜；服用大量非甾体抗炎药可破坏黏膜屏障；各种原因引起的十二指肠液反流，因其中的胆汁和胰液等会削弱胃黏膜的屏障功能，使其易受胃酸–胃蛋白酶的损害。

3. 免疫力降低

老年人自身免疫功能低下，容易感染幽门螺杆菌，引起慢性胃炎。

4. 药物刺激

老年人常患多种疾病，长期服药引起胃黏膜损害。特别是非甾体抗炎药：阿司匹林类、吲哚美辛，某些抗肿瘤药物、铁剂或氯化钾口服液等。

5. 应激反应

严重创伤、手术、多器官衰竭、败血症、精神紧张、心力衰竭等应激反应，可导致胃黏膜微循环障碍、缺氧、黏液分泌减少、淤血、损伤，使屏障功能降低，引起慢性胃炎。

6. 其他疾病影响

糖尿病、甲状腺疾病、肝硬化、溃疡性结肠炎、类风湿性关节炎、脑垂体功能减退等均可引起慢性胃炎。

（二）症状表现

最常见的是胃黏膜的慢性炎症和出血糜烂性胃炎。症状表现为：腹胀、腹痛、泛酸、嗳气、无力等。

（三）护理重点

1. 生活规律

戒除烟酒，避免浓茶，饮食定时、定量、易消化；适当控制含纤维素多的食物，必要时粗粮细做；适当食用新鲜而含纤维素少的蔬菜和水果。合理安排运动和休息时间，注意劳逸结合，积极配合治疗。

2. 烹调适宜

烹调方法宜选用蒸、煮、炖、烩，禁忌煎、炸、生、冷、硬及口味酸辣的食物。

3. 勿暴饮暴食

采用少量多餐进食方法，每日可安排4～5餐。

4. 选择易消化食品

选择易消化食品，牛奶、奶油、淀粉、蔬菜、熟瘦肉等不刺激胃酸分泌，适于患高酸性胃炎的老年人。浓肉汤、鸡汤、鱼汤等含氮浸出物较高的食物，会刺激胃酸分泌，适于低酸性胃炎的老年人；注意食物的多样化，避免偏食，注意补充多种营养物质，不吃霉变食物，少食熏制、腌制、富含硝酸盐和亚硫酸盐的食物，多吃新鲜食物。

5. 注意饮食卫生

积极治疗口腔和呼吸道感染性疾病，避免细菌入胃引起胃黏膜炎症。

6. 建立乐观情绪

胃是最易受到情绪影响的器官，要及时疏导不良情绪，帮助老年人建立积极、健康的乐观情绪，促进恢复。

7. 药物护理

在医生指导下，及时进行口服药物护理。根据老年人的病因、具体情况及逆行指导，避免使用对胃黏膜有刺激的药物，如若必须使用时需要同服抑制胃酸分泌药物和胃黏膜保护药；介绍不良反应，如有异常及时复诊，定期门诊复查。

十三、老年上消化道出血患者护理要点

（一）患病原因

上消化道出血是屈氏韧带以上的消化道，包括食管、胃、十二指肠、肝、胆、胰腺等病变引起的出血和严重疾病引起的应激性出血，也包括胃-空肠吻合术后的空肠病变出血。

（二）症状表现

1. 呕血或咖啡样物

呕血呈红色，提示出血量大且速度快。如呕吐物咖啡样物则提示慢性出血，是血液在胃内停留时间较长，经胃酸作用所形成的。

2. 黑便

大便呈黑色柏油样，黏稠而发亮。

3. 头晕无力

出血量在400 mL以内可无症状；中等出血可引起贫血，出现头晕、无力口渴、四肢冷、血压偏低、晕厥等症状；大量出血为1 500～2 500 mL时，可发生休克。

4. 发热

中度或大量出血时，会于24 h内出现发热，多在38℃以下，持续数日至1周。发热机制可能与循环血容量减少，急性周围循环衰竭，导致体温调节中枢功能障碍有关，失血性贫血亦为影响因素之一。

5. 氮质血症

大量失血可引起肾灌注量不足，导致血尿素氮和肌酐增高。

6. 失血性周围循环衰竭

上消化道大出血时，由于循环血容量急剧减少，静脉回心血量相应也变少，导致心排血量降低，常发生急性周围循环衰竭，其程度轻重因出血量大小和失血速度快慢而异。患者可出现头昏、心悸、乏力、出汗、口渴、晕厥等一系列组织缺血的表现。出血性休克早期体征有脉搏细速、脉压变小，血压可因机体代偿作用而正常甚至一时偏高，

此时应特别注意血压波动，并予以及时抢救，否则血压将迅速下降。呈现休克状态时，患者表现为面色苍白、口唇发绀、呼吸急促，皮肤湿冷，呈灰白色或紫灰花斑，施压后褪色经久不能恢复，体表静脉塌陷；精神萎靡、烦躁不安，重者反应迟钝、意识模糊；收缩压降至80 mmHg以下，脉压小于25～30 mmHg，心率加快至120次/min以上。休克时尿量减少，若补足血容量后仍少尿或无尿，应考虑并发急性肾损伤。

老年人因器官储备功能低下，且常有脑动脉硬化、高血压、冠心病、慢性阻塞性肺疾病等老年基础病变，即使出血量不大也可引起多器官衰竭，增加病死率。

7. 贫血及血象变化

上消化道大出血后，均有急性失血性贫血。出血早期血红蛋白浓度、红细胞计数与血细胞比容的变化可能不明显，经3～4 h后，因组织液渗入血管内，使血液稀释，才出现失血性贫血的血象改变。贫血程度取决于失血量、出血前有无贫血、出血后液体平衡状态等因素。出血24 h内网织红细胞即见增高，出血停止后逐渐降至正常，如出血不止则可持续升高。白细胞计数在出血后2～5 h升高，可达（10～20）×10⁹/L，血止后2～3 d恢复正常。肝硬化脾功能亢进者白细胞计数可不升高。

（三）护理重点

1. 休息与活动

精神上的安静和减少身体活动有利于出血停止。少量出血者应卧床休息，大量出血者绝对卧床休息，协助患者取舒适卧位并定时更换体位，注意保暖，但是不要过热，过热会扩张周围血管，造成血压下降。治疗和护理工作应有计划集中进行，以保证患者的休息和睡眠。病情稳定后，方可稍加活动。采取平卧位，保持安静，将下肢抬高，头侧位，避免呕吐物呛入气管造成窒息。

2. 安全护理

给予精神安慰，解除老年人恐惧心理。轻症老年人可起身稍事活动，可上厕所大小便。但应该注意有活动性出血时，患者常有便意而上厕所，在排便或便后起立晕厥。指导病人坐起、站起时起身动作缓慢，出现头晕、心慌、出汗时立即卧床休息并告知护理人员；必要时可由护士陪同如厕或暂时改为在床上排泄。重症患者应多巡视，床边围上栅栏加以保护。

3. 生活护理

限制活动期间，协助老年人完成个人日常生活活动，如进食、口腔清洁、皮肤清洁、排泄。卧床者特别是老年人和重症患者注意预防压疮。呕吐后及时漱口，排便次数多者注意肛周皮肤清洁和保护。

4. 禁食

在恶心、呕血、呕吐和休克的情况下应禁食，待症状缓解，先给予流质饮食。以后逐渐改变饮食种类和增加进食量。

5. 观察

指导患者和家属学会早期识别出血征象及应急措施；出现头晕、心悸等不适，或吐血、黑便时，立即卧床休息，保持安静；呕吐时应该取侧卧位防止误吸；同时做好精神、神志、呼吸、脉搏、体温、血压、尿量、手脚温度、呕血及黑便情况的观察和记录，及时报告医生。

十四、老年慢性肾衰竭患者护理要点

（一）患病原因

慢性肾功能衰竭又称尿毒症，是因各种病因引起肾小球滤过率下降和肾功能损害，以代谢产物潴留，水、电解质和酸碱平衡紊乱为主要表现的临床进行性恶化的综合征。

（二）症状表现

1. 胃肠道

胃肠道症状是最早最常见的症状，表现为食欲不振、厌食、恶心、呕吐、腹胀，舌、口腔溃疡，口腔有氨臭味、上消化道出血等。

2. 血液系统

贫血是尿毒症患者必有的症状。

3. 心血管系统

心血管系统疾病是肾衰最常见的死因，表现为高血压、高脂血症、心衰、心肌病、心包炎、动脉粥样硬化等。

4. 神经、肌肉系统

神经、肌肉系统早期有疲乏、失眠、注意力不集中等症状，晚期会出现下肢疼痛等症状。

5. 肾性骨病

肾性骨病是尿毒症期骨骼改变的总称，如骨酸痛、行走不便等，可引起自发性骨折。

6. 呼吸系统

呼吸系统发生尿毒症性支气管炎、肺炎、胸膜炎、酸中毒时呼吸深而长。

7. 皮肤症状

发生皮肤瘙痒、尿素霜沉积、尿毒症面容等。

8. 内分泌失调

由肾生成的激素下降，由肾降解的激素上升，发生内分泌失调。

9. 并发严重感染

反应没有正常人明显，虽感染可能较严重，但是体温尚正常。

10. 代谢失调

出现体温过低、糖代谢异常、脂代谢异常、高尿酸血症等。

（三）护理要点

1. 观察护理

注意神志、呼吸、鼻出血、皮肤黏膜出血等情况；对精神异常或抽搐、惊厥的老年人要防止其自伤；对昏迷老年人按昏迷护理常规进行护理。

2. 饮食护理

（1）低蛋白饮食。采用低蛋白、高热能、高维生素饮食。给予蛋、奶等优质蛋白，每日摄入量：当尿素氮为10.7 ~ 25.1 mmol/L、肌酐为265.2 ~ 618.8 μmol/L时，建议给予蛋白质25 ~ 35 g/d；当尿素氮为25.1 ~ 36 mmol/L、肌酐为618.8 ~ 884 μmol/L时，建议给予蛋白质20 ~ 25 g/d。

（2）补充氨基酸。在低蛋白饮食的同时，医生给予静脉滴注必需氨基酸时要做好管路管理。

（3）采用去蛋白淀粉。主食应采用去植物蛋白的麦淀粉。

（4）低盐饮食。无严重高血压及明显水肿，尿量大于1 000 mL/d，食盐摄入量为2 ~ 4 g。

3. 心理护理

老年慢性肾衰患者是否接受肾脏替代疗法，应该由老年病、肾脏病相关的医护专家共同组成指导小组，在有家庭成员参与的前提下，提前告知治疗方式、预后、生活质量、治疗费用、优缺点等内容，由老年人和家属各自表达他们的意愿，尊重他们的选择。针对有些老年人乐意在透析中心治疗，愿意享受此种社交机会的情况，要说服其家属尽量给予支持，同时在血透期间增加与老年人的交流。在老年慢性肾衰患者决定退出透析后要做好临终关怀，尽量减轻其疼痛和痛苦。

4. 用药护理

针对老年人对药物敏感的特点，需要注意以下问题。

（1）导泻剂。若使用甘露醇、大黄等导泻剂时应十分慎重，从小剂量开始，逐渐增加，以免造成严重的腹泻而出现医源性的水、电解质和酸碱平衡紊乱。

（2）血管紧张素转化酶抑制剂。使用血管紧张素转化酶抑制剂治疗高血压时应慎重，在非透析治疗阶段，若血肌酐大于30mol/L或在短期内上升大于原来的50%，最好不用或停用血管紧张素转化酶抑制剂，对血肌酐未达到此标准而使用血管紧张素转化酶抑制剂的老年人，应加强肾功能监测。

（3）抗组胺药。老年慢性肾衰患者因为痛痒可能用到苯海拉明等抗组胺药，但要注意其有引起老年人嗜睡和认知功能损害的危险。

十五、老年性骨关节炎患者护理要点

（一）患病原因

骨关节炎又称退行性关节炎、骨关节病、增生性关节病，是以软骨破坏为特征的，由机械性、代谢性、炎症和免疫等因素作用而造成的关节病。骨性关节炎是老年人最常见的一种关节疾病，与衰老、遗传、肥胖、饮食、外伤、内分泌紊乱、免疫功能低下等因素有关，多发于髋、膝、脊柱和手指。这些关节在活动中承受最大应力的部分最易发生损伤。

（二）症状表现

1.关节疼痛

多发生在活动时，休息后可以缓解。

2.关节僵硬

僵硬感一般发生于早晨起床时，多见于下肢关节，活动后改善。

3.其他

随着病情进展会发生关节畸形，出现"罗圈腿"，负重时容易跌倒，发生骨折。

（三）护理重点

1.疼痛评估与护理

可采用数字疼痛分级法、视觉模拟评分法对老年人进行疼痛评价。急性疼痛时关节不应负荷或活动，保持正确的体位，避免同一姿势长时间负重，以减轻关节负荷，工作或活动的强度不应加重或产生疼痛，减轻关节应激反应；控制体重，避免加重关节的负担；体重过重者，应进行减重治疗。

应用热疗可减轻疼痛，放松紧张的肌肉，改善局部血液循环，减轻肿胀，增加关节活动范围。冷疗可止血、消肿，适用于关节炎急性期或者肌肉、关节外伤肿胀较重时，具有限制炎症的发展、减轻关节肿胀、缓解关节疼痛、减少关节受损等作用。电刺激可以止痛，有增强肌肉的力量，延缓肌肉萎缩及减轻肌肉痉挛的作用。手杖、矫形器、轮椅等辅助器具的使用可以减少关节活动，代偿部分的负荷，以利消肿、止痛，保护关节功能位。

2.运动与休息

休息与活动相协调，不要过劳，长时间处于同一种姿势时，如坐位，应每隔20 min站立或改变姿势，舒展身体。避免长时间下蹲，因为下蹲时膝关节的负重是自身体重的3~6倍。长时间的坐和站也要经常变换姿势，防止膝关节因固定一种姿势而加重负荷。适当运动，促进血液循环，延缓骨的退行性变。运动前做好准备活动，运动中注意幅度，忌把腿猛然抬高或下蹲太低。减少每日运动总量，剧烈运动会加速和加重患者关节的退行性变。例如，髋、膝关节炎患者要避免跑步，减少步行距离和时间，使受累关节得以较充分休息，避免过重或过劳。运动时间在30 min左右，不宜过长，防止关节负担过重。忌在高低不平的石子路上行走，避免影响膝关节的稳定性，造成新的损伤。避免或减少屈膝运动，如上下楼梯，尤其屈膝深蹲会增加膝关节内的压力，加重膝关节负担，刺激病变组织引起剧烈疼痛。

运动种类包括被动运动、主动辅助运动、主动运动3种方式。肌力的强化训练，包括对肌肉等长运动、等张运动和等速运动。训练程序包括：减轻疼痛—关节活动度训练—肌力训练—耐力训练。常用的技术有关节松动术、关节活动度范围训练、肌力训练、耐力训练。建议肌力强化训练每周2组以上，每组重复8～12次，且每组训练间隔超过48 h。肌力训练时不宜憋气，以避免发生心血管并发症。注意离心性肌肉收缩较易造成肌纤维的微小损伤，产生所谓的延迟性肌肉酸痛，要慎用。

3. 衣着与保暖

衣着应宽松、保暖；选择底厚而有弹性的软底鞋，以减少膝关节冲击，避免膝关节发生磨损。冬季为避免寒冷加重疼痛，要注意保暖，必要时为老年人戴护膝，防止受凉。

4. 补充营养

适量进食牛奶、豆制品、鸡蛋、鱼虾、海带、黑木耳、猪蹄等，既能补充蛋白质和钙质，防止骨质疏松，又能生长软骨及关节液，使关节面润滑，还能补充雌激素，使骨骼、关节更好地进行钙代谢，减轻关节炎症状。

5. 远离危险因素

高血压、吸烟、心理状态不佳会促进关节炎症状发生，应针对这些促发症状的危险因素予以处理。

十六、老年肩关节周围炎患者护理要点

（一）患病原因

肩关节周围炎又称粘连性肩关节囊炎，简称肩周炎，是肩关节周围肌肉、韧带、肌腱、滑囊、关节囊等软组织损伤、退行性变而引起的关节囊和关节周围软组织的一种慢性无菌性炎症。

（二）症状表现

1. 肩部疼痛

肩部疼痛为阵发性或持续性。急性期疼痛剧烈，夜间加重，活动与休息时都可出现，向前臂或颈部放射，伴活动受限，以外展、上举、背伸时明显，严重者有广泛压

痛、不得安睡，影响刷牙、洗脸、梳头、脱衣等活动。

2. 肩关节活动受限

肩关节各个方向的活动度均可受限，以外展、上举、内外旋更为明显，随着病情进展，由于长期失用引起关节囊及肩周炎周围组织的粘连，肌力逐渐下降，加上喙肱韧带固定于缩短的内旋位等因素，使肩关节各个方向的主动和被动运动均受限，当肩关节外展时出现典型的"抗肩"现象，特别是梳头、穿衣、洗脸、叉腰等动作均难以完成，严重时肘关节功能也可受影响，屈肘时手不能摸到同侧肩部，尤其在手臂后伸时不能完成屈肘动作。

3. 对冷敏感

患侧肩部对冷敏感，即使在炎热的夏天，肩部也不能吹空调和使用风扇。

4. 压痛

多数患者在肩关节周围可触到明显的压痛点，压痛点多在肱二头肌长头腱沟。肩峰下滑囊、喙突、冈上肌附着点等处，尤以肱二头肌腱长头腱沟为甚，少数呈肩周软组织广泛性压痛，无压痛点者少见。

5. 肌肉痉挛与萎缩

三角肌、冈上肌等肩周围肌肉早期可出现痉挛，晚期可发生失用性肌萎缩，出现肩峰突起、上举不能、后伸不利等典型症状，此时疼痛症状反而减轻。

（三）护理重点

1. 加强锻炼

帮助老年人做双臂前后摆动、回旋画圈、双手爬墙、侧身单手爬墙，肩内收及外展、拉滑车、梳头等活动。锻炼是预防和治疗肩周炎的有效方法，贵在坚持。

2. 防寒保暖

受凉是肩周炎常见的诱发因素，应防寒保暖，不要使肩部受凉。

3. 补充营养

体质虚弱是导致肩周炎发作的因素之一，合理地补充营养加上适当的锻炼，肩周炎常可不治而愈。饮食上注意调节，减少高脂、高糖食品的摄入，从而达到减肥目的。

4. 及时止痛

肩周炎引起的疼痛不堪忍受，且不断加重时，应在医生指导下及时给予止痛治疗，以消除炎症，缓解疼痛，提高生活质量。

5. 保护关节

保护关节注意防潮保暖，防止关节受凉受寒。尽量应用大关节而少用小关节，如用屈膝屈髋下蹲代替弯腰和弓背；用双脚移动带动身体转动代替突然扭转腰部；选用有靠背和扶手的高脚椅就座，且膝髋关节成直角；枕头高度不超过15 cm，保证肩、颈和头同时枕于枕头上。多做关节部位的热敷、热水泡洗、桑拿。避免从事可诱发疼痛的工作或活动，如长期站立等，减少爬山、骑车等剧烈活动，少做下蹲动作。

6.心理护理

关节的疼痛和受限局限了老年人的日常生活交际圈，护理人员可以帮助老年人安排有利于交际的环境，如床距窗户较近，窗户的高度较低，房间距老年人活动中心较近等，增加其与外界环境互动的机会。其次，主动提供一些能使老年人体会到成功的活动，并对其成就给予诚恳的鼓励和奖赏，增强其自信心。另外，为老年人分析导致无能为力的原因，协助使用有效的应对技巧，鼓励学会自我控制不良情绪都是切实可行的措施。

7.康复训练

开展主动和被动的康复功能锻炼可以保持病变关节的活动，防止关节粘连和功能活动障碍。不同关节的锻炼根据其功能有所不同。①髋关节：早期练习踝部和足部的活动，鼓励老年人尽可能做股四头肌的收缩，除去牵引或外固定后，床上练习髋关节的活动，进而拄拐下地活动。②膝关节：早期练股四头肌的伸缩活动，解除外固定后，再练伸屈及旋转活动。③肩关节：练习外展、前屈、内旋活动。④手关节：主要锻炼腕关节的背伸、掌屈、桡偏屈、尺偏屈。还可指导患颈椎病的老年人于症状缓解后做颈部的运动体操。具体做法是：先仰头，侧偏头颈使耳靠近肩，再使头后缩转动。每个动作后头应回到中立位，再做下一个动作，且动作宜慢。

十七、老年骨质疏松患者护理要点

（一）患病原因

骨质疏松症是一种以低骨量和骨组织微结构破坏为特征，导致骨质脆性增加和易于骨折的代谢性疾病。可分为原发性和继发性两类。老年骨质疏松症属于原发性骨质疏松症Ⅱ型，是机体衰老在骨骼方面的一种特殊表现，也是使骨质脆性增加导致骨折危险性增大的一种常见病。其中女性发病率是男性的2倍以上，主要累及的部位是脊柱和髋骨。国际骨质疏松基金会发布数据显示，到2050年，世界一半以上的髋部骨折病例将出现在亚洲地区，届时我国骨质疏松症患者将激增至2亿多人，占人口的13.2%。

（二）症状表现

1.骨痛

骨痛出现较早，表现为腰背疼痛或全身骨痛，疼痛为弥漫性，无固定部位，于劳累或活动后加重。

2.肌无力

肌无力是骨质疏松出现较早的症状，表现为负重能力下降或不能负重。

3. 身长缩短

由于椎体骨密度减少，导致脊椎椎体压缩变形，每个椎体缩短2 mm，身长平均缩短3~6 cm。老年骨质疏松者身长缩短，严重者伴驼背。

4. 易发生骨折

骨折是导致老年骨质疏松症患者活动受限、寿命缩短的最常见和最严重的并发症。常因轻微活动或创伤诱发，如打喷嚏、弯腰、负重、挤压或摔倒等。多发部位在老年前期，以桡骨远端最为多见，老年期以后以腰椎和股骨上端多见。脊柱压缩性骨折可导致胸廓畸形，使肺活量、肺最大换气量下降，心血管功能障碍，引起胸闷、气短、呼吸困难，甚至发绀等表现。

（三）护理重点

1. 休息与活动

依据老年人的自身状况制订不同的活动计划。对能运动的老年人，每天进行适当的体育活动以增加和保持骨量；对因为疼痛活动受限的老年人，指导其维持关节的功能位，每天进行关节的活动训练，同时进行肌肉的等长等张收缩训练，以保持肌肉的张力；对因为骨折而做固定或牵引的老年人，要求每小时尽可能活动身体数分钟，如上下甩动臂膀、扭动足趾、足背屈和跖屈等。

2. 营养与饮食

一般认为，老年骨质疏松患者每天元素钙的摄入量应为800~1 200 mg，维生素D的需求量为600~800 IU/d。而国外最新研究表明，65岁绝经后女性和男性需要1 200~1 500 mg/d的钙才能维持体内的正钙平衡，维生素D需要量最少为800 IU/d，只有800 IU/d维生素D才能降低跌倒和骨折发生的危险，而600 IU/d维生素D不能起到相应的作用。

因此，要特别鼓励老年人多摄入含钙和维生素D丰富的食物，含钙高的食品有牛奶、乳制品、大豆、豆制品、芝麻酱、海带、虾米等，富含维生素D的食品有禽、蛋、肝、鱼肝油等。除增加含钙饮食外，还可补充钙剂，老年人适合服用碳酸钙、枸橼酸钙。另外，有研究显示，较高基线镁、钾及较多蔬菜水果摄入与较高骨密度相关，还应鼓励老年人多摄入含镁、钾丰富的食物，尽量多摄入蔬菜和水果。

3. 减轻或缓解疼痛

骨质疏松引起疼痛的原因主要与腰背部肌肉紧张及椎体压缩性骨折有关，故通过卧床休息，使腰部软组织和脊柱肌群得到松弛可显著减轻疼痛。休息时应卧于加薄垫的木板或硬棕床上，仰卧时头不可过高，在腰下垫一薄枕。必要时可使用背架、紧身衣等限制脊柱的活动度。也可通过洗热水浴、按摩、擦背以促进肌肉放松。同时，音乐治疗、暗示疏导等方法对缓解疼痛也是很有效的。对疼痛严重者可遵医嘱使用镇痛药、肌肉松弛剂等药物，对骨折者应通过牵引、介入或手术方法最终缓解疼痛。

4.预防并发症

尽量避免弯腰、负重等行为，同时为老年人提供安全的生活环境或装束，防止跌倒和损伤，对已发生骨折的老年患者，应每2小时翻身一次，保护和按摩受压部位，指导老年人进行呼吸和咳嗽训练，做被动和主动的关节活动训练，定期检查，防止并发症的出现。

5.用药护理

（1）钙制剂。如碳酸钙、葡萄糖酸钙等。注意不可与绿叶蔬菜一起服用，防止因钙螯合物形成降低钙的吸收，使用过程中要增加饮水量，通过增加尿量减少泌尿系统结石形成的机会，并防止便秘。

（2）降钙素。使用过程中要监测老年人有无面部潮红、恶心、腹泻和尿频等不良反应，若出现耳鸣、眩晕、哮喘等表现应停用，如果大剂量短期使用，应注意有无继发性甲状腺功能低下的表现。

（3）维生素D在服用过程中要监测血清钙和肌酐的变化。

（4）对使用雌激素的老年女性患者，应了解家族中有关肿瘤和心血管方面的病史，严密监测子宫内膜的变化，注意阴道出血情况，定期做乳房检查，防止肿瘤和心血管疾病的发生。

（5）对于采用雄激素治疗的男性骨质疏松患者，注意对肝损害，水、钠潴留和前列腺增生发生的观察，定期监测体重、肝功、前列腺等。

十八、老年骨折患者护理要点

（一）患病原因

骨折是指骨的完整性或连续性中断，多由暴力或意外损伤引起，如车祸、爆炸跌伤等。骨骼疾病所致的骨折称病理性骨折，如骨结核、骨肿瘤、骨髓炎等。老年人骨折十分常见，究其原因主要分为生理因素和病理因素的内在因素和生活损伤、交通伤、高处坠落或重物砸伤等外在因素。生理上老年人骨骼有机成分减少无机成分增加、视力下降、神经系统疾病及其后遗症，以及运动系统损害等降低了老年人对跌倒的自身保护作用。病理上由于内分泌紊乱或因多种急慢性疾病导致骨质减少，发生骨质疏松，外力下发生骨折，如代谢性骨病及骨发育异常性骨病、转移性骨肿瘤、原发恶性骨肿瘤、良性骨肿瘤及瘤样病损、骨感染性疾病等。

（二）症状表现

1.疼痛

骨折的断端疼痛和压痛，在移动患肢时疼痛加剧，剧烈疼痛可引起神经性骨折后大量出血，甚至休克。

2.肿胀、瘀斑、发热

肿胀、瘀斑；血肿吸收引起低热，但一般不超过38℃，开放性骨折发热超过38℃应考虑感染的可能性。

3.功能障碍

局部肿胀与疼痛使患者肢体活动受限。

4.骨折特有的特征

①畸形：骨折段移位使患肢外形发生改变，如缩短、成角、旋转等畸形。②异常活动：正常情况下肢体不能活动的部位，骨折后有不正常的活动，出现假关节。③骨擦音或骨擦感：骨折后骨折的断端相互摩擦产生的声音或感觉。

5.并发症

（1）早期并发症：休克、感染、脂肪栓塞综合征、神经损伤、血管损伤、骨筋膜室综合征、坠积性肺炎、压疮等。

（2）晚期并发症：骨化性肌炎、创伤性关节炎、关节僵硬、急性骨萎缩、缺血性骨坏死、缺血性肌挛缩等。

（三）护理重点

1.一般护理

搬动老年人时防止受压局部产生剪切应力或摩擦力，以免造成皮肤损害。保持骨折部位平衡稳定和舒适，避免局部受挤压、牵拉或旋转应力加重疼痛。依据老年人的重量和病情决定选择一人搬动、双人搬动或多人搬动，搬动时着力点尽量分配在躯干、大腿和臀部的重心位置，头及肢体的远端也应注意支托。采取保护措施，避免剪切应力或旋转应力。如搬动四肢骨折患者时，患肢局部应妥善支托固定，既不受压，也不悬空。已行石膏、夹板固定，则应考虑到肢体重心的改变，避免石膏折断。对颈椎骨折的患者，尽量减少搬动，必须搬动则在牵引下绝对维持头颈部平直。对胸椎、腰椎骨折的患者，应采取双人搬动，保持脊柱平衡避免再损伤。

2.卧床与休息

（1）选择合适的卧位。身体睡卧位时的姿势，要尽量接近站立的姿势。仰卧时，头不可垫得过高，枕垫顺沿到肩部，以免发生头向前倾，胸部凹陷的不良姿势。俯卧时，腹部应垫一薄枕（从肋缘到骨盆），以使脊柱肌肉放松，俯卧的床垫一定要平，否则可使背部过伸腹肌伸长，十分疲劳。为防止足跖屈曲，俯卧时踝部垫枕，使足尖离开床面，足与小腿接近垂直。侧卧时应垫平肩与头之间的空隙，两腿前后分开，扩大支撑面，小腿膝关节屈曲，用枕头垫起大腿，以防髋内收。

（2）保持脊柱正常生理曲线。长期卧床的患者要尽量维持脊柱的生理曲线，避免脊柱因长期受压而损伤或变形。卧床患者应注意在颈部和腰部以软枕支托，病情许可，应经常变换体位，练习脊柱活动，以保持肌肉和关节的功能。

（3）避免局部受压。防止骨突部的受压发生压疮。足部勿受重压，预防足向跖侧屈。预防足下垂畸形、膝关节畸形、肩内收畸形、髋关节屈曲畸形。

3. 牵引患者的护理

（1）做好心理护理。向患者和家属说明牵引的目的，应采对不良心理反应及时疏导和帮助，使之愉快地配合治疗，维持有效牵引。

（2）观察肢端血运。注意皮肤色泽、温度，桡动脉或足背动脉搏动、毛细血管充盈情况，指（趾）活动情况，有无被动伸指（趾）痛和麻木。

（3）保持有效的牵引。提高患肢，骨牵引者保持三点一线，发现问题，随时调整。躯干、骨盆患肢的位置必须统一要求，躯干要直，骨盆要放正，两者的中轴在同一直线上。皮牵引患者应注意胶布及绷带有无过紧、松散或脱落，随时给予调整。牵引重量不得随意增减，牵引绳不能负重。颅骨牵引者将颅骨牵引弓的螺母定期拧紧，防止脱落。定期测量患肢长度，并与健侧对比，以免重量过大导致过度牵引。

（4）皮肤护理。皮牵引时，应在骨隆突部位垫棉垫，防止摩擦，如患者对胶布过敏或粘贴不当出现水疱，应及时处理。发生溃疡，小面积按一般换药法处理，大面积，须除去胶布暂停牵引。

（5）预防骨牵引针眼感染。牵引针两端套上木塞或胶盖小瓶，以防剐伤人及被褥。针眼处每日滴75%乙醇2次，无菌敷料覆盖。穿针处如有分泌物或痂皮，应用棉签将其擦去，防止痂下积脓。已有感染者则应设法使之引流通畅，感染严重时须拔去钢针，改换位置牵引。牵引针偏向一侧，可用碘酒和乙醇消毒后调至对称，或及时告知医师。

（6）牵引肢体的保暖。注意牵引肢的保暖，必要时戴棉袜套。

（7）肢体功能锻炼。促进血液循环，防止关节僵硬，保持关节正常活动度。

4. 石膏绷带固定后的护理

（1）石膏尚未干燥之时，容易折断、受压而凹陷。因此，移动老年人时，应给石膏以适当支托。用手掌支托，不能用手指，以免在石膏上压出凹陷。不可将未干透的石膏直接放在硬床上，也不可局部受压或改变固定关节的角度，以免石膏向内突出，引起压迫。将石膏固定的肢体放在覆盖防水布的软枕上，抬高患肢，以利于静脉回流。

（2）为了加速石膏干固，可适当提高室温，夏天通风，或用吹风机、灯泡、烤箱、红外线照射烘干等。因石膏传热，温度不宜过高，以免烫伤。

（3）维持石膏固定的位置。石膏完全干固之后，搬运、翻身或改变体位时，仍须注意保护石膏，以防在关节部位产生应切力折断。

（4）会阴部及臀部附近，容易被大小便污染，应保持石膏的清洁。如有污垢，应用毛巾沾肥皂及清水擦洗干净。擦洗时，水不可过多，以免石膏软化。

（5）注意石膏内渗血情况，沿血迹边界用不同色笔圈划标记，并注明日期、时间。如发现血迹边界不断扩大，则提示继续出血，须向医师报告。

（6）注意观察肢体远端的血运、感觉和运动情况，如有剧痛、感觉麻木或血循环障碍等异常情况，应及时将石膏纵行全层剖开松解，并继续观察患肢血液循环，如无改善应立即拆除石膏，并报告医师紧急处理。

（7）观察石膏边缘皮肤有无擦伤及刺激现象，受压点给予按摩。告诉老年人不要将任何物品伸入石膏下面抓痒，以免皮肤破损。如有局部压迫症状或石膏内有腐臭气味，及时开窗处理或更换石膏。

（8）注意保暖，尤其是寒冷季节，要注意石膏固定肢体部位的保暖，以免受冷影响患肢远端血运。

（9）指导老年人进行功能锻炼，固定部位的肌肉在石膏内做等长舒缩活动，加强未固定关节部位的功能锻炼，定时翻身，预防失用性骨质疏松、关节僵硬。

（10）石膏拆除后用油脂涂抹石膏内皮肤，6～8 h或以后用温皂液清洗，局部肌肉按摩每日2～3次。

5. 饮食与营养

（1）给予高营养饮食。定时进餐，并根据患者的口味适当调整饮食。对制动患者适当增加膳食纤维的摄入，多饮水，防止便秘及肾结石的发生。避免进食牛奶、糖等易产气的食物。

（2）给予患者生活上的照顾，协助其生活起居、饮食、卫生等。保持室内环境卫生、清洁，以增加患者舒适感。

（3）病情观察。注意观察生命体征和神志的变化，做好记录，休克时，补充血容量，必要时监测中心静脉压及记录24 h液体出入量。

6. 疼痛护理

受伤24 h内局部冷敷，使血管收缩，减少血液和淋巴液渗出，减轻水肿及疼痛。24 h后局部热敷，可减轻肌肉的痉挛及关节、骨骼的疼痛。抬高受伤肢体，以减轻肿胀引起的疼痛。疼痛原因明确时，可根据医嘱使用止痛药。护理操作时动作要轻柔、准确，避免动作粗暴。

7. 维持循环功能，减轻肢体水肿

局部创伤或挤压伤、静脉回流不畅、骨折内出血、固定过紧、血管损伤修复较迟或用止血带时间过长，都可导致组织灌流不足、肢体肿胀。处理措施如下。

（1）根据患者具体情况选择合适的体位，适当抬高患肢，促进静脉回流。股骨颈骨折患者，行加压螺纹钉内固定或人工关节置换术后的患者，应保持肢体于外展中立位，防止髋关节内收、外旋造成髋关节脱位。股骨干骨折者保持患肢外展、抬高位。长期固定及关节内骨折，应保持患肢于功能位。

（2）有出血者及时采取止血相应措施，对四肢骨折患者要严密观察肢端有无剧烈疼痛、麻木、皮温降低、苍白或青紫等现象。有无肢端甲床血液充盈时间延长、脉搏减弱或消失等动脉血供受阻征象，如有异常应及时通知医师对症处理。严禁局部按摩、热敷、理疗，以免加重组织缺血与损伤。

8. 预防感染

现场急救注意保护伤口，开放性骨折应争取时间，早期实施清创术，给予有效的引流，遵医嘱正确使用抗生素，加强全身营养支持。注意观察伤口情况，有无红、肿、热、痛及波动感，一旦发生感染，应及时报告医师实施伤口处理。

十九、老年恶性肿瘤患者护理要点

（一）患病原因

医学家指出癌症发病原因是机体在环境污染、化学污染、电离、辐射、自由基毒素、微生物及其代谢毒素、遗传特性、内分泌失衡、免疫功能紊乱等各种致癌物质、致癌因素的作用下，身体正常细胞发生癌变的结果。

（二）症状表现

人体几乎每个部位都可能遭受癌细胞侵害。正常细胞的增生是有限度的，如人的正常细胞一生只能分裂50～60次。而癌细胞的增生是无止境的，它失去了最高分裂次数，能大量消耗患者体内的营养物质，同时又释放多种毒素，导致人体消瘦、无力、贫血、食欲不振、发热、脏器坏死、出血、合并感染、功能受损。最终因为器官功能衰竭而死亡。据2018年全国最新癌症报告，我国平均每天有超过1万人被确诊癌症，每分钟便有7人确诊。上海东方医院肿瘤专家李进教授表示，全球的三大癌症是肺癌、乳腺癌和结直肠癌，而在我国，肺癌、肝癌、胃癌位居死亡率前三。为了治疗癌症，科学家们付出了极大的努力，但是直到现在还是没有找到攻克癌症的最好办法。

（三）照护重点

1. 饮食照护

（1）加强营养。治疗癌症一方面靠药物，一方面靠自身免疫力。若身体虚弱，免疫力低下，再好的药物也难以有效治疗。若饮食正常、保证营养，就会提高免疫力，出现较好疗效。

（2）遵从饮食喜好。饮食以患者喜好为原则，盲目忌口有害无益。

（3）注意食品多样。癌症患者普遍食欲不佳，增加食品品种可提高食欲。

（4）高蛋白、低脂肪。增加优质蛋白质的摄入，油腻的食物要适量摄取。

（5）减少糖的摄入。癌细胞能量的主要来源是糖，对糖的摄取能力是正常细胞的

10~20倍，为了抑制癌细胞生长，应减少糖类摄入。

（6）科学烹饪。以蒸、煮、烩、炒、炖为主，忌煎炸。应低盐清淡，不食霉变食物。

（7）补充蔬菜和水果。许多新鲜的水果和蔬菜都含有丰富的维生素、纤维素、微量元素，对提高免疫力有利。

（8）保持进餐氛围。心情舒畅可增加食欲，有助于食物的消化和吸收，有利于营养的补充。进食时尽量保持愉快的心情。

2. 心理照护

（1）了解老年癌症患者的心理活动。老年癌症患者的依赖性强、被动性重、行为幼稚、自尊心强、疑心重、主观感觉异常、情绪激动、害怕孤独，总认为应该受到关怀和照顾，亲人们应该为其做出奉献。

（2）鼓励老年癌症患者勇敢面对。传统观念认为，照顾患者应该是细心关怀、体贴入微，把患者当成婴儿，事无巨细、一律包办，不让患者自主活动或进行劳动，其实，这样对患者十分不利。老年癌症患者的生命的延续和正常人一样，是靠不停地锻炼而取得治疗的成功。事事包办，等于剥夺了老年人自我动员机体潜能和抗病能力的宝贵机会，强化患者的衰弱和无力，会使他们对生命产生怀疑，甚至失去信心。正确的方法是鼓励其摆脱恐惧情绪，以积极乐观的态度对待生活、对待自己和亲人，参加适当的社会活动，承担力所能及的劳动，以促进生命活力，达到恢复健康的目的。

（3）给予心理安慰。面对治疗无望，老年癌症患者会十分痛苦，有的反复无常、脾气怪异，一会儿埋怨医生不尽心，一会儿埋怨家属不关心，对此，护理人员要给予充分理解。尤其当患者知道病情已经恶化、生命即将消失时，更应该给患者以心理上的安慰和精神上的支持，让老年癌症患者在生命最后一程，感受有爱在陪伴他。

3. 疼痛护理。用于癌症的止痛药物很多，约70%的癌症患者在病程的某一阶段感到病痛，其中的70%~80%是中重度疼痛。癌症疼痛的判断标准是：患者说感到疼痛，就认为有疼；患者说有多疼，就认为有多疼。对癌症患者治疗的目标之一就是要无痛，因此对止痛药物不限制使用，但要根据相关程序进行。癌症止痛治疗要严格遵循世界卫生组织的三阶梯镇痛原则实行，即轻度疼痛选用解热镇痛剂类的止痛药，如吲哚美辛（消炎痛）、芬必得等；中度疼痛选用弱阿片类药物，如曲马多、布桂嗪（强痛定）等；重度疼痛则应选用强阿片类药物，如吗啡、杜冷丁等。慢性疼痛提倡使用吗啡。同时，加强舒适照护也是缓解疼痛很重要的照护环节。

小　结

本章主要介绍了老年人患病的原因和特点，讲解了老年人常见疾病的护理要点，阐述了护理人员能够为各类老年患者提供的护理服务重点。本章通过对老年人患病的原因和特点、老年人常见疾病的护理要点进行了梳理，诠释了护理人员针对各类老年人常见疾病时的护理重点，为同学们进入临床一线开展老年护理实践奠定了理论基础。

思　考　题

1. 简述老年人患病的特点。

2. 简述老年糖尿病患者的护理要点。

3. 案例分析

王奶奶，72岁，因"脑出血后右侧肢体活动不利伴言语不畅3月余"入院。术后转入康复科，神志清醒后仍留有右侧肢体不利和言语困难，语言欠流畅，可简单对话，大便时有便秘，睡眠一般，高血压病史10年，口服美托洛尔、氨氯地平控制良好；有糖尿病史8个月，口服二甲双胍控制尚可，大部分时间处于卧床状态，需要子女近身照护。

请回答：

（1）该患者存在哪些护理问题？

（2）请为该患者进行护理方案的制订。

案例分析参考答案：

（1）王奶奶存在便秘、行动不便、言语交流障碍、高血压、高血糖的问题。

（2）结合王奶奶存在的护理问题，应该从促进排便，控制血糖、血压，促进沟通和交流，满足患者的行动的需求，以及给予心理支持几个方面制订护理方案。

（宋　琼　王恩军）

第四章　老年人常见健康问题观察要点

现阶段，人口老龄化已经成为影响我国社会、经济、医疗卫生等各方面发展的一个极为严峻的社会问题。据预测，2050年我国65岁及以上老年人口数量将超过4亿，老龄化程度将超过30%，我国将处于深度老龄化阶段。严峻的人口老龄化形势不仅给我国社会和个人带来沉重的经济负担，同时也给我国医疗、养老及社会保障等各方面带来诸多压力，更严重影响了老年人的生理、心理、社会等健康问题。

随着年龄的增长，老年人躯体及器官功能逐渐衰竭，出现多病共存现象。研究表明，对老年人群常见健康问题进行多维度、全方位的综合评估，并根据评估结果制订个性化、针对性的护理措施，不仅有助于提高老年人的整体身心健康水平，实现健康老龄化，还能显著降低医疗保健费用。

第一节　老年人生命体征观察

生命体征是体温、脉搏、呼吸和血压的总称，通过对生命体征的观察可以了解疾病的发生、发展和转归的情况，是机体内在情况的一种客观反映，是测量机体健康状况的指标，可以为诊断、治疗提供准确的依据。

一、体温观察

（一）老年人体温测量

1. 口腔温度

将体温计放置在老年人舌下，请老年人闭嘴测量约3 min后取出读取数值，可得到口腔温度，正常范围为36.3～37.2℃。

2. 直肠温度

直肠温度的测量方法是将体温计消毒后涂上润滑油，然后插入老年人肛门，3 min后取出读取数值，其正常值比口腔温度高0.3～0.5℃。

3. 腋窝温度

腋窝温度因测量方便、卫生，是目前最常使用的测温方法。其测量方法是将体温计夹于腋窝，5 min后读取数值，正常人腋窝温度为36～37℃，24 h内波动一般不超过1℃。

（二）老年人异常体温

1. 体温高于正常为发热

37.5～38℃为低热；38～39℃为中热；39～40℃为高热；40℃以上为超高热。发热是由于各种原因使下丘脑体温中枢的调定点上移，产热量增加而散热减少，导致体温超出正常范围。感染性发热较多见，常由于病原体引起。非感染性发热见于机械性损伤、血液病、变态反应性疾病、血液病、肿瘤。

2. 体温低于正常为体温过低

32.1～35.0℃为轻度；30.0～32.0℃为中度；＜30.0℃为重度，瞳孔散大，对光反射消失；23.0～25.0℃为致死温度。体温过低常见于年老体弱、严重营养不良、慢性消耗疾病、甲状腺功能低下、急性大出血、休克等。

（三）老年人体温特点

（1）老年人的代谢率低，活动量少。生理状态下的体温，早晨略低，下午略高，运动和进食后稍高。

（2）体温略低于成年人。

（3）安静、睡眠、饥饿、服用镇静剂后可使体温下降。

（四）老年人体温监测注意事项

（1）如果体温超过39.0℃，在使用退热剂时会大量出汗，丧失大量的体液，老年人体弱和心血管患者易出现血压下降、脉搏细速、四肢厥冷，应严密观察并配合医生及时处理。

（2）指导老年人补充水分营养，鼓励其多饮水，必要时给予静脉补充。

（3）随时擦干汗液，更换衣服和床单，防止受凉，保持皮肤的清洁和干燥，应卧床休息，老年人体质虚弱，应安置舒适的体位，同时调节室温。

二、脉搏观察

（一）老年人脉搏测量

脉搏（pulse）指人体表可触摸到的动脉搏动，一般用食指、中指、无名指三指，在靠老年人大拇指肌腱的外侧，触检桡动脉，按压力度适中。正常人脉搏和心跳一致，为60～100次/min，平均大约72次/min。老年人较慢，为55～60次/min。

（二）老年人异常脉搏

1.脉率的异常

正常人脉率规整、强弱均等，不会出现间隔时间长短不一的现象。运动和情绪激动时脉搏可增快，而休息、睡眠时脉搏则减慢。超过100次/min，称为心动过速；低于60次min，称为心动过缓。

2.脉律的异常

在一系列正常规则的脉搏中，出现一次提前的而微弱的脉搏，其后有一较正常延长的间歇，称间歇脉，多见于各种器质性心脏病。在同一单位时间内脉率少于心率，称为脉搏短绌，多见于心房纤颤的老年人。

（三）老年人脉搏特点

（1）脉率随年龄段的增长而逐渐降低。

（2）女性老年人的脉率比男性老年人的脉率稍快，通常相差5次/min。

（3）进食、使用兴奋剂、浓茶能使脉率增快；禁食、使用镇静剂、洋地黄类药物能使脉率减慢。

（四）老年人脉搏监测注意事项

（1）剧烈运动、紧张、恐惧、情绪激动等休息20 min在测量。

（2）脉搏细弱或触摸不清时可用听诊器测1 min。

三、呼吸观察

（一）老年人呼吸测量

正常成年人在安静状态下呼吸频率为16～20次/min（一起一伏为一次呼吸）。由于呼吸受意识的控制，所以测量呼吸要在老年人安静且不易察觉时进行，常于测量脉搏后，仍保持诊脉手势，通过观察患者的胸部起伏，计数呼吸次数。

（二）老年人异常呼吸

1.呼吸频率增快

此情况常见于活动、发热、贫血、疼痛、甲状腺功能亢进、心功能不全等。

2. 呼吸频率缓慢表浅

此情况常见于脑膜炎、昏迷、休克等。出现"潮式呼吸"或"间歇呼吸"则提示病情预后不良，多在呼吸即将停止时发生。

（三）老年人呼吸特点

（1）老年女性的呼吸比男性稍快。

（2）剧烈运动可使呼吸加深加快，休息和睡眠时呼吸减慢。

（3）强烈的情绪变化，如紧张、恐惧、悲愤、悲伤、害怕可刺激呼吸中枢，引起呼吸加快或屏气。

（4）血压大幅变动时，可以反射性地影响呼吸，血压升高，呼吸减慢减弱；血压降低，呼吸加快加强。

（四）老年人呼吸监测注意事项

（1）呼吸受意识控制，因此测量呼吸前不必解释，在测量过程中不使患者察觉，以免紧张，影响测量的准确性。

（2）危重老年患者，呼吸微弱时，可用少量棉花置于患者的鼻孔前，观察棉花被吹动的次数，计时应1 min。

四、血压观察

（一）老年人血压测量

1. 测量方法

被测量老年人取坐位或卧位，露出一臂。袖口不可太紧，伸直肘部、手掌向上，血压计"0"点应和肱动脉、心脏处于同一水平。放平血压计，驱净袖带内空气，平整无折地缠于上臂中部。其下缘距肘部2~3 cm，松紧适宜，打开水银槽开关，在肘窝部扪及肱动脉的搏动，戴听诊器，将听诊器胸件贴肱动脉处，关闭气门，打气至肱动脉搏动音消失，再升20~30 mmHg。慢慢放开气门使汞柱缓慢下降，注意汞柱所指的刻度，听诊器出现的第一声搏动音水银柱所指的刻度为收缩压，当搏动音突然变弱或消失，水银柱所指的刻度为舒张压。

2. 老年高血压标准

老年高血压是指在年龄超过60岁的老年人群中，血压持续或3次非同日血压测量收缩压≥140 mmHg和（或）舒张压≥90 mmHg。若收缩压≥140 mmHg及舒张压<90 mmHg，则诊断为老年单纯收缩期高血压。单纯收缩期高血压也可按照收缩压水平分为1级、2级、3级。高血压分期标准见表4-1。

表4-1 高血压分期标准

分期	收缩压/mmHg		舒张压/mmHg
正常	<120	和	<80
正常高限	120~139	和/或	80~90
高血压	≥140	和/或	≥90
1级（轻度）	140~159	和/或	90~99
2级（中度）	160~179	和/或	100~109
3级（重度）	≥180	和/或	≥110
单纯收缩期高血压	≥140	和	<90

注：当SBP和DBP分属于不同级别时，以较高的分级为准。

3. 低血压（hypotension）

指血压低于90/60 mmHg。常见于大量失血、休克、急性心力衰竭等。

（三）老年人血压特点

（1）随着年龄的增长，收缩压和舒张压均有逐渐增高的趋势，但是收缩压的升高比舒张压的升高更为明显。

（2）血压呈明显的昼夜波动，表现为夜间血压最低，清晨起床活动后血压迅速升高。老年人动脉血压的日高夜低现象更为明显。睡眠不佳血压也可略有升高。

（3）长期卧床老年人或者使用某些降压药物的老年人，若由卧位改为坐位时，可出现头晕、心慌、站立不稳甚至是晕厥等直立性低血压的表现。

（四）老年人血压监测注意事项

1. 血压计选择

观察血压要选择符合标准的水银柱式血压计或符合国际标准的电子血压计进行测量，不提倡使用腕式或手指式电子血压计。测量前，应检查血压计的压力表有无破裂，汞柱是否保持在"0"处，水银量是否充足，橡胶管和输气球是否漏气。

2. 袖带大小合适

袖带的大小适合上臂臂围，至少覆盖上臂臂围的2/3。

3. 安静测血压

测量血压前半小时内，老年人应避免进行剧烈运动、进食、喝含咖啡因的饮料、吸烟、服用影响血压的药物，精神要放松，膀胱要排空，至少安静休息5 min。测量时尽量取坐位、袖带紧贴缚在上臂，袖带下缘应在肘弯上2.5 cm，上臂及血压计与心脏要处在同一水平，听诊器置于肘窝肱动脉搏动明显处。

4. 尽量做到定时间、定部位、定体位、定血压计。

第二节 老年人身体情况观察

一、一般情况观察

老年人一般情况观察方法有交谈法：与老年人及家属沟通，建立良好的信任关系。观察法：通过视、听、嗅、触等感官，观察身体症状、体征、精神状态、心理反应及所处的环境。体格检查法：可以使用视、触、叩、听诊的方法。一般情况观察包括全身状态、步态、皮肤、意识、头面部与颈部观察。

（一）全身状态

1. 营养状态

营养状态通常作为评估健康状况和疾病程度的标准之一，与食物的摄入、消化、吸收和代谢有关，通常根据皮肤、皮下脂肪、毛发及肌肉发育情况进行综合判断。

（1）良好。黏膜红润，皮肤光泽，弹性良好，皮下脂肪丰满，肌肉结实，指甲、毛发润泽，肋间隙和锁骨上窝平坦，肩胛部和髂骨部肌肉丰满。

（2）不良。皮肤黏膜干燥、弹性降低，皮下脂肪菲薄，肌肉松弛。指甲粗糙，毛发无光泽，肋间隙和锁骨上窝凹陷。肩胛部和髂骨部棱角突出。

（3）中等。介于良好与不良之间。

2. 视力

正常情况下老年人视力比年轻时要差，随着年龄增长，视力会有不同程度地进行性下降，主要病因为白内障、沙眼、角膜病、青光眼、屈光不正等。

3. 听力

随着增龄，老年人会出现双耳对称、缓慢、进行性的听力减退，甚至出现老年性耳聋。

4. 语言

语言是思维和意识的表达形式，由语言中枢支配，大脑受损可导致发音不清或失语。

5. 姿势

姿势指人的举止状态，当患某种疾病时，可使姿态发生改变，并表现出一定的特征、如情绪低沉可出现垂肩、弯背，腹痛患者可出现捧腹或躯干制动弯曲等。

6. 四肢

四肢运动由神经系统支配，神经系统发生损害将影响四肢运动，如脑梗死、脑出血、脑肿瘤导致一侧肢体偏瘫，脊髓病变引起截瘫，帕金森病引起震颤和关节强直，外伤骨折造成局部活动受限。

7. 体位

体位是指人在休息时身体所采取的姿势。自主体位指身体活动自如；被动体位指不能自己调整或变换体位；强迫体位是指老年人为了减轻病痛，被迫采取的体位。如强迫仰卧位、强迫侧卧位、强迫俯卧位、强迫坐位、强迫蹲位、强迫立位、强迫变换位等。

8. 体味

呼吸、口腔或身体散发的某些特殊气味提示老年人可能患有某种疾病，如酒精中毒者呼吸有酒味、糖尿病酮症酸中毒者呼吸有烂苹果味、尿毒症患者呼吸有尿味等。

9. 尿量

尿量的多少取决于肾小球的滤过率、肾小球的重吸收和稀释与浓缩功能。正常人一天尿液排出量差异较大，一般情况下，饮水多尿量排出也多，饮水少且出汗较多尿量会减少。此外，尿量变化还与周围环境的气温和湿度、食物种类、年龄、精神因素、活动量、血压高低有关。当血压升高时尿量会增多，当血压下降到一定幅度内，尿量可以基本保持不变。当收缩压低于90 mmHg后，尿量会减少；当收缩压低于60 mmHg时，肾脏停止产生尿液，可导致无尿。老年人多尿指每天尿量超过2 500 mL，常见于糖尿病、尿崩症、慢性肾炎、神经性多尿、肾功能降低等。少尿指每天尿量少于400 mL或少于17 mL/h，若每天尿量少于100 mL或12 h无尿液排出称为无尿，少尿和无尿常见于脱水、急慢性肾炎、心力衰竭、肝硬化、尿毒症、休克等。

（二）步 态

步态指人行走时的姿态。青壮年矫健快速、老年人小步慢行都属正常。当老年人患某些疾病时，可出现异常步态。

1. 蹒跚步态

行走左右摇摆，见于佝偻病、大骨节病、进行性肌营养不良、先天性双侧髋关节脱位等。

2. 醉酒步态

行走躯干中心不稳。步伐紊乱如醉酒状，见于小脑病变。

3. 慌张步态

行走时起步急，小步急速前行，身体前倾，有难以止步之势，见于帕金森病。

4. 跨阈步态

行走时需抬高下肢才能起步，见于腓总神经麻痹、下肢畸形、膝关节损害等。

5. 共济失调步态

行走时，脚步抬高，骤然落下，双目下视，两脚间距宽。以防身体倾斜，闭目时身体不能保持平衡，见于小脑或脊髓病变。

（三）皮　肤

观察皮肤的颜色、温度、湿度、弹性、感觉、压疮等。皮肤本身疾病很多，病变和反应有局部的，也有全身的。皮肤观察要点主要包括颜色、湿度、弹性、脱屑、抓痕、皮疹、水肿、出血点、紫癜、瘢痕、溃疡、压疮、蜘蛛痣与肝掌等。

（四）意　识

意识状态即人对周围环境的知觉状态，是大脑功能活动的综合表现。正常人意识清晰、思维敏锐、语言流畅、表达准确，对刺激的反应敏感。大脑受损可出现各种不同的意识障碍。

1. 意识模糊

意识模糊是较轻的意识障碍，表现为对自己和周围环境漠不关心，回答迟缓而简练，但是合题。

2. 谵妄

谵妄也是较轻的意识障碍，表现为有意识模糊但是常伴错觉、幻觉，伴躁动不安，胡言乱语。

3. 昏睡

昏睡提示高级神经活动被较大的抑制。老年人处于睡眠状态，不易唤醒，即使在强烈刺激下苏醒，也缺乏感情，言语含糊不清，答非所问，并且很快入睡。

4. 昏迷

昏迷提示高度意识障碍，呼唤及强烈刺激不苏醒，体格检查不能合作。

（1）浅昏迷：浅昏迷表现为对强烈刺激有反应，呼吸、脉搏、血压可正常，可有大小便潴留或失禁。

（2）中昏迷：中等昏迷介于浅昏迷与深昏迷之间，伴有谵妄或昏睡表现。

（3）深昏迷：表现为对各种刺激均无反应，呼吸、脉搏不规律，血压下降，有大小便潴留或失禁，机体仅能维持最基本生命活动。

（五）面　容

正常人面容表情自然，受疾病困扰或疾病发展到一定程度时，可出现特征性面部表情。

1. 急性面容

面色潮红，兴奋不安，鼻翼扇动，口唇疱疹，表情痛苦。

2. 慢性面容

面容憔悴，面色灰暗，目光黯淡。

3. 贫血面容

面容枯槁，口唇色淡，耳垂、甲床苍白，神情疲惫，少气懒语。

4. 甲亢面容

面肌消瘦，眼球突出，目光惊恐，兴奋不安，烦躁易怒，易出汗。

5. 水肿面容

面色苍白或枯黄，颜面浮肿，目光呆滞，反应迟钝。该面容见于心衰、肝肾功能不全、低蛋白血症等患者。

6. 面具面容

表情呆板似面具。该面容见于患帕金森病老年人。

7. 病危面容

面容枯槁，面色苍白或铅灰，表情淡漠，目光失神，眼眶凹陷、鼻尖高耸，四肢厥冷。该面容见于濒死状态。

二、疼痛观察

疼痛（pain）是由感觉刺激而产生的一种生理、心理反应及情感上的不愉快经历。老年人疼痛是老年人晚年生活中经常存在的一种症状。老年人疼痛主要有来自骨关节系统的四肢关节、背部、颈部疼痛，头痛以及其他慢性病引起的疼痛。老年人疼痛表现为持续性疼痛的发生率高于普通人群，骨骼肌疼痛的发生率增高，疼痛程度加重，功能障碍与生活行为受限等症状明显增加。老年人疼痛经常伴有抑郁、焦虑、疲劳、睡眠障碍、行走困难和康复缓慢的特点。

（一）对疼痛全面评估

包括对疼痛强度、频率、性质、部位和使其加重或缓解因素的详细观察。如问清患者疼痛部位和范围；问准疼痛发生所在的详细位置；确定疼痛时，了解是深部疼痛还是表浅疼痛；评估疼痛部位时，必须注意疼痛是局限性的、弥散性的，还是沿神经走行分布的。

（二）使用疼痛评估量表

美国老年病协会倡导使用标准疼痛量表，以便对老年人疼痛做定量评估。

1. 视觉模拟疼痛量表（visual analogue scale，VAS）

是使用一条长约10 cm的游动标尺，一面刻有10个刻度，两端分别为"0"分端和"10"分端，"0"分表示无痛，"10"分表示难以忍受的最剧烈的疼痛。使用时将有刻度的一面背向老年人，让老年人在直尺上标出能代表自己疼痛程度的相应位置，评估者根据老年人标出的位置为其评分，临床评定以0～2为优，3～5为良，6～8为可，大于8分为差，见图4-1。

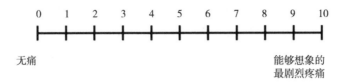

无痛 ⸻ 能够想象的
最剧烈疼痛

图4-1　视觉模拟疼痛量表（VAS）

2. 面部表情疼痛评分量表法

由医护人员或老年人家属根据患者疼痛时的面部表情状态，对照面部表情疼痛评分量表进行疼痛评估，适用于自己表达困难的患者，如存在语言文化差异或其他交流障碍的老年人，见图4-2。

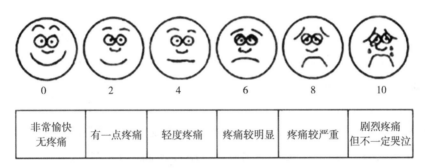

图4-2　面部表情疼痛评分量表

3. 主诉疼痛程度分级法（VRS）

根据患者对疼痛的主诉，可将疼痛程度分为轻度、中度、重度三类。

（1）轻度疼痛：有疼痛，但可忍受，生活正常，睡眠未受到干扰。

（2）中度疼痛：疼痛明显，不能忍受，要求服用镇痛药物，睡眠受到干扰。

（3）重度疼痛：疼痛剧烈，不能忍受，需用镇痛药物，睡眠受到严重干扰，可伴有自主神经功能紊乱或被动体位。

4. 疼痛日记评分法

由老年人或家属记录每天各时间段（每4 h或2 h，或1 h或0.5 h）与疼痛有关的活动，其活动方式为坐位、行走、卧位。在疼痛日记表内注明某时间段内某种活动方式，使用的药物名称和剂量。疼痛强度用0～10的数字量级来表示，睡眠过程按无疼痛记分（0分）。

（三）老年人疼痛观察的方式

1. 老年人自述

评估老年人的疼痛以其自述为评估的第一步。评估不仅可以识别疼痛的存在，还有助于疼痛治疗效果的评价。

2. 家庭成员"代理（proxy）"疼痛评估

疼痛的行为指标可见于老年人但不一定明显，家庭成员能帮助辨认出表示疼痛及其严重程度的表情或行为。当老年人因疾病或认知、感知或运动改变不能沟通其疼痛时，家庭成员可以在行为或情感改变征象的基础上用量表估计患者的疼痛强度，从而提供"代理"疼痛评估。

第三节　老年人活动能力观察

一、老年人肢体活动能力观察

（一）肌力观察

肌力观察是肌肉功能评定的重要方法，对运动系统、神经系统疾病损伤的功能评定十分重要，常用方法为手法肌力检查（manual muscle test，MMT），MMT是一种不借助任何器材，仅靠检查者徒手对受试者进行肌力测定的方法，这种方法简便易行，在临床中得到广泛的应用。

实行MMT时，让老年人采取标准受试体位，对受试肌肉作标准的测试动作，观察该肌肉完成受试动作的能力，必要时由测试者用力施加阻力或助力，判断该肌肉的收缩力量。将测定的肌肉力量分为0、1、2、3、4、5级。每级的指标依据是根据受试肌肉收缩所产生的肌肉活动，带动关节的活动范围，抵抗重力和阻力的情况而定的。根据肌肉的活动将肌力分为6级。徒手肌力检查分级标准见表4-2。

表4-2　徒手肌力检查分级标准

级别	标准	相当于正常肌力的百分比/%
0	无可测知的肌肉收缩	0
1	有轻微的肌肉收缩，但不能引起关节活动	10
2	在减重状态下能做关节的全范围活动	25
3	在抗重力状态下能做全范围的关节运动，但不能抗阻力	50
4	能在抗重力和中等阻力状态下，做全范围的关节活动	75
5	能在抗重力和全部阻力状态下，做全范围的关节活动	100

（二）肌张力观察

肌张力是指肌肉静息状态下的紧张度，检查时以触摸肌肉的硬度及伸屈肢体时感知的阻力作为判断依据。必要的肌张力是维持肢体位置及支撑体重所必需的。是保证肢体运动控制能力、空间位置、进行各种复杂运动所必要的条件。

1. 正常肌张力

（1）静止性肌张力：坐、站；

（2）姿势性肌张力：坐站协调；

（3）运动性肌张力：被动运动时有弹性和轻度抵抗力；

2. 异常肌张力

（1）肌张力增高：指肌张力高于正常静息水平，有痉挛、僵硬两种状态。

（2）肌张力低下：是被动活动时，只有很少一点抵抗或无抵抗感，四肢丧失了固有的弹性和紧张，不能维持肢体或躯体的正常活动空间定位。多见于脑卒中早期、下运动神经元疾病等。

（3）肌张力障碍：是一种以张力损害、持续的和扭曲的不自主运动为特征的运动亢进性障碍。肌肉收缩可快可慢，表现为重复、模式化（扭曲），张力以不可预料的形式由高到低变动。常见于中枢系统缺陷、神经退行性疾病、代谢性疾病。

肌张力分级的评定标准采用的是Ashworth分级标准，一般分为0级、1级、1⁺级、2级、3级、4级共五个标准。Ashworth分级见表4-3。

表4-3　Ashworth分级

分级	特征	表现
0	无肌张力增加	—
1	肌张力略微增加	进行被动关节屈曲时，在关节活动范围之末突然卡住，然后释放或出现最小的阻力
1⁺	肌张力轻度增加	进行被动关节屈曲时，在关节活动后50%出现突然卡住，当继续把被动关节活动评定进行到底时，始终有小的阻力
2	肌张力明显增加	在被动关节活动的大部分范围内均感觉到肌张力增加，但受累部分的活动仍算容易
3	肌张力严重增加	进行被动关节活动评定有困难
4	僵直	僵直于曲或伸的某一个位置上，不能活动

（三）关节活动观察

关节活动观察是对老年人关节活动范围的观察，指关节活动所通过的运动弧度。功能性的关节活动度是指在没有辅助的条件下，自行执行日常活动所需要的关节活动弧度。老年人功能性的关节活动度和正常的关节活动度略有不同。老年人要完成日常生活所需，至少应达到功能性的关节活动度。所以在进行观察时应特别注意功能性关节的活动范围。目前国际通用的测量方法是采用中立位作为0度，测量关节向各方向的活动度。通常解剖位就是中立位，也是关节活动的起点。

（四）协调和平衡功能观察

协调是人体完成平稳、准确、有控制的运动的能力。平衡是由于身体重心偏离稳定位置时，四肢、躯干有意识或反射性地活动以恢复身体直立稳定的能力，常使用简易平衡评定法。简易平衡评定法见表4-4。

表4-4　简易平衡评定法

体位	分级	表现
坐位	I	静态维持自身平衡10 s以上
	II	自身动态维持平衡10 s以上（伴随上肢运动可以保持平衡）
	III	轻外力作用下可以维持平衡10 s以上（被轻推时患者可以维持平衡）
站位	I	静态维持自身平衡10 s以上
	II	自身动态维持平衡10 s以上
	III	轻外力作用下维持平衡10 s以上
行走	I	自身维持平衡10 s以上
	II	自身动态维持平衡10 s以上
	III	轻外力作用下维持平衡10 s以上

二、老年人生活活动能力观察

老年人的生活范围基本上是在家庭内、社区内、医疗或疗养机构内，在评定其生活活动能力时，要全面、准确、细致。日常生活活动（activities of daily living，ADL）是指人们在生活中为了照顾自己的衣、食、住、行和在社区中生活所必需的一系列的基本活动。日常生活活动能力，则是从事这一活动的能力。一般分为基本日常生活活动（basical activities of daily living，BADL）和工具性日常生活活动（instrumental activities of daily living，IADL）。基本日常生活活动是指在生活中穿衣、进食、修饰、移动、保持个人卫生等活动内容。工具性日常生活活动是指在社区内或多或少借助一些工具所要完成的活动内容，如做家务、购物、驾车、去医院、室外活动等。

（一）基本日常生活活动评定

此类评定量表较多，常用的有Barthel指数、功能独立性评定（functional independence measure，FIM）、PULSES评定量表、ADL指数、Kenny自我照料指数、功能状态评定系统（functional status rating system，FSRS）。其中，Barthel指数和FIM应用较广泛。单纯评定基本日常生活活动时宜首先选用Barthel指数，如需了解认知功能时可选用FIM。

1. Barthel指数

Barthe指数以前称马利兰残疾指数，是Mahoney和Barthel于1955年开始使用的，1965年首次发表，正式命名为Barthel指数。评定内容共10项，有进食、转移、用厕、洗澡、穿衣、控制大小便、平地行走、上下楼梯等。每项根据是否需要帮助或帮助程度分为0分、5分、10分、15分四个等级，总分100分。得分越高生活独立能力越好，需要辅助量越小，可分为良、中、差三个级别。>60分为良，有轻度功能障碍，能独立完成部分日常生活，需要部分帮助；60～41分为中，有中等程度功能障碍，需要大量帮助能完成日常生活活动；≤40分为差，有重度功能障碍，大部分日常生活活动不能完成或需要他人服侍。Barthel指数是临床研究最多、应用最广泛的评定方法，其信度和效度已经过广泛证实。其优点是简单实用、再现性和灵敏度较好，缺点是仅有运动方面内容，缺乏认知等方面内容。Barthel指数评定内容见表4-5。

表4-5　Barthel指数评定内容

项目	评分标准	得分
进食	0=需要极大帮助或完全依赖他人，或留置尿管； 5=需部分帮助（夹菜、盛饭等）； 10=完全自理	
洗澡	0=在洗澡过程中需他人帮助； 5=准备好洗澡水后，可自己独立完成洗澡过程	
停饰	0=需他人帮助； 5=可自己独立完成（洗脸、核头、刷牙、剃须等）	
穿衣	0=需要极大帮助或完全依赖他人； 5=需部分帮助； 10=可独立完成（穿脱衣服、系扣子、拉拉链、穿脱鞋袜、系鞋带等）	
控制大便	0=完全失禁； 5=偶尔失禁，或需要其他器具帮助； 10=可控制大便	
控制小便	0=完全失禁； 5=偶尔失禁，或需要其他器具帮助； 10=可控制小便	
上厕所	0=需要极大帮助或完全依赖他人； 5=需部分帮助（在穿脱衣服或使用卫生纸时需要帮助）； 10=可独立完成（可独立使用厕所或便盆，穿脱衣裤，擦净，冲洗或清洗便盆）	

续表

项目	评分标准	得分
床椅转移	0=完全依赖他人； 5=需极大帮助（至少2人帮助）； 10=需部分帮助（1人帮助或监督）； 15=可独立完成	
平地行走	0=完全依赖他人； 5=需极大帮助（虽无法行走，但可独立操控轮椅，包括转弯、进门等）； 10=需部分帮助（需要他人的扶持或口头指导方可行走45 m以上）； 15=可独立完成（使用或不使用辅助器均可独立行走45 m以上）	
上下楼梯	0=完全依赖他人； 5=需部分帮助（需要他人帮助或监督）； 10=完全自理（可自行上下楼梯，包括抓扶手、使用拐杖等）	

评分标准：

Barthel指数总分100分。

60分以上者虽有轻度功能障碍，但是生活基本目理。

40～60分为中度功能障碍，生活需要协助。

20～40分为重度功能障碍，生活需要很大帮助。

20分以下者为完全残疾，生活完全依赖。

2. 功能独立性评定（functional independence measure，FIM）

FIM是1987年由美国纽约州功能评估中心提出的，并列入美国医学康复统一资料系统之中。该方法不仅评定了躯体功能，而且还评定了语言、认知和社会功能，已经在美国等多个国家应用，我国也在应用中。评定内容共18项，其中，躯体功能13项、语言功能2项、社会功能1项、认知功能2项，采取7分制评分。FIM评分最低为18分，最高为126分。根据评分情况，可作下面的分级：126分为完全独立；108～125为基本独立；90～107为极轻微依赖或有条件的独立；72～89为轻度依赖；54～71为中度依赖；36～53为重度依赖；19～35分为极重度依赖；18分为完全依赖。前两级可列为独立；最后3级可列为完全依赖；中间3级可列为有条件的依赖。功能独立性评定量表见表4-6。

表4-6　功能独立性评定量表

项目				评估日期		
躯体功能	自理能力	1	进食			
		2	梳洗装饰			
		3	洗澡			
		4	穿裤子			
		5	穿上衣			
		6	上厕所			
	括约肌控制	7	膀胱管理			
		8	直肠管理			
	转移	9	床、椅、轮椅间			
		10	入厕			
		11	盆浴或淋浴			
	行走	12	步行/轮椅			
		13	上下楼梯			
运动功能评分						
认知功能	交流	14	理解			
		15	表达			
	社会认知	16	社会交往			
		17	解决问题			
		18	记忆			
认知功能评分						
FIM总分						

评分标准：

FIM的最高分为126分（运动功能评分91分，认知功能评分35分），最低分18分。

126分为完全独立；108分～125分为基本独立；90～107分为极轻微依赖或有条件的独立；72～89为轻度依赖；54～71为中度依赖；36～53为重度依赖；19～35分为极重度依赖；18分为完全依赖。前两级可列为独立；最后3级可列为完全依赖；中间3缓可列为有条件的依赖。

（二）工具性日常生活活动评定

常用的工具性日常生活活动评定量表有快速残疾评定量表（RDRS）、功能活动问卷（FAQ）、工具性日常生活活动评定量表（IADL）等。需单纯了解工具性日常生活活动首选FAQ；需要了解BADL及IADL时可采用我国IADL量表。

1. 快速残疾评定量表

快速残疾评定量表（a rapid disability rating scale，RDRS）是Linn于1967年提出的，于1982年修改，可用于住院和社区中的老年患者。其评定内容包括日常生活需要帮助的程度、残疾的程度、特殊问题的严重程度三个方面。日常生活需要帮助的程度中需要评定的有进食、行走、活动、洗澡、穿衣、整洁修饰、利用公共设施的适应性项目；残疾的程度中需要评定的有语言交流、听力、视力、饮食不正常、大小便失禁、白天卧床等；特殊问题的严重程度需要评定的有精神错乱、不合作、抑郁等项目。快速残疾评定量表（RDRS）见表4-7。

表4-7　快速残疾评定量表（RDRS）

项目		0分	1分	2分	3分
日常生活需要帮助的程度	1 进食	完全独立	需一点帮助	需较多帮助	喂食或经静脉供给营养
	2 行走（可用拐杖或助行器）	完全独立	需一点帮助	需较多帮助	不能走
	3 活动（外出可用轮椅）	完全独立	需一点帮助	需较多帮助	不能离家外出
	4 洗澡（需提供用品及监护）	完全独立	需一点帮助	需较多帮助	由别人帮助洗
	5 穿着（包括帮助选择衣物）	完全独立	需一点帮助	需较多帮助	由别人帮助穿
	6 用厕（穿脱衣裤，清洁，造瘘口护理）	完全独立	需一点帮助	需较多帮助	只能用便盆，不能护理造瘘管
	7 整洁修饰（剃胡子、梳头、修饰指甲、刷牙）	完全独立	需一点帮助	需较多帮助	由别人帮助洗漱修饰
	8 适应性项目（钱币或财产管理，使用电话，买报纸、卫生纸和点心，或是快递）	完全独立	需一点帮助	需较多帮助	自己无法处理
残疾程度	9 言语交流（自我表达）	正常	需一点帮助	需较多帮助	不能交流
	10 听力（可用助听器）	正常	需一点帮助	需较多帮助	听力丧失
	11 视力（可戴眼镜）	正常	需一点帮助	需较多帮助	视力丧失

		项目	0分	1分	2分	3分
残疾程度	12	饮食不正常	没有	轻	较重	需经静脉输入营养
	13	大小便失禁	没有	有时有	常常有	无法控制
	14	白天卧床（按医嘱或自行卧床）	没有	有，较短时间，3h以内	较长时间	大部分或全部时间
	15	用药	没有	有时有	每日服药	每日注射或加口服
特殊问题的严重性	16	精神错乱	没有	轻	重	极重
	17	不合作，对医疗持敌对态度	没有	轻	重	极重
	18	抑郁	没有	轻	重	极重

评分标准：

共18个评定项目，按其程度分0~3分4个级别打分，最高分54分，分数越高表示残疾越重，完全正常为0分，其余没给出标准。

2. 功能活动问卷

功能活动问卷（the functional activities questionnaire，FAQ）是Pfefer于1982年提出，1984年进行了修订，可用于社区老年人和轻症老年性痴呆患者。向家属问卷，内容有每月平衡收支能力、算账能力；患者的工作能力；能否到商店买衣服、杂货和家庭用品；有无爱好、会不会下棋和打扑克；会不会做简单的事，如点炉子、泡茶等；会不会准备饭菜；能否了解最近发生的事件；能否参加讨论和了解电视、书和杂志的内容；能否记住约会时间、家庭节日和吃药；能否拜访邻居、自己乘公共汽车共10项内容。功能活动问卷（FAQ）见表4-8。

表4-8 功能活动问卷（FAQ）

项目	正常或从未做过，但能做（0分）	困难，但可单独完成或从未做过（1分）	需要帮助（2分）	完全依赖他人（3分）
每月平衡收支的能力、算账的能力				
患者的工作能力				
能否到商店买衣服、杂货和家庭用品？				
有无爱好？会不会下棋和打扑克？				
会不会做简单的事，如点煤气、泡茶等？				
能否准备饭菜？				
能否了解近期发生的事件（时事）？				

续表

项目	正常或从未做过，但能做（0分）	困难，但可单独完成或从未做过（1分）	需要帮助（2分）	完全依赖他人（3分）
能否参与讨论和了解电视、杂志的内容？				
能否记住约会时间、家庭节日和吃药时间？				
能否拜访邻居、自己乘坐公共汽车？				

评分标准：

各项内容按其能力给0~3分打分。分数越高障碍越重，正常标准为低于5分，≥5分为异常。

3. IADL量表

这一量表是陶寿照等1992年制定的供脑卒中患者使用的ADL量表，经过了信度、效度检验。该表包括床上活动、轮椅转移、吃喝、整洁修饰、穿脱衣服、大小便控制、上厕所、洗澡、会阴护理、上下楼梯、行走10m、开小药瓶取药后旋紧、一般家务、开关照明灯、锁门、打电话、接电源、看和调电视频道、交谈阅读与书写、点算钞票、户外活动共20项内容。按1~4分评分，≤20分为基本正常；21~59分为轻度障碍；60~79分为重度障碍；80分为能力丧失。工具使用生活能力评估量表（IADL）见表4-9。

表4-9 工具使用生活能力评估量表（IADL）

项目	问题	1分	2分	3分	4分
1	搭乘公共汽车				
2	到家附近的地方去散步				
3	做饭				
4	做家务				
5	吃药				
6	吃饭				
7	穿脱衣服				
8	梳头、刷牙				
9	洗自己的衣服				
10	在平坦的室内走动				
11	上下楼梯				

续表

项目	问题	1分	2分	3分	4分
12	上下床、坐下或站起				
13	提水煮饭或洗澡				
14	洗澡（水已放好）				
15	剪脚趾甲				
16	逛街、购物				
17	定时去厕所				
18	打电话				
19	处理自己的钱财				
20	独自在家				

评分标准：

1分：自己完全可以做。

2分：可以做，但有些困难。

3分：有较大困难，需要他人帮助。

4分：完全需要他人帮助。

意义： 得分越高，自理能力越差。75岁以下≥23分、75岁以上≥25分表示有困难。

第四节　老年人智能及精神行为观察

一、老年人智能水平观察

案例4-1

蔡爷爷，75岁，年轻时是一个很和善、外向的人，蔡爷爷的爱人称，蔡爷爷现在变得格外"不一样了"，性格孤僻，不易近人。除了家属以外，与他人交流的机会减少。并且最近总是出门忘记关门、丢三落四等。

请回答：

1. 王爷爷可能存在哪些健康问题？

2. 如果您作为社区护士，如何对王爷爷进行健康评估？

智能（intelligence）的构成非常复杂，主要包括注意、记忆、想象、观察、实践操作和环境适应等方面的能力，是一种整体的、综合的能力。会随年老而发生变化，但并非全部减退。

（一）智能精神状态观察

1. 简易智能精神状态量表

简易智能精神状态量表（mini-mental state examination，MMSE）由Folstein编制于1975年，是使用最广泛的认知障碍筛选工具之一，评分易受到文化程度影响。内容简练，共六个方面：定向力（包括时间定向力和地点定向力）记忆力（即刻记忆力）、注意力和计算力、回忆力（延迟记忆）、语言能力、视空间能力（结构模仿）。共30个小题，每个题目回答正确得1分，回答错误或不知道得0分，总分范围为0~30分。测定时间，为5~10 min，易被老人接受，是痴呆筛选和评估的首选量表。简易智能精神状态量表（MMSE）见表4-10。

表4-10　简易智能精神状态量表（MMSE）

项目	记录	分数	
1.定向力		10分	
（1）今年是哪一年？		0	1
（2）现在是什么季节？		0	1
（3）现在是几月份？		0	1
（4）今天是几号？		0	1
（5）今天是星期几？		0	1
（6）您家住在哪个省（或市）？		0	1
（7）您家住在哪个区（或县）？		0	1
（8）您家住在哪条街？		0	1
（9）现在是在第几层楼？		0	1
（10）我们现在在什么地方？		0	1
2.记忆力（即刻回忆） "我说三样东西后，请您把这三样东西重复一遍。"正确得1分		3分	
（1）皮球（1分）		0	1
（2）国旗（1分）		0	1
（3）树木（1分）		0	1
3.注意力和计算力 100减7，连减5次，正确得1分		5分	

续表

项目		记录	分数	
（1）100-7=（　　）			0	1
（2）93-7=（　　）			0	1
（3）86-7=（　　）			0	1
（4）79-7=（　　）			0	1
（5）72-7=（　　）			0	1
4.回忆力（延迟记忆） 回忆以下词组，回忆1个得1分			3分	
（1）皮球			0	1
（2）国旗			0	1
（3）树木			0	1
5.语言能力			8分	
命名	（1）（出示手表）"这个东西叫什么？"正确得1分		0	1
	（2）（出示铅笔）"这个东西叫什么？"正确得1分		0	1
复述	"请您跟我说：四十四只石狮子。"正确得1分		0	1
阅读	把写有"请闭上您的眼睛"的卡片给测试者看并做，正确得1分		0	1
理解指令	（1）"用右手拿着这张纸。"正确得1分		0	1
	（2）"用两只手将它对折起来。"正确得1分		0	1
	（3）"放在您的大腿上。"正确得1分		0	1
书写	"请您说或者写一句完整的有意义的句子。"正确得1分		0	1
6.视空间能力（结构模仿）			1分	
"这是一张图，请您照样画图。"正确得1分			0	1
合计				

评分标准： 文盲≤17分，小学≤20分，初中及以上≤26分。

判定痴呆程度： 轻度21~26分，中度10~20分，重度<10分。

2. 画钟测验

画钟测验（clock drawing test，CDT）是一个复杂的行为活动，除了空间构造技巧外，尚需很多知识功能参与，涉及记忆、注意、抽象思维、设计、布局安排、数字、计算、时间和空间定向概念，以及运作的顺序等多种认知功能，对失智的敏感性和特异度均达85%以上，操作更简单、省时，一般耗时1~5 min，适于门诊使用，对环境要求小，受教育、种族、社会经济等因素影响小，更易被老年人所接受。CDT以"0~4分法"评定方法（0~4 point method）简单、敏感和易行，其失智确诊率可达75%，因失智老年人常不能完整无缺地画一钟表盘面。CDT的评分标准为：画出闭合的表盘得1分，全部12个数字均正确且无遗漏得1分，将数字安放在正确位置得1分，将指针安放在正确位置得1分。0~1分为重度失智；2分为中度失智；3分为轻度失智；4分为正常。

3. 简易智力状态评估表

简易智力状态评估表（Mini-Cog）由画钟测验（CDT）加简易智能精神状态量表（MMSE）3个记忆条目（皮球、国旗、树木）组成。老年人仔细听记3个不相关的词，然后让其复述这3个词组，在一张白纸上或已经画有一面钟的纸上，让老年人画出或在已有钟上标出时间刻度，然后让其画出特定时间的指针位置，让老年人再次复述之前的三个词。敏感性76%~99%，特异性89%~93%，耗时3 min，不受教育程度的影响。

4. AD8量表

AD8量表是美国华盛顿大学于2005年开发的8题探访问卷，是临床使用的医学量表，此量表侧重于老年人是否产生了8种特定的变化，能帮助筛查痴呆症状。由于该量表考察的是变化，定期使用该量表可观察、对比老年人是否有特定的情形变化。AD8量表包含8个问题，由老年人或家属自己填表，测试老年人在日常生活中是否存在记忆障碍或由此引起的生活能力下降。老年人存在2个或2个以上的问题，提示可能处于痴呆状态，临床医生需要采取进一步的诊断步骤，如用其他量表测查和应用辅助检查，以明确诊断。AD8量表见表4-11。

表4-11　AD8量表

序号	内容	选项		
1	判断力是否出现了障碍？	疑似或有障碍	无障碍	不确定
2	是否不爱活动或对事情不感兴趣？	少动，不感兴趣	喜欢活动，感兴趣	不确定
3	是否会不断重复同一件事或同一句话？	有	没有	有时
4	学习新东西的使用方法时，是否会有困难？	有困难	没有困难	有时出现困难

序号	内容	选项		
5	是否有时会记不清当前的月份或年份？	有	没有	有时
6	处理复杂的个人事情时，是否存在困难？	有难度	没难度	不确定
7	是否会忘记与某人的约定？	是	从不	有时
8	记忆或思考能力是否出现过问题？	有过	没有	偶尔

二、老年人异常情绪状态观察

情绪是指人们对客观事物是否符合其主观需要所产生的体验。情绪与情感、情操构成人类整个情感体系。与人的生物性需要相联系的叫基本情绪，如愉快、悲伤、惧怕、厌恶、愤怒、惊奇等。基本情绪是其他各种复杂情绪产生、发展的基础。与人的社会性需要相联系的叫社会性情绪，是情感、情操在具体情境中的表现形式，是在社会实践中形成发展的。如母亲见到自己孩子所产生的愉悦，是母爱这一情感的情绪表现，更是一种社会性情绪。

老年人由于各自的人生经历、文化背景、生活环境、个性特征和行为需求存在差异，因而他们所处的情绪状态也会不一样。又因为人进入老年期后，随着年岁的增高、身体健康水平的下降，社会交往圈子的缩小，空闲时间的增多，会出现一系列消极情绪体验。

（一）焦虑感与抑郁感相伴

焦虑感（anxiety）是指个体在面临现实存在的或预计会出现的对自身会产生某种威胁的客观事物时所引起的一种心理体验。老年期是角色转变最频繁的时期，有些老年人或因不适应新角色，或因没有及时退出旧角色而引起角色冲突，手足无措，产生焦虑感；有些老年人或因退休后收入减少、经济窘迫，或因担心自尊心受到损害而产生焦虑感。

1.汉密尔顿焦虑量表

汉密尔顿焦虑量表（Hamilton anxiety scale，HAMA）由Hamilton于20世纪50年代编制，是一个使用较广泛的用于评定焦虑严重程度的他评量表。汉密尔顿焦虑量表（HAMA）见表4-12。

表4-12　汉密尔顿焦虑量表（HAMA）

编号		项目	无	轻	中	重	极重
1	焦虑心境	担心、担忧，感到有最坏的事情将要发生，容易被激惹	0	1	2	3	4
2	紧张	紧张感、易疲劳、不能放松，情绪反应，易哭、颤抖、感到不安	0	1	2	3	4
3	害怕	害怕黑暗、陌生人、一人独处、动物、乘车或旅行及人多的场合	0	1	2	3	4
4	失眠	难以入睡、易醒、睡得不深、多梦、梦魇、夜惊、睡醒后感到疲倦	0	1	2	3	4
5	认知功能	或称记忆力、注意力障碍。注意力不能集中，记忆力差	0	1	2	3	4
6	抑郁心境	丧失兴趣、对以往爱好的事务缺乏快感、忧郁、早醒、昼重夜轻	0	1	2	3	4
7	躯体性焦虑（肌肉系统症状）	肌肉酸痛、活动不灵活、肌肉经常抽动、肢体抽动、牙齿打战、声音发抖	0	1	2	3	4
8	感觉系统症状	视物模糊、发冷发热、软弱无力感、浑身刺痛	0	1	2	3	4
9	心血管系统症状	心动过速、心悸、胸痛、血管跳动感、昏倒感、心搏脱漏	0	1	2	3	4
10	呼吸系统症状	时常感到胸闷、窒息感、叹息、呼吸困难	0	1	2	3	4
11	胃肠消化道症状	吞咽困难、嗳气、食欲不佳、消化不良（进食后腹痛、胃部烧灼痛、腹胀、恶心、胃部饱胀感）、肠鸣、腹泻、体重减轻、便秘	0	1	2	3	4
12	生殖、泌尿系统症状	尿意频繁、尿急、停经、性冷淡、过早射精、勃起不能、阳痿	0	1	2	3	4
13	自主神经系统症状	口干、潮红、苍白、易出汗、易起"鸡皮疙瘩"、紧张性头痛、毛发竖起	0	1	2	3	4
14	与人谈话时的行为表现	（1）一般表现：紧张、不能松弛、忐忑不安、咬手指、紧握拳、摸弄手帕、面肌抽动、不停顿足、手发抖、皱眉、表情僵硬、肌张力高、叹息样呼吸、面色苍白；（2）生理表现：吞咽、频繁打呃、安静时心率快、呼吸加快（20次/min以上）、腱反射亢进、震颤、瞳孔放大、眼睑跳动、易出汗、眼球突出	0	1	2	3	4

评分标准：总分超过29分，提示严重焦虑；超过21分，提示有明显焦虑；超过14分，提示有肯定的焦虑；超过7分，提示可能有焦虑；小于7分则提示无焦虑。

2. 状态–特质焦虑问卷

状态–特质焦虑问卷（state–trait anxiety inventory，STAI）是由Charles Spielberger等人编制的自我评价问卷，其特点是简便，并能相当直观地反映焦虑患者的主观感受。状态–特质焦虑问卷（STAI）见表4-13。

表4-13　状态–特质焦虑问卷（STAI）

维度	项目	完全没有	有些	中等程度	非常明显
状态焦虑维度（S-AI）	1.我感到心情平稳				
	2.我感到安全				
	3.我是紧张的				
	4.我感到紧张束缚				
	5.我感到安逸				
	6.我感到慌乱				
	7.我现在正烦恼，感觉这种烦恼超过了可能的不幸				
	8.我感到满意				
	9.我感到害怕				
	10.我感到舒适				
	11.我有自信心				
	12.我感觉神经过敏				
	13.我极度紧张不安				
	14.我优柔寡断				
	15.我是轻松的				
	16.我感到心满意足				
状态焦虑维度（S-AI）	17.我是烦恼的				
	18.我感到慌乱				
	19.我感到镇定				
	20.我感到愉快				
特质焦虑量表（T-AI）	21.我感到愉快				
	22.我感到神经过敏和不安				
	23.我感到自我满足				
	24.我感到能像别人那样高兴				

续表

维度	项目	完全没有	有些	中等程度	非常明显
特质焦虑量表（T-AI）	25.我感觉我像衰竭一样				
	26.我感到很宁静				
	27.我是平静的、冷静的、泰然自若的				
	28.我感到困难的——聚集起来，因此无法克服				
	29.我过分忧虑一些事，实际上这些事无关紧要				
	30.我是高兴的				
	31.我的思想处于混乱状态				
	32.我缺乏自信心				
	33.我感到安全				
	34.我容易做出决断				
	35.我感到不合适				
	36.我是满足的				
	37.一些不重要的思想总是围绕着我，并打扰我				
	38.我产生的沮丧是如此的强烈，以至于我不能从思想中排除它们				
	39.我是一个镇定的人				
	40.当我考虑目前的事情和利益时，我就陷入紧张状态				

评分标准： 全量表每一项按1～4分的4级评定。

前20项（状态焦虑）各级标准为：1分为完全没有，2分为有些，3分为中等程度，4分为非常明显。

后20项（特质焦虑）各级标准为：1分为几乎从来没有，2分为有时有，3分为经常有，4分为几乎总是如此。

分别计算S-AI和T-AI量表的累加分，最低20分，最高80分。量表上的得分越高，反映了受试者该方面的焦虑水平越高。

抑郁（depressed）是个体失去某种他重视或追求的东西时产生的情绪体验。抑郁的显著特征是心情低落，典型症状为失眠、悲哀、行动受限、自责、性欲减退。老年人常因为退休、孤寂、慢性疾病等而出现情绪低落、失眠等。

1. 汉密顿抑郁量表

汉密顿抑郁量表（Hamilton depressed scale，HAMD）由Hamilton于1960年编制，是临床上评定抑郁状态时应用得最为普遍的量表。应由经过培训的两名评定者对患者进行HAMD 联合检查，一般采用交谈与观察的方式，检查结束后，两名评定者分别独立评分。表中的8、9及11项，依据对患者的观察进行评定；其余各项则根据患者自己的口头叙述评分；其中，第1项需两者兼顾。另外，第7和22项尚需向患者家属或病房工作人员收集资料；而第16项最好是根据体重记录，也可依据患者主诉及其家属或病房工作人员所提供的资料评定。HAMD大部分项目采用0～4分的5级评分法。各级的标准为：无、轻度、中度、重度、极重度。少数项目采用0～2分的3级评分法，其分级的标准为：无、轻中度、重度。汉密尔顿抑郁量表（HAMD）见表4-14。

表4-14 汉密尔顿抑郁量表（HAMD）

项目	评分标准	无	轻度	中度	重度	极重度
抑郁情绪	0.未出现； 1.只在问到时才诉述； 2.在访谈中自发地描述； 3.不用言语也可以从表情、姿势、声音或欲哭中流露出这种情绪； 4.患者的自发言语和非语言表达（表情、动作）几乎完全表现为这种情绪	0	1	2	3	4
有罪感	0.未出现； 1.责备自己，感到自己已连累他人； 2.认为自己犯了罪，或反复思考以往的过失和错误； 3.认为疾病是对自己错误的惩罚，或有罪恶妄想； 4.罪恶妄想伴有指责或威胁性幻想	0	1	2	3	4
自杀	0.未出现； 1.觉得活着没有意义； 2.希望自己已经死去，或常想与死亡有关的事。； 3.消极观念（自杀念头）； 4.有严重自杀行为	0	1	2	3	4
入睡困难	0.入睡无困难； 1.主诉入睡困难，上床半小时后仍不能入睡（要注意平时患者入睡的时间）； 2.主诉每晚均有入睡困难	0	1	2		
睡眠不深	0.未出现； 1.睡眠浅多噩梦； 2.半夜（晚12点钟以前）曾醒来（不包括上厕所）	0	1	2		

续表

项目	评分标准	无	轻度	中度	重度	极重度
早睡	0.未出现； 1.有早醒，比平时早醒1h，能重新入睡； 2.早醒后无法重新入睡	0	1	2		
工作和兴趣	0.未出现； 1.提问时才诉说； 2.自发地直接或间接表达对活动、工作或学习失去兴趣，如感到没精打采，犹豫不决，不能坚持或需强迫自己去工作或劳动； 3.病室劳动或娱乐不满3h； 4.因疾病而停止工作，住院病者不参加任何活动或者没有他人帮助便不能完成病室日常事务	0	1	2	3	4
迟缓	0.思维和语言正常； 1.精神检查中发现轻度迟缓； 2.精神检查中发现明显迟缓； 3.精神检查进行困难； 4.完全不能回答问题（木僵）	0	1	2	3	4
激越	0.未出现异常； 1.检查时有些心神不宁； 2.明显心神不定或小动作多； 3.不能静坐，检查中曾起立； 4.搓手、咬手指、头发、咬嘴唇	0	1	2	3	4
精神焦虑	0.无异常； 1.问及时诉说； 2.自发地表达； 3.表情和言谈流露出明显忧虑； 4.明显惊恐	0	1	2	3	4
躯体性焦虑	指焦虑的生理症状，包括口干、腹胀、腹泻、打呃、腹绞痛、心悸、头痛、过度换气和叹息，以及尿频和出汗等。 0.未出现； 1.轻度； 2.中度，有肯定的上述症状； 3.重度，上述症状严重，影响生活或需要处理； 4.严重影响生活和活动	0	1	2	3	4
胃肠道症状	0.未出现； 1.食欲减退，但不需他人鼓励便自行进食； 2.进食需他人催促或请求和需要应用泻药或助消化药	0	1	2		

续表

项目	评分标准	无	轻度	中度	重度	极重度
全身症状	0.未出现； 1.四肢，背部或颈部沉重感，背痛、头痛、肌肉疼痛、全身乏力或疲倦； 2.症状明显	0	1	2		
性症状	指性欲减退、月经紊乱等。 0.无异常； 1.轻度； 2.重度，不能肯定，或该项对被评者不适合（不计入总分）	0	1	2		
疑病	0.未出现； 1.身体过分关注； 2.反复考虑健康问题； 3.疑病妄想，并常因疑病而去就诊； 4.幻觉的疑病妄想	0	1	2	3	4
体重减轻	按A或B评定。 A.按病史评定 0.不减轻； 1.述可能有体重减轻； 2.确定体重减轻。 B.按体重记录评定 0.1周内体重减轻0.5 kg以内； 1.周内体重减轻超过0.5 kg； 2.周内体重减轻超过1 kg	0	1	2		
自知力	0.知道自己有病，表现为忧郁； 1.知道自己有病，但归咎伙食太差、环境问题、工作过忙、病毒感染或需要休息； 2.完全否认有病	0	1	2	3	4
总分						

评分标准：总分<7分为正常；总分在7～17分为可能有抑郁症；总分在17～24分为肯定有抑郁症；总分>24分为严重抑郁症。

2. 老年抑郁量表（GDS）

老年人持续2周以上伴有表4-14中的症状，要警惕老年抑郁的可能。老年人有上述症状，可用老年抑郁量表（GDS）进行进一步评估，30个项目中，序号为1、5、7、9、15、19、21、27、29、30的10个项目是反序计分。计算总分时，把以上10个项目的原始评分转换过来，将1转换为0，将0转换为1，再把30个条目的得分相加，得到总分。抑郁症状表现见表4-15, 老年抑郁量表（GDS）见表4-16。

表4-15　抑郁症状表现

项目	表现
1	对日常生活丧失兴趣, 无愉快感
2	精力明显减退, 无原因地持续疲乏
3	动作明显缓慢, 焦虑不安, 易发脾气
4	自我评价过低, 自责和内疚, 有负罪感
5	思维迟缓或自觉思维能力明显下降
6	反复出现自杀想法或行为
7	失眠或睡眠过多
8	食欲不振或体重减轻

表4-16　老年抑郁量表（GDS）

序号	项目	是	否
1	对生活基本满意		
2	放弃了许多活动与兴趣		
3	觉得生活空虚		
4	感到厌倦		
5	觉得未来有希望		
6	因为脑子里一些想法摆脱不掉而烦恼		
7	大部分时间精力充沛		
8	害怕会有不幸的事落到自己头上		
9	大部分时间感到幸福		
10	常感到孤立无援		
11	经常坐立不安, 心烦意乱		
12	希望待在家里而不愿去做些新鲜事		
13	常常担心将来		
14	觉得记忆力比以前差		
15	觉得现在活得很惬意		
16	常感到心情沉重郁闷		
17	觉得像现在这样活着毫无意义		
18	总为过去的事忧愁		

续表

序号	项目	是	否
19	觉得生活很令人兴奋		
20	开始一件新的工作很困难		
21	觉得生活充满活力		
22	觉得自己处境已毫无希望		
23	觉得大多数人比自己强得多		
24	常为一些小事伤心		
25	常常觉得想哭		
26	集中精力有困难		
27	早晨起来觉得很快活		
28	希望避开聚会		
29	做决定很容易		
30	头脑像往常一样清晰		

评分标准：总分范围为0～30分。0～10分为正常范围，11～20分为轻度抑郁，21～30分为中重度抑郁。

（二）孤独感与疏离感

孤独感（loneliness）是指个体由于社会交往需求未得到满足而产生的一种内心体验。它往往给人带来寂寞、冷落，甚至被遗弃的体验。个体进入老年期以后，社会环境变化比较明显，因离退休，社会交往频率降低，交往圈子缩小，容易产生离群后的空寂感；因突然遭受丧偶、故友亲朋生离死别的强烈刺激而陷入缄默寡言，长期独处，与世隔绝；因搬迁、子女分居而造成没有谈话对象的无奈。孤独感是老年期较常见的一种消极情绪，严重的孤独感易导致老年人人格变态，有碍健康，甚至影响寿命。

1. UCLA孤独量表（UCLA loneliness scale，Univesity of California at Los Angels）

首版于1978年，Russell等人编制而成，曾经在1980年和1988年进行了两次修订，分别为第二版和第三版。本量表（见下）即是第三版，该量表为自评量表，主要评价由对社会交往的渴望与实际水平的差距而产生的孤独感。全量表共有20个条目，每个条目有4级频度评分：4=一直有此感；3=有时有此感；2=很少有此感觉；1=从未有此感觉。其中有9个条目反序记分，分数越高，孤独程度越高。如果你从没感到快乐，你就回答"从来没有"，如果你总是感到快乐，你就回答"总是"。UCLA孤独量表见表4-17。

表4-17 UCLA孤独量表

项目	从来没有（1分）	几乎没有（2分）	有时候（3分）	总是（4分）
1.你是否感到同周围的人很合拍？				
2. 你是否感到缺少伙伴？				
3. 你是否感到无从求助？				
4. 你是否感到孤独？				
5 你是否感到是朋友圈的一部分？				
6. 你是否感到同周围的人有很多共同点？				
7. 你是否感到不再想亲近任何人？				
8. 你是否感到你的兴趣和想法不为周围的人接受？				
9. 你是否感到外向而友善？				
10. 你是否感到与人们亲近？				
11.你是否感到被忽略了？				
12. 你是否感到同他人的关系没有意义？				
13. 你是否感到没人真正了解你？				
14. 你是否感到与他人隔绝？				
15. 你是否感到想要时就能找到伙伴？				
16. 你是否感到有人真正理解你？				
17. 你是否感到害羞？				
18. 你是否感到人们在你周围但不同你在一起？				
19. 你是否感到有你可以倾诉的人？				
20. 你是否感到有你可以求助的人？				
总分				

评分标准： 1、5、6、9、10、15、16、19、20倒序计分（即1=4；2=3；3=2；4=1）。

（三）疏离感

疏离感是指社会成员一种心理上的无力、疏离和冷漠感，其强调个体的主观经验和感受。主要表现为无力感、无意义感、无规范感、孤立感、自我疏远感及衍生的压迫拘束感、社会隔离感和人际孤独感。一般疏离感量表由Jessor R于1977年编制而成，采用自我报告的方式，此量表有15个题项组成，按"非常不同意""不同意""同意"和"非常同意"1~4分计分，总分15~60分，总分越高则显示疏离感的程度越高。一般疏离感量表见表4-18。

表4-18 一般疏离感量表

项目	非常不同意	不同意	同意	非常同意
1.我有时会感到我所认识的人，都并不怎么友善				
2.对我来说，日常所做的事情大多数都很有意义、很有价值				
3.有时我不能确定我到底是谁				
4.我觉得家人并不像我想要的那样与我亲近				
5.当我认识的人遇到问题时，我有责任去帮助他们				
6.我经常怀疑我是否会成为我想成为的人				
7.在大多数时间里您都很难知道要怎么做，因为您不知道别人对自己的期待是什么				
8.我经常感到自己无法参与别人正在做的事情				
9.如今当您遇到问题或需要别人帮助时，您很难指望他们				
10.当我表现真正的我时，大多数人似乎都不太接受我				
11.我经常发现自己很难投入到正在做的事情之中				
12.几乎没有人真正关心我的内心感受				
13.我总是感觉我与其他朋友有很多的共同兴趣				
14.与别人在一起时，我经常感到孤独寂寞				
15.如果我真的有选择的话，那我会选择以一种与现在完全不同的方式来生活				

三、老年人异常精神行为观察

1. 柯恩–曼斯菲尔德激越情绪行为量表（CMAI）

可根据表4-17和表4-18评定最近2周老年人的行为表现，不必包括可以被外界因素影响的少数现象。如经常出现骂人、当众脱衣服、夜间翻东西、怀疑被家人偷了东西和用力推打家人等现象。用于观察老年人是否出现异常精神或行为。老年人激越情绪行为反应分值见表4-19。

表4-19　老年人激越情绪行为反应分值

反应	分值
从不	1
小于1周1次，但仍在发生	2
1周1~2次	3
1周数次	4
1 d1~2次	5
1 d数次	6
1 h数次	7
没有阻止，就会发生	8
不相干的	9

老年人有上述激越行为的，可使用柯恩–曼斯菲尔德激越情绪行为量表（CMAI）进行进一步评估。柯恩–曼斯菲尔德激越情绪行为量表（CMAI）见表4-20。

表4-20　柯恩–曼斯菲尔德激越情绪行为量表（CMAI）

行为	分值	行为	分值
踱步或无目的地徘徊		想到其他地方	
不适当的穿衣或脱衣		故意跌倒	
吐痰（但不是多涎症）		抱怨或发牢骚	
诅咒或者语言攻击		违拗症	
经常请求帮助、关心		进食不适当的食物	
言语或问题重复		用烟、热水、尖锐物品等伤害自己或者他人	
拍打		不适当地处理问题	
踢		隐藏物品	
抓其他人或物		囤积物品	
用力地推		撕裂物品或者有破坏性	
扔东西		重复性怪癖	
制造奇怪的声音		口头性欲增加	
尖叫		肉体性欲增加或有暴露癖	
咬		坐立不安	
抓伤			
综合得分：			
行为异常程度：			

评分标准： 行为异常（轻度）35~55分，行为异常（中度）56~86分，行为异常

（重度）87分及以上。

2. 神经精神科问卷（NPI）

该问卷包括10项常见精神情感障碍和2项自主神经症状，常用于鉴别失智病因，由照护者回答。设计这些问题是来评估老年人发病以来的行为，通常照护者只需回答"是"或"否"即可，所以应尽量简单回答。如果回答"否"，则进行下一测查问题。如果回答"是"，则需评定过去4周内的症状严重程度和照护者的苦恼程度。

（1）频率。1分：偶尔（每周小于1次）；2分：经常（每周约1次）；3分：频繁（每周数次，但不是每天都有）；4分：非常频繁（每天1次或数次）。

（2）严重度。1分（轻度）：对患者几乎没有造成困扰；2分（中度）：对患者造成较大困扰，但照护者能改变患者行为；3分（非常严重）：患者的障碍大，行为难以改变。

（3）苦恼程度。指该症状带给照护者的苦恼程度。0分：一点儿不苦恼；1分：有一点儿苦恼；2分：轻度苦恼；3分：中度苦恼；4分：重度苦恼；5分：非常严重的苦恼。神经精神科问卷（NPI）见表4-21。

表4-21　神经精神科问卷（NPI）

核心症状项目	有无	严重度	发生频率	苦恼程度
妄想 患者是否一直都有不真实的想法？如一直坚持认为有人要害他（她），或偷他（她）的东西	□　□	1　2　3	1　2　3　4	0　1　2　3　4　5
幻觉 患者是否有幻觉，如虚幻的声音或影像？他（她）是否看到或听到并不存在的事情？	□　□	1　2　3	1　2　3　4	0　1　2　3　4　5
激惹/攻击行为 患者是否有一段时间不愿意和家人配合或不愿帮助他（她）？他（她）是否很难处理？	□　□	1　2　3	1　2　3　4	0　1　2　3　4　5
抑郁/心境不悦 患者是否显得悲伤或忧郁？他（她）是否曾说过他（她）的心情悲伤或忧郁？	□　□	1　2　3	1　2　3　4	0　1　2　3　4　5
焦虑 患者是否害怕和你分开？患者是否会有其他神经质的症状？如喘不过气、叹气、难以放松或过分紧张	□　□	1　2　3	1　2　3　4	0　1　2　3　4　5
过度兴奋/情绪高昂 患者是否感觉过分好或超乎寻常的高兴？	□　□	1　2　3	1　2　3　4	0　1　2　3　4　5

3. 谵妄

使用谵妄评估表中文修订版（CAM-CR）来进行谵妄评估，该表是有我国学者李娟等在美国 Inouye 教授编制的谵妄评估量表（CAM）的基础上结合我国实际情况编制的计算机诊断软件，是我国应用较为广泛的诊断量表，不需要专业的精神科医生的诊断，因此具有较高的操作性和可行性。CAM-CR 评分项目如下：无法集中注意力，思维能力紊乱，病情波动的改变，定向功能障碍，睡眠觉醒周期紊乱，意识功能障碍，知觉功能障碍，迟滞，起病较急，近期记忆力减退等11项项目，然后对这11项每项根据严重程度进行评分：每项最低分为1分，代表症状最轻微，最高分为4分，表示症状最严重。然后将这11项分数相加得到的。谵妄评定量表（CAM-CR）见表4-22。

表4-22　谵妄评定量表（CAM-CR）

序号	评估项目	评估内容	评估选项	得分
1	急性起病	（判断从前驱期到疾病发展期的时间）患者的精神状况有急性变化的证据吗？	1.不存在； 2.较轻：三天至一周； 3.中度：一天至三天； 4.严重：一天之内	
2	注意力障碍	（请患者按顺序说出21到1之间的所有单数）患者的注意力难以集中吗？例如，容易注意涣散或难以交流吗？	1.不存在； 2.轻度：1~2个错误； 3.中度：3~4个错误； 4.严重：5个或5个以上的错误	
3	思维混乱	患者的思维是凌乱或不连贯的吗？例如，谈话主题散漫或不中肯，思维不清晰或不合逻辑，或从一个话题突然转到另一话题？	1.不存在； 2.轻度：偶尔短暂的言语模糊或不可理解，但尚能顺利交谈； 3.中度：经常短暂的言语不可理解，对交谈有明显的影响； 4.严重：大多数的时间言语不可理解，难以进行有效的交谈	
4	意识水平的改变	总体上看，您如何评估该患者的意识水平？	1.不存在：机敏（正常）； 2.轻度：警觉（对环境刺激高度警惕、过度敏感）； 3.中度：嗜睡（瞌睡，但易于唤醒）或昏睡（难以唤醒）； 4.严重：昏迷（不能唤醒）	
5	定向障碍	在会面的任何时间患者存在定向障碍吗？例如，他认为自己是在其他地方而不是在医院，使用错的床位，或错误地判断一天的时间或错误地判断以MMSE为基础的有关时间或空间定向	1.不存在； 2.轻度：偶尔短暂地存在时间或地点的定向错误（接近正确），但可自行纠正； 3.中度：经常存在时间或地点的定向的错误，但自我定向好； 4.严重：时间、地点及自我定向均差	

序号	评估项目	评估内容	评估选项	得分
6	记忆力减退	在面谈时患者表现出记忆方面的问题吗？例如，不能回忆医院里发生的事情，或难以回忆指令（包括回忆MMSE中的三个词）	1.不存在； 2.轻度：有一个词不能回忆或回忆错误； 3.中度：有两个词不能回忆或回忆错误； 4.严重：有三个词不能回忆或回忆错误	
7	知觉障碍	患者有知觉障碍的证据吗？例如，幻觉、错觉或对事物的曲解（如，当某一东西未移动，而患者认为它在移动）	1. 不存在； 2.轻度：只存在幻听； 3. 中度：存在幻视，有或没有幻听； 4. 严重：存在幻触、幻嗅或幻味，有或没有幻听	
8	精神运动性兴奋	面谈时患者有行为活动不正常的增加吗？例如，坐立不安、轻敲手指或突然变换位置	1.不存在； 2.轻度：偶有坐立不安、焦虑、轻敲手指及抖动； 3.中度：反复无目的地走动、激越明显； 4.严重：行为杂乱无章，需要约束	
9	精神运动性迟缓	面谈时，患者有运动行为水平的异常减少吗？例如，常懒散，缓慢进入某一空间、停留某一位置时间过长或移动很慢	1.不存在； 2.轻度：偶尔地比先前的活动、行为及动作缓慢； 3.中度：经常保持一种姿势； 4.严重：木僵状态	
10	波动性	患者的精神状况（注意力、思维、定向、记忆力）在面谈前或面谈中有波动吗？	1.不存在； 2.轻度：一天之中偶尔地波动； 3.中度：症状在夜间加重； 4.严重：症状在一天中剧烈波动	
11	睡眠-觉醒周期的改变	患者有睡眠-觉醒周期紊乱的证据吗？例如，日间过度睡眠而夜间失眠	1.不存在； 2.轻度：日间偶有瞌睡，且夜间时睡时醒； 3.中度：日间经常瞌睡，且夜间时睡时醒或不能入睡； 4.严重：日间经常昏睡而影响交谈，且夜间不能入睡	

评分标准：19分以下提示该患者没有谵妄；20～22分提示该患者可疑有谵妄；22分以上提示该患者有谵妄。

第五节　老年人安全风险观察

一、压疮风险观察

1. 压疮定义

压疮又称压力性溃疡、褥疮，是局部组织长期受压引起的。

2. 压疮危险因素评估表

采取压疮危险评估工具对有压疮发生可能的老年人进行压疮危险度的测定，早期识别老年人压疮危险程度和个体发生压疮的相关因素，并采取针对性的预防措施，避免和减少压疮的发生。压疮危险因素评估表有多种，常用的是Braden压疮评分表，该量表有较好的信度和效度，是目前世界上应用最广泛的评估表。该表有6个指标：感知能力、活动能力、移动能力、潮湿度、营养摄取能力、摩擦力和剪切力。评分总分范围为6～28分，更适合养老机构老年人评估使用。Braden量表主要用于全身性压疮危险因素的评估。包含对感觉能力、潮湿度、活动能力、移动能力、营养状况、摩擦力和剪切力等六项内容的评估。每项按程度分为四级，分别记1～4分，总分6～23分，得分越低，压疮风险越大。Braden压疮评分表见表4-23。

表4-23　　Braden压疮评分表

项目	1分	2分	3分	4分	得分
感觉	完全受限	非常受限	轻度受限	未受损	
潮湿	持续潮湿	潮湿	有时潮湿	很少潮湿	
活动能力	限制卧位	坐位	偶尔行走	经常行走	
移动力	完全无法移动	严重受限	轻度受限	未受限	
营养状态	非常差	可能缺乏	充足	丰富	
摩擦力和剪切力	有问题	有潜在问题	无明显问题	—	

评分标准： 六项累计得分小于等于9分为压疮发生风险极高危者，10～12分为风险高危者，13～14分为风险中危者，15～18分为风险低危者，大于18分为无风险者。

二、跌倒风险观察

1. 老年人跌倒定义

跌倒是指突发的、不自主、非故意的体位改变，倒在地上或更低的平面上，可以分为以下两类：从一个平面至另一个平面的跌落；同一平面的跌倒。世界卫生组织认为，跌倒是老年人慢性致残第三大原因。65岁以上老年人，每年大约有30%发生过跌倒，15%发生过两次以上跌倒，并伴有骨折、软组织损伤和脑部伤害等，不但影响老年人身心健康和生活自理能力，而且成为照护纠纷隐患和照护关系不和谐的因素。

2. 老年人跌倒风险评估工具

为了提高跌倒风险因素评估的敏感性、特异性及标准化程度，研究者设计了很多量表工具，常用的为约翰霍普金斯跌倒风险评估量表。评估结果：<6分为低危跌倒风险值；6~13分为中危跌倒风险值；13分为高危跌倒风险值。根据评估的危险因素，采取预防患者跌倒/坠床的基本措施及个性化防护措施。约翰霍普金斯跌倒风险评估量表见表4-24。

表4-24 约翰霍普金斯跌倒风险评估量表

第一部分：可以根据患者情况直接进行跌倒危险的分类			
□完全瘫痪或完全行动障碍的患者，给予低跌倒风险的安全干预措施。（低危） □住院前6个月内二次以上的跌倒经历的患者，在住院治疗期间按跌倒高风险患者给予安全干预措施。（高危） □此次住院期间患者有跌倒经历的，按跌倒高风险患者给予安全干预措施。（高危） □医院制度规定的特定患者为高跌倒风险患者，即按跌倒高风险患者给予安全干预措施。（高危）			
第二部分：患者的状况不符合第一部分的任何条目，则进入第二部分的评定，并计算跌倒危险得分			
项目	内容	分值	得分
年龄（单选）	60~69岁	1	
	70~79岁	2	
	≥80岁	3	
跌倒史（单选）	最近6个月曾有不明原因跌倒经历	5	
排泄，大便和小便（单选）	失禁	2	
	频繁或紧迫的排泄	2	
	失禁且频繁/紧迫的排泄	4	
使用高跌倒风险的药物：包括止痛泵/麻醉剂、抗癫痫药、降压药、利尿剂、催眠药、泻药、镇静剂和精神药物（单选）	患者使用1种高跌倒风险的药物	3	
	患者使用2种或2种以上的高跌倒风险的药物	5	
	患者在过去的24 h之内曾有手术镇静史	7	
患者护理装置：是指任何与患者相连接的装置，例如，静脉输液、胸腔引流管、留置导尿等（单选）	患者携带1种护理装置	1	
	患者携带2种护理装置	2	
	患者携带3种或3种以上的护理装置	3	

续表

活动能力（多选）	患者移动、转运或行走时需要辅助或监管	2	
	患者步态不稳定	2	
	患者因视觉或听觉障碍而影响移动	2	
认知（多选）	患者定向力障碍	1	
	烦躁	2	
	认知限制或障碍	4	
总分			

评分标准：得分范围：0～35分。低危跌倒风险值0～5分，中危跌倒风险值6～13分，高危跌倒风险值＞13分。

三、失能风险观察

失能是对损伤、活动受限和社会参与受限的一个总括性术语，它表示个体在某种健康条件下和个体所处的情景性因素、环境及个人因素之间发生交互作用的消极方面。失能不仅会降低患者生存质量，而且给家庭、社会带来沉重负担。对社区失能老年人的筛查、评估和早期干预，可减少失能状态的发生、发展，从而减轻家庭和社会的负担。目前国际上针对老年人编制的常用失能评估量表有十余种，其中，老年人风险评定量表（elderly at risk rating scale，EARRS）被认为是适用于摄取老年人群失能状况的流行病学调查。

四、糖尿病足风险观察

坏疽是糖尿病老年人最严重的并发症之一。坏疽指糖尿病在下肢缺血的基础上继发皮肤感染，感染进一步加重导致肢体感染性坏死，主要表现为肢体末端（如脚趾等）发黑。在严重干性坏疽的基础上会继发感染变成湿性坏疽，造成整个足部蜂窝组织炎，发生贫血症或骨髓炎。糖尿病坏疽期是感染的一个终末状态，一旦发生坏宜，患者死亡率较高，应该引起重视。在照护过程中，针对糖尿病老年人，护理员要加强观察，发现局部组织颜色改变，出现皮肤淤黑，要警惕坏疽发生，应及时报告医生并通知家属做好心理准备。

五、猝死风险观察

世界卫生组织将猝死定义为平素身体健康或貌似健康的患者，在出乎意料的短时间内，因自身疾病而突然发生的死亡。猝死属于非常危急的疾病，事先没有任何症状，有些人，尤其是老年人会突然意外死亡。引起老年人猝死的原因很多，如中风性猝死、窒息性猝死、心源性猝死。流行病学调查发现，3/4的猝死由心血管病所致，所以面对患有严重心血管疾病及慢性阻塞性肺疾病的老年人，护理员和家属要高度重视猝死问题。

小　结

本章从老年人生命体征观察、身体情况观察、活动能力观察、智能及精神行为观察、安全风险观察等方面对老年人常见健康问题的观察与评估进行了全面的阐述。随着社会的进步和医疗技术的发达，我国人均寿命逐年提高，人口老龄化已成为全社会共同面临的问题。对于医务人员来说，运用现有的医疗护理评估、观察、监测手段，尽最大可能地提高老年人的生活质量，是我们现阶段的重要任务。本章将老年人常见健康问题及观察评估手段进行阐述，以期达到尽早、尽快发现老年人健康问题、防治疾病、推迟衰老进程的目的，促进老年人身心健康，安享幸福晚年。

思　考　题

1.简述徒手肌力检查分级标准。

2.简述疼痛的概念及常用的疼痛评估量表包括哪。

3.案例分析

患者，男性，王俊，60岁，因"反复咳嗽喘10余年，加重1年"开院就诊，既往有慢支病史，拟"慢支急性发作"收住入院，入院时神志清，步入病房，责任护士安置好床位并向患者做入院宣教，按入院护理常规测量生命体征。

请回答：

（1）该患者需要进行哪些方面的生命体征测量？

（2）该患者进行生命体征测量有哪些注意事项？

案例分析参考答案：

（1）王俊先生需要进行体温、脉搏、呼吸、血压等方面的生命体征测量。

（2）测量注意事项略。

（马潇斌　李桂玲）

第五章　老年人营养需求及饮食种类

导 学 目 标

● **基本目标**

1. 能够描述老年人营养素需求的重要性，列举营养素的种类和功能。

2. 能够概括老年人摄入营养素的需求。

3. 能够归纳老年人基本饮食和治疗饮食的特点。

4. 能够应用所学知识解决老年人常见的饮食健康问题。

● **发展目标**

1. 能够运用所学知识对老年人进行针对性的健康饮食指导。

2. 能够认识到充足营养素的摄入和正确饮食对老年人健康与护理的重要意义，培养健康饮食观念，关爱老年人。

随着社会和经济的发展，世界人口老龄化已经日趋明显。我国60岁以上的老年人占人口的14.9%以上，预测2025年升至20%，2050年达25%，老年人口总数将达到4亿。营养状态是机体健康水平的重要影响因素，它影响着人们身体的抵抗能力及生命的长短。老年人生活自理能力、咀嚼和消化能力、认知能力等正常生理机能在逐渐衰弱和减退，精神和心理状态不稳定，易罹患慢性疾病。为了促进老年人的身体健康，预防与减少老年慢性疾病的发生，应高度重视老年人的营养需求，进行合理膳食。

第一节 老年人营养素需求

案例5-1

李先生，65岁，既往体健，1个月前开始不思饮食，最近感乏力，习惯性夜间小腿抽筋，无恶心和呕吐，无胸闷胸痛。自发病起神志清，精神可，排便费力。

请回答：

1.李爷爷出现症状的原因是什么？

2.如何对李爷爷进行健康指导？

一、营养素的重要性

人类为了维持生命活动，必须从食物中摄取各种营养，营养的缺乏和过剩都可能引起机体的功能失调或诱发某些疾病。老年人一般体弱多病，其营养素需求与一般成年人存在个体差异。我国老年人营养不良问题十分严重，尤其是在养老服务机构中老年人发生营养不良的风险高于自助饮食老年人。为了保证老年人的合理营养，护理人员要掌握老年人的营养需求及饮食种类知识，对老年人进行科学的饮食照护。

二、营养素的种类与功能

（一）蛋白质

蛋白质是生命组成的最基本物质之一，是构成机体组织细胞的重要成分，其含量约占人体总固体量的45%，具有以下作用：①参与组织细胞的再生、更新和修复；②调节生理功能和参与物质代谢；③提供部分人体所需能量。人体每天所需能量有10%～15%来自蛋白质。

（二）脂　肪

脂肪是人体含热量最高的营养物质，也是机体细胞构成、转化和生长必不可少的物质。其主要功能是提供热能、保护内脏、维持体温、协助脂溶性维生素吸收、参与机体代谢等。尽管脂肪有多种功能和作用，但它在体内的含量是有限的。脂肪含量过多会影响健康，产生疾病。因此老年人脂肪的摄入量不宜过多，尤其需要控制饱和脂肪酸和胆固醇的摄入量。脂肪的适宜摄入量（AI）以占总能量的20%～30%为宜，饱和脂肪的供能不超过10%，每日食物中的胆固醇含量，不宜多于300 mg。

（三）碳水化合物

碳水化合物也称糖类，是人体热能量主要的来源之一，也是构成神经组织与细胞的主要成分，参与许多生命活动。老年人胰岛素对血糖的调节作用减弱，糖类和淀粉类食物不能摄入过量，过量容易使血糖过高，可影响蛋白质、无机盐、维生素的补充，导致营养不足、肥胖、糖尿病、高脂血症和心脑血管疾病，降低神经和肌肉的活动能力，易发生骨折，还可诱发某些癌症，使寿命缩短。因果糖易被吸收利用且不易转变为脂肪，老年人宜多食用水果等富含果糖的食物。

（四）矿物质

矿物质是人体必需的元素。人体含有钙、镁、磷、锰、铜、钾、钠、氯、铁、锌、钴、钼、硒、碘、铬等多种矿物质。虽然它们在人体内的量很少，但却是人体的必需组成部分。人体无法合成矿物质，必须从食物中摄取。摄取不足，会影响人体代谢活动；摄取过多，容易引起中毒，所以一定注意摄取要适量。老年人易缺乏的矿物质如下。

1. 钙

老年人对钙的吸收利用能力下降，钙的吸收率一般在20%左右，易缺钙出现骨质疏松、腰腿背痛等症状，尤其是老年女性，绝经后骨质丢失增加，对钙的需要量增加。我国营养学会推荐钙的推荐摄入量（RNI）为1 000 mg/ d，应以食物钙为主，牛奶及奶制品是最好的来源，其次为大豆及豆制品、深绿色叶菜、海带、虾皮等。钙的补充不宜过多，每日摄入钙的总量不应超过2 000 mg。

2. 铁

老年人对铁的吸收利用能力下降，易出现缺铁性贫血，其原因除铁的摄入量不足，吸收利用差外，还可能与蛋白质合成减少.维生素B_{12}、维生素B_6及叶酸缺乏有关，故铁的摄入量应充足。女性绝经后，对铁的需要量较年轻女性降低。老年男性和女性铁的RNI均为12 mg/d。应选择含血红素铁量高的食品，如动物肝脏、瘦肉、牛肉等，同时还应多食用富含维生素C的蔬菜、水果，以利于铁的吸收。

（五）维生素

维生素是维持人生命活动必需的物质，也是保持人体健康的重要物质。维生素在体内的含量很少，但在人体生长、代谢、发育过程中发挥着重要作用。老年人由于体内代谢和免疫功能降低，需要充足的各种维生素以促进代谢、延缓衰老及增强抵抗力。中国营养学会为老年人推荐的维生素摄入量与成年人基本一致，但老年人维生素D缺乏易导致骨质丢失，因此老年人需要增加维生素D的摄入量，65岁以后维生素D的RNI为15 μg/d。

（六）膳食纤维

膳食纤维又称粗纤维，是不易消化吸收的营养物质，富含膳食纤维的食物能增强肠蠕动，使排便的频率加快，防止便秘，还有降低血脂水平、稀释肠内有毒物质，对肥胖、高血脂、糖尿病、结肠癌等有一定预防作用，老年人应适当多食用。含膳食纤维的食物主要有五谷杂粮、果蔬等。

（七）水

水参与人体内新陈代谢全过程，是细胞和体液的重要组成部分。水不但把营养物质运入人体细胞内而且还把代谢产生的废物运出体外。水还对调节人体体温起着重要作用。而老年人对失水与脱水的反应较迟钝，对水分的要求高于中青年人。此外，水的代谢有助于其他物质代谢以及排泄代谢产物。故65岁以上老年人饮水量男性为1.7 L/d，女性为1.5 L/d；总摄入量（AI）男性为3.0 L/d，女性为2.7 L/d。有大量出汗、腹泻、发热等状态下还必须按情况增加水的摄入量。关键是老年人不应在感到口渴时才饮水，而应该有规律地主动饮水。

三、老年人摄取营养素的要求

（一）能量需求

老年人对能量的需求个体间差异很大，参加社会活动和自主活动多的老年人，能量需要也多。随着年龄的增长，对能量的需要量也逐渐减少。以轻体力劳动计，65～80岁老年男性能量需要量（EER）为2 050 kCal/d，女性为1 700 kCal/d；80岁及以上老年男性能量需要量为1 900 kCal/d，女性为1 500 kCal/d。

（二）合理营养需求

中国营养学会根据老年人生理特点和营养需求，在《一般人群膳食指南》的基础上制定了《中国老年人膳食指南》。其中推荐条目有：①少量多餐细软；②主动足量饮水；③积极户外活动；④延缓肌肉衰减；⑤维持适宜体重；⑥摄入充足食物；⑦鼓励陪伴进餐。

1. 摄入充足的食物

老年人每天应至少摄入12种及以上的食物。采用多种方法增加食欲和进食量，吃好三餐。饭菜应色香味美、温度适宜，包括主食、鸡蛋、牛奶、荤菜、蔬菜、水果和豆制品等。对于高龄老年人和身体虚弱以及体重出现明显下降的老年人，正餐摄入量可能有限，应注意加餐，常换花样，保证充足的食物摄入。进餐时间应相对固定，次数可采用三餐两点制或三餐三点制，每次正餐占全天总能量20%～25%，每次加餐的能量占5 %～10%。睡前1 h内不建议用餐喝水，以免影响睡眠。一些食量小的老年人，应注意在餐前和餐时少喝汤水，少吃汤泡饭。

（1）摄取足够优质蛋白质。人体蛋白质由20多种氨基酸组成，大约有一半是人体自身不能合成的或合成速度很慢的氨基酸，必须从食物中摄取，这些氨基酸是必需氨基酸。营养学上将含有必需氨基酸种类齐全、数量充足，并易于消化吸收的蛋白质称为优质蛋白。富含优质蛋白质的食品包括瘦肉、鸡蛋、鸡肉、鸭肉、鱼虾类、豆类、低脂牛奶等。老年人应：①进食足量的富含优质蛋白质肉类，如鱼肉、虾肉、禽肉、猪牛羊肉等。②天天喝奶：研究表明，牛奶中的乳清蛋白对促进肌肉合成、预防肌肉衰减很有益处。同时牛奶中钙的吸收利用率也很高。建议老年人多喝低脂奶及其制品，保证老年人每天能摄入300 g鲜牛奶或相当量的奶制品。乳糖不耐受的老年人可以考虑饮用低乳糖奶或食用酸奶。③每天吃大豆及豆制品：老年人每天应该进食一次大豆及豆制品，增加蛋白质摄入量。

（2）减少脂肪的摄入量。食物中的脂肪成分有两种，一种是饱和脂肪，另一种是不饱和脂肪，摄入大量饱和脂肪会使血液中胆固醇增高，增加罹患冠心病的机会。而如果摄入的食物中不饱和脂肪的成分较多，则会帮助老年人降低血液中的胆固醇含量，减少冠心病的发生或控制冠心病的加重。富含饱和脂肪的食物有畜产物、黄油、全脂奶、冰激凌、奶油和肥肉等。富含不饱和脂肪的食物有胡麻子油、红花子油、茶油、橄榄油、葵花子油、玉米油和大豆油等。老年人应减少脂肪的摄入量，进食富含不饱和脂肪的食物，一般脂肪摄入量控制在膳食总能量的20%～30%即可。

（3）选择多糖碳水化合物。碳水化合物是人体最容易消化吸收的、最重要的能源物质，其提供的能量占总能量56%～68%。碳水化合物分为单糖碳水化合物和多糖碳水化合物两部分。单糖碳水化合物除了供应热能以外，其他营养价值微不足道，包括糖、甜点类。单糖碳水化合物摄入过多，不仅有血糖升高的趋势，还会在体内转化为三酰甘油，诱发高脂血症。多糖碳水化合物主要由淀粉和膳食纤维组成。谷类、薯类、水果、蔬菜都是含多糖碳水化合物的食物。这一类食物供给人体的不仅仅是热能，还有膳食纤维、维生素、矿物质和蛋白质等。老年人活动量减少，对高热量食品的需求量下降，因此日常生活中，老年人应以米饭、面食、粗杂粮、水果和蔬菜为主，控制糖果和甜点的摄入。

（4）保证足量矿物质和维生素。老年人常受生理功能减退以及食物摄入不足等因素的影响，更易出现矿物质和某些维生素的缺乏。常见的营养缺乏有钙、维生素D、维生素A缺乏。老年人钙摄入不足易导致骨质疏松症，并且很容易发生骨折，老年女性更易发生。含钙较高的食品有牛奶、酸奶、乳酪、虾皮、骨刺柔软的小鱼、豆类等，豆腐中也含有少量钙质，其中，奶类不仅含钙量高，而且钙与磷比例合适，还含有维生素D、乳糖、氨基酸等促进钙吸收的因子，吸收利用率高，是膳食优质钙的主要来源。维生素D可促进钙的吸收，动物肝脏、鱼肝油、蛋黄等富含维生素D。经常晒太阳也是机体获取维生素D的重要途径。由于老年人户外活动减少，容易导致维生素D缺乏，必要时可口服药物治疗，中国营养学会推荐的剂量是每天10 μg。维生素A缺乏可导致夜盲症，主要食物来源是动物的肝脏、蛋黄、鱼肝油、牛奶、绿叶蔬菜、橙色蔬菜、水果等。

此外，合理利用营养强化食品或营养素补充剂来弥补膳食摄入的不足是营养改善的重要措施。强化食品的选择应看标签，如强化维生素和矿物质的奶粉、强化钙的麦片等。营养素补充剂包括单一或多种维生素和矿物质。老年人可根据自己身体需要和膳食状况，在营养师的指导下，选择适合自己的强化食品或营养素补充剂。

（5）摄入丰富的膳食纤维。膳食纤维是不易被人体吸收的营养素，但对促进人体消化和排泄有很重要的作用。膳食纤维可使肠道中的食糜增量、变软，促进肠道蠕动，加快排便速度，防止便秘。富含纤维素的食品能使人产生饱腹感，减少进食量，有助于调节血糖，预防糖尿病，还可减少消化过程中对脂肪的吸收，起到预防高血压、心脑血管病的作用。富含纤维素的食物有五谷杂粮、豆类、蔬菜和水果，建议老年人适量进食，但是不要过量，避免引起腹胀等不适。

2. 细嚼慢咽

老年人吃饭时细嚼慢咽，有很多好处：①通过牙齿细嚼，可以将食物嚼细磨碎，使食物有很大面积与唾液充分接触，促进食物更好消化，减轻胃肠负担，使营养物质吸收更好；②充分细嚼，可以促进唾液分泌，充分发挥唾液内溶菌酶的杀菌作用；③防止因咀嚼吞咽过快，使食物误入气管，造成呛咳或者吸入性肺炎甚至窒息；④老年人味觉敏感性显著下降，细嚼慢咽可以帮助老年人味觉器官充分发挥作用，提高味觉感受，更好地品味食物；⑤细嚼慢咽还可以使咀嚼肌肉得到更多锻炼，并有助于刺激胃肠道消化液的分泌。

3. 预防贫血

老年人贫血比较常见，铁摄入不足是造成贫血的一个重要原因，因此应该积极采取措施预防老年人贫血。①帮助老年人积极进食。增加主食和各种副食品的摄入，保证能量、蛋白质、铁、维生素B_{12}、叶酸和维生素C的供给，提供人体造血的必需原料。②合理调整膳食结构。一般来说，动物性食品中铁的吸收利用率高，维生素B的含量也丰富，因此老年人应注意适量增加瘦肉、禽、鱼、动物的肝脏、血等的摄入。此外，水果和绿叶蔬菜可提供丰富维生素C和叶酸，可促进铁吸收和红细胞合成，老年人应增加这些植物性食物的摄入。③浓茶、咖啡会干扰食物中铁吸收，因此在饭前、饭后不宜饮用。增加铁摄入还可选用铁强化食品和营养素补充剂。由感染性疾病及肿瘤等慢性疾病导致的老年人贫血，应在积极治疗原发病的同时，进行合理的营养支持，降低贫血的危害。

4. 积极参加户外活动

户外活动能够更好地接受紫外线照射，有利于体内维生素D合成，延缓骨质疏松和肌肉衰减的发展。老年人的运动量应根据自己的体能和健康状况随时调整，量力而行，循序渐进。注意事项：活动时安全第一；选择能够活动全身的项目；运动前、后要做准备或舒缓动作，不宜做负重憋气、用力过猛、旋转晃动剧烈的运动；运动持续时间不可过长，可分多次运动。一般建议每天户外锻炼1～2次，每次1 h左右，以轻微出汗为宜；或每天至少6 000步。

5. 延缓肌肉衰减

肌肉衰减综合征是与年龄增加相关的骨骼肌量减少并伴有肌肉力量和（或）肌肉功能减退的综合征。吃动结合、保持健康体重是延缓老年人肌肉衰减的重要方法。①吃：多吃富含优质蛋白质的动物性食物，尤其是猪牛羊肉、乳类及大豆制品，以及富含 n-3 多不饱和脂肪酸的海产品，如海鱼和海藻等。②动：增加户外活动时间、多晒太阳并适当增加摄入维生素D含量较高的食物，如动物肝脏、蛋黄等。身体状况允许还可以进行拉弹力绳、举沙袋等抗阻运动20～30 min，每周≥3次。活动时应注意量力而行，动作舒缓，避免碰伤、跌倒等事件发生。此外，可增加日常身体活动量，减少静坐或卧床。

6. 老年人主动足量饮水

正确的饮水方法是主动、少量、多次饮水，每次50～100 mL，建议清晨一杯温开水，睡前1～2 h一杯水，不应在感到口渴时才饮水，应养成定时和主动饮水的习惯。老年人每天的饮水量应不低于1 200 mL，以1 500～1 700 mL为宜。饮水首选温热的白开水，根据个人情况，也可选择饮用淡茶水。

7. 保持适宜体重

随着年龄增加，老年人骨质疏松发生率增加，脊柱弯曲变形，身高较年轻时缩短，而体内脂肪组织增加，使得 BMI 相应性升高。对于成人来说，$BMI \leq 18.5 \ kg/m^2$ 是营养不良的判别标准。老年人体重过低，会增加营养不良和死亡风险。因此老年人对体重的要求应给予个体化评价和指导。原则上建议65岁以上老年人 BMI 最好不低于 $20.0 \ kg/m^2$，最高不超过$26.9 \ kg/m^2$，另外尚需结合体脂和本人健康情况来综合判断。无论如何，体重过低或过高都对老年人健康不利。鼓励通过营养师的个性化营养状况评价和指导，判断体重的过低还是过高，并制订营养干预措施。老年人应时常监测体重变化，使其保持在一个适宜的稳定水平，如果没有主动采取减重措施，体重在30 d内降低5%以上，或6个月内降低10%以上，则应该引起高度注意，应到医院进行必要的检查。对于体重过低、消瘦虚弱的老年人，在积极治疗相关疾病的同时，可通过增加优质食物的摄入量，根据身体情况适量运动，调节心情以增进食欲，保证充足的睡眠等方式增加体重。体重明显过高的老年人，应适当增加身体活动量和适当控制能量摄入，循序渐进地使体重回归到适宜范围内。老年人切忌在短时间内使体重出现大幅度变化。

第二节　老年人饮食种类

一、常规饮食

常规饮食（routine diet in hospital）是按照不同疾病的病理和生理需要，将各类食物通过改变食物质地或改变烹饪方法配置而成的饮食。按其质地分为四种形式：普通饮食、软食、半流质饮食和流质饮食。

（一）普通饮食

普通饮食简称普食，与健康人饮食基本相同，是医院膳食应用中所占比例最高的一种膳食。

1. 适用范围及特点

主要适用于消化功能无障碍、饮食不限制的老年人。各种营养素均应充分均匀地供给，以达到平衡饮食的要求，不使患者住院期间因饮食配制不当而体重减轻。

2. 配置原则

（1）营养种类要齐全：各种营养素种类要齐全，数量要充足，相互间比例要适当。

（2）主副食品多样化：主副食品要多样化，烹调方法要保持美观可口，以增进食欲。

（3）合理分配食物量：一般早餐占全天总量的25%～30%，中餐占40%，晚餐占30%～35%。蛋白质每天60～70 g，其中动物性蛋白、豆类及豆制品占40%以上；脂肪每天70～90 g，其中含20 g左右的烹调用油；碳水化合物每天450 g左右，包括米、面等粮食。

（4）忌（少）用食物：辛辣刺激性食物及调味品，如辣椒、芥末、胡椒、咖喱等刺激性食物，少吃不易消化、过分坚硬以及易产气的食物，如油炸食物、动物油脂、干豆类。

（二）软　食

软食（soft diet）含纤维素少、便于咀嚼、比普食更容易消化，是介于普通饮食和半流质饮食之间过渡的一种饮食。

1. 适用范围及特点

软食适用于轻度发热，消化不良或吸收功能差，牙齿咀嚼不便，患胃肠道疾病的老年人，也可用于肛门、结肠、直肠术后以及痢疾、急性肠炎等恢复期患者。软食的特点是质地软、易咀嚼、少渣。

2. 配置原则

（1）力求碎烂细软：烹调时将食物切碎、煮烂，力求细软。

（2）平衡供给饮食：蛋白质、脂肪、碳水化合物按正常需要供给，每天3～4餐，以平衡饮食。

（3）补充足量维生素：蔬菜及肉类在切碎煮烂的过程中，会丧失许多维生素和矿物质，为预防维生素C及矿物质供给不足，应注意补充菜汁、果汁等。

（4）宜用食物：软食的主食应比普食更软烂，如包子、饺子、馄饨都可食用，但馅料应选用含膳食纤维少的蔬菜。副食应选择瘦嫩猪肉、羊肉或蛋类、鱼、虾、动物肝脏等。可剁成肉末，做成丸子或水蒸蛋等更为适宜。选择水果和蔬菜应选用含纤维少的，水果应去皮，做成水果羹或蒸烂后食用。

（5）忌（少）用食物：忌用煎炸、过于油腻的食物，如炸鸡；忌用生冷及含粗纤维多的蔬菜，如芹菜、韭菜、竹笋、榨菜、生萝卜、葱头等；忌用硬果类食物如花生仁、核桃、杏仁、榛子等，但制成花生酱、杏仁酪、核桃酪后可食用；忌用整粒的豆类、糙米、硬米饭；忌用刺激性的调味品，如辣椒粉、芥末、明椒粉、咖喱等。

（三）半流质饮食

半流质饮食（semi-liquid diet）简称半流食，是一种介于软食与流质饮食之间的过渡饮食。

1. 适用范围及特点

半流质饮食适用于发热、口腔疾病、胃肠消化道疾病、身体比较衰弱、缺乏食欲、咀嚼吞咽困难的老年人。半流食比较稀软，外观呈半流体状态，易于咀嚼和消化。

2. 配置原则

（1）蛋白质足量：蛋白质按正常量供给，各种营养素合理配比。

（2）食物多样化：做到食品多样和色、香、味俱佳，呈软、烂、稀状态。

（3）餐次合理安排：建议每隔2～3 h进食一餐，每天5～6餐，主食定量，全天不超过300 g。

（4）食品温热适度：食品温热要适度，避免过冷或过热。

（5）宜用食物：常用的半流质食物有肉末粥、蛋花粥、碎菜粥，包子、馄饨、面条、花卷，蒸蛋羹、牛奶、肉汤、酸奶、嫩豆腐，果汁、果泥、菜泥，嫩肉、嫩鱼片等。

（6）忌（少）用食物：忌用较硬且不易消化的食物，如粗粮、蒸米饭、煎饼等；忌用干豆类、大块肉类、大块蔬菜以及油炸食品，如炸丸子等；忌用辛辣刺激性调味品。

（四）流质饮食

流质饮食（liquid diet）简称流食，是一种呈液体状态，比半流质饮食更易于吞咽和消化的食物。

1. 适用范围及特点

流质饮食适用于高热、极度衰弱、无力咀嚼、口腔炎症、消化道急性炎症、食道狭窄、消化道出血、急性重症感染、胃肠手术术前准备和手术后的老年人。流质饮食极易消化，含渣很少，呈流体状态或在口腔内能融化为液体，是一种不平衡膳食，只能短期使用。

2. 配置原则

（1）能量供给不足：平均每日仅800 kCal左右，最多达到1 600 kCal。其中，浓流质能量最高，清流质最低。

（2）控制总量：建议每日总量为蛋白质65～70 g、脂肪55～60 g、碳水化合物260～270 g。病情允许下，可给予少量芝麻油、奶油、黄油和花生油等易消化的脂肪。

（3）少量多餐：每餐液体量200～250 mL，每日6～7次，如早餐7时、早点9时、午餐12时、午点15时、晚餐17时、晚点19时。

（4）短期食用：流质饮食供给机体的热量及蛋白质较少，营养素不均衡，长期食用会导致营养不良。

（5）宜用食物：常用流质饮食有米汤、肉汤、蛋花汤，过筛的豆浆与菜汤，牛奶、酸奶、藕粉、豆腐脑，果汁、各种菜汁等。如患者需要高能量，可以用浓缩食品，如奶粉、鸡茸汤等。

（6）忌（少）用食物：一切非流质的固体食物、含膳食纤维多的食物以及过于油腻、厚味、刺激性的食物均不宜选用。

二、治疗饮食

治疗饮食（therapeutic diet）也称成分调整饮食，是根据患者不同的病情调整营养素，以满足不同疾病治疗对营养素的需求，达到治疗疾病和促进健康目的的一种饮食。

（一）高能量膳食

1. 适用范围及特点

消瘦或体重不足者、营养不良者、甲状腺功能亢进者，以及癌症、严重烧伤和创伤、高热、肿瘤、体力消耗增加者。此类饮食所含的能量高于正常人普通饮食标准。

2. 配置原则

（1）增加总能量：增加能量摄入量时应循序渐进，避免造成胃肠功能紊乱，少量多餐，每天能量供给量以增加300 kCal为宜。

（2）增加主食量：最大可能地增加主、副食量，以增加能量供给。

（3）平衡饮食：为保证能量充足，饮食应有足量的碳水化合物、蛋白质，适量的脂肪，同时也需要相应增加矿物质和维生素的供给，尤其是提高与能量代谢密切相关的B族维生素的供给量，补充维生素A与钙的摄入，降低胆固醇和精制糖的摄入量。

（4）宜用食物：各类食物均可食用，加餐以面包、馒头、蛋糕、牛乳、藕粉、马蹄粉等含能量高的碳水化合物类食物为佳。

（5）忌（少）用食物：无特殊禁忌。

（二）低能量膳食

1. 适用范围及特点

需减重的患者，如单纯性肥胖；需减少机体代谢负担而控制病情的患者，如糖尿病、高血压、高脂血症、冠心病等。此类饮食所含的能量低于正常人普通饮食的标准。

2. 配置原则

（1）限制总能量：每日能量摄入量比平日减少500～1 000 kCal，减少量需根据患者具体情况而定，但每日总能量摄入量不应低于1 000kCal，以防体脂动员过快，引起酮症酸中毒。

（2）平衡膳食：由于限制总能量，蛋白质在膳食中的供能比相应提高，占总能量的15%～20%左右，保证蛋白质供给不少于1 g／（kg·d），且优质蛋白质应占50%以上；碳水化合物的供能比占50%左右，应尽量减少精制糖的供给；脂肪的供能比一般应占20%左右，胆固醇的摄入量应控制在300 mg/d以下。

（3）充足的矿物质、维生素和膳食纤维：使用制剂进行矿物质和维生素供给，如铁、钙、维生素B_1，多食用富含膳食纤维的蔬菜和低糖的水果，必要时可选用琼脂类食品，以增加老年人的饱腹感。

（4）适当减少食盐摄入：老年人体重减轻后可能会出现水钠潴留，所以应适当减少食盐的摄入量，一般不超过5 g/d。

（5）增加运动：活动量不宜减少，否则难以达到预期效果。并注意饮食与心理平衡，防止出现神经性厌食症。

（6）宜用食物：谷类、乳类、蔬菜、水果和低脂肪富含蛋白质的食物，如瘦肉、禽类、蛋、脱脂乳、豆类及豆制品等，宜用蒸、煮、拌、炖等烹调方法。

（7）忌（少）用食物：肥腻的食物和甜食，如猪油、牛油、奶油等，花生、糖果、甜点、白糖、红糖、蜂蜜等。忌用油煎、油炸等烹调方法。

（三）高蛋白质饮食

1. 适用范围及特点

适用于明显消瘦、营养不良、创伤、烧伤、手术前后、低蛋白血症、慢性消耗性疾病患者，其他消化系统炎症的恢复期，以及孕妇、乳母、生长发育期儿童。此类饮食所含的蛋白质高于正常人普通饮食的标准。目的是使蛋白质更好地被机体利用，同时需要适当增加能量的摄入量，以防止蛋白质分解供能。

2. 配置原则

（1）足够能量：在原来饮食的基础上增加能量摄入，以25～30 kCal/kg为宜。

（2）平衡膳食：每日蛋白质供给量可达15～2.0 g/kg，成人每日摄入量宜100～200 g；碳水化合物宜适当增加，以保证蛋白质的充分利用，以每日400～500 g为宜；脂肪适量，以防血脂升高，每日60～80 g。

（3）充足的矿物质和维生素：高蛋白质饮食会增加尿钙排出，易出现负钙平衡，故饮食中应增加钙的供给量，如选用富含钙的乳类和豆类食品；长期的高蛋白质膳食，应及时增加维生素A和B族维生素供给量；贫血患者还应注意补充富含维生素C、维生素K、维生素B_{12}、叶酸、铁、铜等的食物。

（4）循序渐进加量：视病情需要及时调整，推荐的饮食中的热氮比为（100～200）kCal：1 g，有利于减少蛋白质分解供能。

（5）宜用食物：选用蛋白质含量高的食物，如瘦肉、鱼类、蛋类、乳类、豆类，以及富含碳水化合物的食物，如谷类、薯类、山药、荸荠、藕等，并选择新鲜蔬菜和水果。

（四）低蛋白质饮食

1. 适用范围及特点

适用于急、慢性肾炎，急、慢性肾功能不全，肝性脑病或肝性脑病前期患者。饮食中蛋白质含量较普通饮食低，目的是减少体内代谢产物，减轻肝、肾负担。

2. 配置原则

（1）足够能量：充足的能量供给可节省蛋白质的消耗，减少机体组织的分解。选用含蛋白质较低的食物，如小麦淀粉、马铃薯、甜薯、芋头等代替部分主食，以减少植物性蛋白的来源。

（2）限制蛋白摄入：蛋白质需要量根据肝、肾功能而定，一般每日摄入量不超过40 g。肝功能衰竭的患者应选择含高支链氨基酸、低芳香族氨基酸的豆类食品，避免动物类食物；肾衰竭的患者应尽量选择含必需氨基酸丰富的食物，如蛋、乳、瘦肉类等。病情好转后需逐渐增加摄入量，否则不利于疾病康复。

（3）充足的矿物质和维生素：供给充足的蔬菜和水果，矿物质供给随病情进行调整，水肿的患者需限制钠的供给。

（4）改善烹饪，促进食欲：患者食欲普遍较差，应注意烹调的色、香、味、形和食物的多样化，以促进食欲。

（5）宜用食物：蔬菜类、水果类、糖、植物油以及小麦淀粉、马铃薯、甜薯、芋头等含蛋白质较低的食物。

（6）忌（少）用食物：含蛋白质丰富的食物。在蛋白质限量的范围内，肾病可适当选用蛋、奶、肉类等，肝病可选用豆类及豆制品。

（五）低脂肪饮食

1. 适用范围及特点

适用于急、慢性肝炎，急、慢性胰腺炎，胆囊炎，胆石症等；脂肪消化吸收不良患者、肥胖症、高血压、冠心病、血脂异常者。此类饮食中脂肪含量较低，目的是减少饮食中脂肪的摄入量，改善脂肪代谢紊乱和吸收不良而引起的各种疾病。

2. 配置原则

（1）减少脂肪摄入量：根据患者不同病情，限制脂肪供能比，必要时采用完全不含脂肪的纯碳水化合物饮食。临床上低脂肪饮食分三种：①轻度限制脂肪饮食，脂肪供能不超过总能量的25%，脂肪总量每日不超过50 g；②中度限制脂肪饮食，脂肪供能占总能量的20%以下，脂肪总量每日不超过40 g；③严格限制脂肪饮食，脂肪供能占总能量的10%以下，脂肪总量每日不超过20 g。

（2）充足的矿物质和维生素：限制脂肪易导致多种营养素的缺乏，应注意在饮食中及时补充必需脂肪酸、维生素、矿物质等营养素。

（3）改善烹饪方式：选择蒸、煮、炖、煲、熬、烩、烘等烹调方式，减少烹调油用量，禁用油煎、油炸的烹调方式。

（4）宜用食物：瘦肉类、禽类、鱼类、谷类、蛋类、脱脂乳制品、豆类、薯类、各种蔬菜和水果。

（5）忌（少）用食物：含脂肪高的食物，如肥肉、肥瘦肉、坚果、蛋黄、油酥点心、全脂乳及其制品、油煎炸的食品等。

（六）低盐饮食

1. 适用范围及特点

适用于肝硬化腹水、心功能不全、肾脏疾病、高血压、水肿、先兆子痫、用肾上腺皮质激素治疗的患者等。饮食中限制钠含量，以减轻水钠潴留。临床上限钠饮食一般分为三种：①低盐饮食，每日供钠1 500 mg左右；②无盐饮食，每日供钠1 000 mg左右；③低钠饮食，每日供钠不超过500 mg左右。

2. 配置原则

（1）钠的用量根据病情调整：如肝硬化腹水患者，开始时可用无盐或低钠膳食，然后逐渐改为低盐膳食，待腹水消失后，可恢复正常饮食。

（2）改善烹饪方式：限钠（盐）膳食味道较乏味，应改进烹调方式以提高患者食欲。可采用番茄汁、芝麻酱、糖醋等调味，或用原汁蒸、炖法以保持食物本身的鲜味。烹调时还应注意食物的色、香、味、形，尽量引起食欲。

（3）慎重限钠：针对高龄、贮钠能力迟缓、心肌梗死的老年人，或回肠切除术后、黏液性水肿和重型甲状腺功能低下合并腹泻的患者，限钠应慎重，根据血钠、血压和尿钠排出量等临床指标确定限制程度。

（4）宜用食物：谷薯类、畜禽肉类、鱼虾类和乳类、豆类及其制品、蔬菜水果类。

（5）忌（少）用食物：各类腌制品，各类调味品等。

小 结

本章从老年人营养素种类和功能、营养素的需求、常规饮食和治疗饮食的特点等几个方面进行了全面的阐述。老年人健康营养需求体现在以下几个方面：摄入充足食物；少量多餐细软；主动足量饮水；积极户外活动；延缓肌肉衰减；维持适宜体重；鼓励陪伴进餐。饮食种类分为常规饮食和治疗饮食，需要根据患者病情进行正确选择，以达到补充能量、平衡膳食和摄入足量营养素、辅助治疗的目的。

思 考 题

1. 简述营养素的种类和作用。

2. 简述常规饮食的种类及适用人群。

3. 案例分析

李奶奶，63岁，诊断为2型糖尿病入院，会计师，既往高血压病史4年，日常无运动习惯，身高1.65 cm，体重62 kg。

请回答：

（1）该患者需要采用哪种饮食种类？

（2）请对该患者的饮食和生活方式提出合理建议？

案例分析参考答案：

（1）低盐+低脂饮食。

（2）2型糖尿病应采用低脂肪、低胆固醇饮食，少吃含糖多的食物和水果，有高血压为控制血压应限制盐的摄入，积极参加户外活动，避免久坐不动。

（安子薇　田建丽）

第六章　老年人常见冲突和压力

老年人在日常生活中经常会遇到各方面的冲突，护理人员要采取不同的处理方法，及时缓解老年人的冲突，让老年人安度晚年。

第一节　老年人常见冲突和处理方法

一、老年人与子女间的冲突与处理

（一）与子女的冲突

老年人处于生理和心理老化的时期，如果没有很好地进行调节，有些老年人可能承受不了衰老带来的挫折。他们可能会怨恨自己没有达到人生目标，可能会抱怨对子女的辛苦付出没有得到相应的回报，常回忆过去，好发牢骚、指责别人，并且常把这种对自我的不满转换成对儿女的敌意和苛求，表现得倔强、固执。因为他们对子女要求太多，使子女常处于无可奈何的境地而发生冲突。

（二）处理方法

面对老年人与子女的冲突，护理人员要谨慎分析，小心处理。做到慎聊闲言，忌传闲话，不要在老年人面前议论子女是非，更不要在子女间传话，以免引起矛盾，影响老年人家庭和谐。

|知|识|链|接|

代际关系

　　代际关系通常是指老年人和青年人，如家中祖父辈、父辈与儿女或孙辈之间的关系。相关研究显示，代际关系对老年人心理健康有着重要的影响，和睦团结的代际关系有利于老人的心理健康，提升老人自尊、自信，提升幸福感和满意度，使他们感到对生活的满足。反之，冲突、矛盾的代际关系会增加老人心理痛苦和孤单。从心理学角度上说，建立和睦代际关系要求老人提高自我调适能力，成年子女善尽孝道，实现亲子良好沟通和协调。同时，社区应承担起"预防为主"的心理保健工作，是对维护和提高老人心理健康的有效途径和保障。

参考文献：

杨晶晶，郑涌.代际关系：老年心理健康研究的新视角[J].中国老年学杂志，2010，30（19）：2875-2878.

二、老年人与老年人的冲突与处理

（一）与老年人的冲突

　　有些老年人在既往生活中养成了些吸烟、喝酒、不注意卫生、生活邋遢等不良习惯，入住养老机构以后依然倚老卖老、我行我素、固执己见，与其他老年人相处不融洽，因而发生矛盾与争吵，导致老年人与老年人之间出现冲突。

（二）处理方法

　　面对老年人之间的冲突，护理人员要对所有老年人一视同仁，公平对待，决不偏袒、疏远任何一方；按照每个人喜好的沟通方式，多夸奖，少指责，让老年人体会到理解和尊重，引导老年人顺情、合群。

三、老年人与照护者的冲突与处理

（一）与照护者的冲突

　　有些老年人自己生活不能自理，却不尊重照护他的护理人员，经常横挑鼻子竖挑眼，吃了说没吃，喝了说没喝，甚至怀疑、诬陷护理人员偷了他的钱，吃了他的东西，抱着监视和敌对的态度盯着护理人员的一举一动，有时还会故意在子女面前制造事端，让子女找护理人员吵架，为自己出气。还有一些老年人对护理人员要求过高，甚至认为自己出了护理费，所有自己做不到的事情苛求护理人员必须面面俱到，轻则吵闹，重则上告，常使护理人员非常委屈。

（二）处理方法

人与人之间交往沟通的重要渠道是通过语言，若是语言具有亲和力和感染力，就会拉近人与人之间的距离，打破人与人之间的隔阂，给人以安全和信任的感觉。老年人情绪不稳定，多是衰老和疾病所致，护理人员要心怀坦荡，冷静面对，做到不卑不亢，以自己高尚无私、真诚善良的情怀和稳重踏实的工作作风，去化解老年人的偏见，赢得老年人及家属的信任和理解。在相互信任的基础上，建立高质量的人际关系。切忌直言顶撞，冷嘲热讽，没完没了地唠叨。

第二节　老年人常见压力和处理方法

一、老年人惧怕衰老的压力与处理

（一）惧怕衰老的表现

随着年龄的增长，老年人不仅器官功能下降，体态容貌也发生了改变，如白发、脱发、肥胖、视物不清、听力下降、反应迟钝、全身无力、腿脚不灵等。对照以前风华正茂的照片，回忆一去不复返的年轻时代，有些老年人对衰老的客观事实既惧怕又无奈，由此而生"日落西山"的凄凉，极易导致抑郁情绪。这种抑郁情绪一般比较顽固，很容易让老年人丧失生活的兴趣，严重者可能产生自杀的倾向和行为。

（二）处理方法

为了缓解老年人惧怕衰老的压力，护理人员在对老年人进行观察时，要多了解老年人的阅历，从中发现老年人有意义的人生，以尊重和欣赏的态度去肯定老年人过去的辉煌，多讲老年人的好。例如，护理人员可以说："非常羡慕您，希望我老了，也能像您一样，那么帅，那么漂亮，那么干净，那么有朝气。"表扬和赞赏可以驱散阴霾，带给老年人快乐生活的自信和勇气。

二、老年人惧怕疾病的压力与处理

（一）惧怕疾病的表现

老年人由于各组织器官发生退行性病变，免不了发生一些头晕目眩、食欲不振、腰酸腿痛、体力不支、睡眠不良，偶有胸闷、大便干结或稀便等症状。这些问题对心理正常的老年人来讲，只要认识到这是衰老的表现，到医院做检查，听从医生建议适当用药，对症处理就好。但是对某些老年人来讲，这些症状就是极大的威胁，总以为自己患了不治之症，天天跑医院、做检查，求医换药不断，大有不查出点问题来誓不罢休的阵势。这些过度的敏感，常使老年人焦虑、惶恐，精神长期处于紧张状态。

（二）处理方法

尽管很多慢性病都会给老年人带来痛苦，但是多数老年人最惧怕的还是癌症。而大多数癌症的症状特点是持续性、进行性加重，逐渐伴有无力、贫血、消瘦等表现。如果出现这样的症状，护理人员一定要提醒老年人尽快进行诊断治疗。而面对过度敏感的老年人，护理人员要以自己的专业知识疏导老年人心理。可以利用转移法，根据老年人兴趣，把注意力由单纯地过度关注自己的身体，转移到其他事物上来。例如，启发老年人在自己能力范围内去做一些其他事情，或者鼓励他去为他人服务，在发挥爱好和为他人服务的过程中，实现自我价值，排解压力。

三、老年人惧怕孤独的压力与处理

（一）惧怕孤独的表现

老年人在没有退休前，天天忙于工作，与社会接触较多，人际关系较广，工作中的成绩也给他们带来极大的成就感。而退休后的老年人逐渐地远离了社会，形成了孤独的生活习惯和行为模式，并默默地承受孤独带来的痛苦。孤独是老年人最常见的一种心理问题，其主要表现是自我评价过低，生存意识消极，经常对现实不满、抱怨。长此以往，老年人会加强对自我行为的约束、强化自我内心的封闭。这类老年人既希望得到别人的关心照顾，又害怕过分期待而出现过大的心理落差和失望，于是常常拒绝与他人交往，变得行为孤独、性情孤僻，与周围人的距离越来越远。

（二）处理方法

为了使老年人摆脱孤独，护理人员要在生活上给予照顾，精神上给予呵护。多陪伴，多倾听，了解他们需要什么、喜欢什么，根据他们的喜好陪他们听音乐、看电视，有条件时可组织一些集体活动，让老年人在活动中扩大人际交往，增添生活乐趣。

四、老年人惧怕死亡的压力与处理

（一）惧怕死亡的表现

受身体逐渐衰老的影响，老年人盼望长寿的愿望会越来越强烈。他们爱听别人关于自己身体健康的恭维话，惧怕谈论死亡，听说老同事去世很受刺激，会使本已比较脆弱的心理更加脆弱。他们情绪悲观，害怕经过墓地，怕听到哀乐，甚至害怕夜晚，害怕睡在床上再也醒不过来，而时刻需要他人陪伴。

（二）处理方法

死亡蕴含在生命之内，是宇宙间的有生之物必经的阶段。人是一种生物，自然逃脱不掉死亡的命运，无论是接受还是不接受，死亡都会在某个时刻来临。每个人都无法逃脱死亡，大多数人对死亡都充满了恐惧。年轻人如此，老年人也如此。面对惧怕死亡的老年人，护理人员首先自己要树立正确的死亡观，以平静的心态正视死亡，以高度的同情心关心老年人。平时尽量多讲老年人身体健康的恭维话；多举一些其他老年人尽管患有很多疾病，依然很长寿的例子；多让老年人参与一些娱乐活动，以分散他们的注意力，排解他们的惧怕心理。

小　结

老年人常见冲突主要是与子女之间的冲突，其次为与其他老年人和照护者之间的冲突。护理人员要采取不同的处理方法，及时缓解老年人的冲突，让老年人安度晚年。老年人的压力主要体现在惧怕衰老、疾病、孤独和死亡，进而出现各种心理问题，护理人员应注意观察老年人心理状况，运用专业知识疏导老年人心理，关爱老年人，在生活上给予照顾，精神上给予呵护。

思考题

1. 简述老年人常见冲突的种类和处理方法。

2. 案例分析

李先生，60岁，自从2年前发生了急性心肌梗死后，轻微活动就出现胸闷、气促，以前最喜欢四处旅游，但是现在一直在家，精气神很差，常自怨自艾，因一点小事就与子女吵架。

请回答：

（1）李先生目前存在哪些问题和压力？

（2）如何进行处理？

案例分析参考答案：

（1）李先生存在与子女的冲突，由于疾病的压力，活动不便长期在家导致抑郁、孤独。

（2）子女要多关心老人心理状况，耐心交流，多陪伴，多倾听，多给予夸赞和精神支持。老人应多参加一些力所能及的集体活动，让老年人在外出活动中扩大人际交往，增添生活乐趣，改善抑郁和孤独情况。

（安子薇　田建丽）

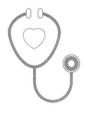

第二篇　老年人生活护理

第七章　老年人清洁护理

第一节　日常梳洗

老年人日常常规梳洗是指晨起及睡前为老年人进行局部的身体清洁及照料服务。对面部、手足等部位进行清洁，有助于清除脱落的皮屑、污物、微生物，从而降低感染的概率，同时维持老年人整洁舒适。

其他操作还包括梳头、洗头、头部按摩等，男性老年人还需定期剃须。夏秋季天气炎热容易使老年人头发黏腻，春冬季天气干燥，容易使头发毛躁，适当的洗头、梳头和按摩不仅可以保持头部的清洁美观，还能够促进头部血液循环、醒脑提神。

一、老年人日常梳洗内容及原则

晨起常规梳洗包括洗脸、洗手、剃须、梳头等内容，睡前梳洗还应该包括洗脚，从而促进老年人睡眠。除常规的晨起及睡前梳洗内容外，还应该包括洗头、修剪指甲、更换衣物等。一般而言，对具有日常生活活动能力的老年人，鼓励老年人自己动手完成晨起及睡前梳洗，护理人员在保障安全的前提下做到离手不离眼，随时准备协助老年人；对半自理的老年人，护理人员协助完成；对完全不能自理的老年人，护理人员给予完全照料。

二、日常梳洗过程的观察要点

（一）意识状态

日常梳洗过程中要随时观察老年人的意识状态，当老年人出现嗜睡、答非所问、烦躁、兴奋过度、突然间意识丧失等，要立即查找原因，排除疾病相关因素，拨打"120"或是呼叫医生。

（二）皮肤情况

皮肤是人体最大的器官，由表皮、真皮和皮下组织构成，还包括毛发、皮脂腺、汗腺和指（趾）甲。皮肤的新陈代谢十分迅速，如不及时清除可降低皮肤抵抗力，成为细菌的入侵门户，造成各种感染。因此，在老年人日常梳洗过程中应特别注意观察皮肤情况，特别是褶皱部位（如腋下、耳后、臀部等），观察完整性及温度、颜色，发现异常及时报告医生或家属。

三、老年人晨起常规梳洗

（一）操作前准备

（1）向老年人做好解释并取得配合。

（2）老年人准备

①选择老年人身体状况良好、情绪稳定时进行。

②根据需要协助老年人排尿、排便。

（3）护理人员准备：衣帽整洁，修剪指甲，洗手。

（4）用物准备：脸盆（内盛半盆约38～40℃的温水）、毛巾、香皂、润肤油、梳子。

（5）环境准备：调节室温至24℃以上，湿度为50%～60%，关好门窗。

（二）操作步骤

（1）携用物至房间，置于床旁。

（2）再次与老年人沟通，取得配合，协助老年人采取适当体位。

（3）坐位洗脸

①协助老年人取坐位，身体前倾，稍低头，将毛巾围在老年人胸前，一手扶助老年人肩膀，另一手用温水湿润老年人面部，如图7-1所示。

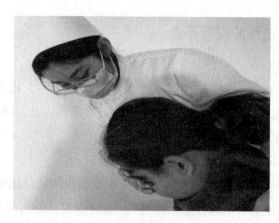

图7-1　坐位洗脸

②护理人员手部涂擦香皂后揉搓老年人面部，重点部位包括口周、鼻翼两侧、额头、眼角、面颊及耳后。

③护理人员手部反复蘸清水洗掉老年人面部皂液。

④取胸前的干毛巾擦干面部。

4.仰卧位洗脸

①让老年人头偏向一侧，将毛巾铺在枕头上和颈前。

②清水湿润毛巾并拧干，按照眼内眦—眼外眦—前额—脸颊—鼻部—耳后—颈部的顺序擦洗。

③涂皂液，按照相同顺序再擦洗一遍。

④清水擦洗，去除皂液。

⑤毛巾擦干面部。

5.洗手

①护理人员协助老年人一只手放在脸盆中，完全浸湿后抬起。

②护理人员为湿润的手涂擦香皂，重点部位为手掌、手背、手指缝、手指尖及手腕。

③再次将老年人的手浸没在水盆中，彻底清洗皂液。

④同法清洗另外一只手。

（6）护肤：护理人员取适量润肤油于掌心，揉开后均匀抹在老年人的面颊部及双手。

（7）梳头

①坐位梳头时护理人员协助老年人取坐位，将毛巾围在老年人胸前，将头发散开；一手压住发根，另一手梳理头发至整齐。

②头发较长不易梳理时应分段梳理，先梳理靠近发梢的一段，梳通后再由发根部

梳理至发梢。

③卧位时护理人员一手托起老年人头部，另一手将毛巾铺于枕头上，协助老年人头偏向一侧，按照上述方法进行梳理，梳完一侧后梳另外一侧。

④整理成老年人喜好的发型，撤去毛巾，将毛巾上的头屑、脱落头发等抖落于垃圾桶内。

（三）操作后处理

（1）整理床单位，倾倒污水。

（2）清洗毛巾，晾干备用。

（四）注意事项

（1）脸盆摆放平稳，以免打湿衣物。

（2）清洗时间要适宜，不可遗漏重要部位，也不可使皂液溅入眼睛、嘴巴。

（3）水温不可过高，以免烫伤。

（4）梳理头发时动作要轻柔，不可强拉硬拽。

（5）操作过程中随时观察老年人的反应，出现异常立即停止操作。

四、老年人夜间常规梳洗

（一）操作前准备

（1）向老年人做好解释并取得配合。

（2）老年人准备

①选择老年人身体状况良好、情绪稳定时进行。

②根据需要协助老年人排尿、排便。

（3）护理人员准备：衣帽整洁，修剪指甲，洗手。

（4）用物准备：2个水盆（内盛半盆约38～40℃的温水）、2条毛巾、香皂、润肤油、梳子。

（5）环境准备：调节室温至24℃以上，湿度为50%～60%，关好门窗。

（二）操作步骤

（1）携用物至房间，置于床旁。

（2）再次与老年人沟通，取得配合，协助老年人采取适当体位。

（3）洗脸、洗手、护肤、梳头步骤同上。

（4）洗脚

①评估老年人脚部皮肤的完整性是否良好、有无腿部疾病。

②排除上述情况后将老年人双脚放于洗脚盆中，询问水温是否合适。

③泡脚10 min，注意观察老年人有无不适反应。

④抬起一只脚涂擦皂液，重点部位包括脚底、脚背、脚趾缝、脚踝，如图7-2所示。

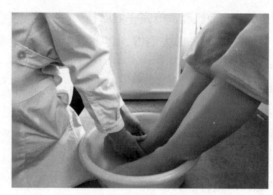

图7-2　搓洗足底、足背

⑤将脚浸没在水中，冲净皂液，同法清洗另一只脚。

⑥抬起、擦干，擦润肤油。

（三）操作后处理

（1）整理床单位，倾倒污水。

（2）清洗毛巾，晾干备用。

（四）注意事项

（1）洗脚水温不可过高，以免烫伤。

（2）泡脚时间不宜过程，以免引发老年人血压变化。

五、修剪指甲

（一）操作前准备

（1）向老年人做好解释并取得配合。

（2）老年人准备

①选择老年人身体状况良好、情绪稳定时进行。

②根据需要协助老年人排尿、排便。

（3）护理人员准备：衣帽整洁，修剪指甲，洗手。

（4）用物准备：指甲刀、纸巾。

（5）环境准备：室内环境整洁，温湿度适宜。

（二）操作步骤

（1）携用物至房间。

（2）再次与老年人沟通，取得配合，协助老年人采取舒适体位。

（3）在老年人手（或足）下铺垫纸巾。

（4）一手握住老年人的一根手指，另一手持指甲刀修剪指甲，逐一修剪，保留指甲长度1～1.5 mm为宜，如图7-3所示。

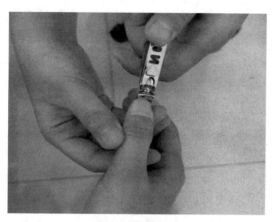

图7-3　修剪指甲

（5）用指甲锉逐一修掉毛刺，使指甲边缘光滑。

（6）修剪完手指甲后修剪脚指甲，方法同上。

（7）手指甲可圆剪，脚指甲应平剪。

（三）操作后处理

（1）包裹好指甲碎屑，扔进垃圾桶。

（2）指甲刀放回原位。

（四）注意事项

（1）老年人指甲较硬时可先用温水浸泡或湿热毛巾包裹5 min再修剪。

（2）修剪后之间不宜过短，以免误伤皮肤。

（3）修剪后的指甲应边缘光滑、无毛刺。

（4）手指圆剪，脚趾平剪，长度与指端平齐或略短。

六、剃　须

（一）操作前准备

（1）向老年人做好解释并取得配合。

（2）老年人准备：

①选择老年人身体状况良好、情绪稳定时进行。

②根据需要协助老年人排尿、排便。

（3）护理人员准备：衣帽整洁，修剪指甲，洗手。

（4）用物准备：电动剃须刀、毛巾、湿热毛巾（必要时）。

（二）操作步骤

（1）携用物至房间，置于床旁。

（2）再次与老年人沟通，取得配合，协助老年人采取舒适体位。

（3）完成老年人晨起洗脸。

（4）一手持电动剃须刀，另一手向脸颊外部轻推皮肤，使剃须部位皮肤紧绷。打开剃须刀开关，由一侧向另外一侧依次剃须，如图7-4所示。

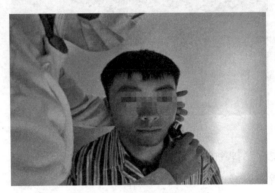

图7-4　为男性老年人剃须

（5）剃须完毕用毛巾轻拭剃须部位。

（6）关闭开关，除去毛巾。

（三）操作后处理

（1）整理床单位，协助老年人采取舒适体位。

（2）清理电动剃须刀的碎屑，清洁干净后放回原位。

（3）清洗毛巾，晾干备用。

（四）注意事项

（1）胡须较为坚硬时可用温湿热毛巾热敷5 min。

（2）操作过程中随时观察老年人的反应，出现异常立即停止操作。

七、老年人坐位洗头

（一）操作前准备

（1）向老年人做好解释并取得配合。

（2）老年人准备

①选择老年人身体状况良好、情绪稳定时进行。

②根据需要协助老年人排尿、排便。

（3）护理人员准备：衣帽整洁，修剪指甲，洗手。

（4）用物准备：脸盆、暖水瓶（内盛38～40℃的温水）、小水勺、毛巾、洗发露、方凳、吹风机。

（5）环境准备：调节室温至24℃以上，湿度为50%～60%，关好门窗。

（二）操作步骤

（1）携用物至房间，盛好温水的脸盆置于方凳上。

（2）再次与老年人沟通，取得配合

（3）协助老年人采取坐位，双手紧紧扶住方凳两侧，上身前倾使头部位于脸盆正上方，低头闭眼，肩部围毛巾。

（4）洗头

①护理人员一手用小水勺缓慢将温水倾倒于老年人头部，一手轻轻揉搓头发，使全部头发淋湿。

②取适量洗发露于掌心，轻轻揉搓至起泡，双手指腹轻轻揉搓头发，沿发梢至发根的方向将泡沫全部涂抹在老年人的头部。

③按摩头皮：双手十指稍弯曲，用指腹自前额发际按摩至枕部，约10次。

④更换温水2～3次，反复用小水勺冲洗头发，直到洗发液全部洗净。

（5）擦干及梳理

①用毛巾擦干老年人面部水分后用毛巾包裹住老年人头发，协助老年人起身，采取舒适体位。

②充分擦干头发，之后用吹风机吹干。

③梳理头发至整齐，方法参考"日常常规梳洗"。

（三）操作后处理

（1）整理床单位，倾倒污水。

（2）清洗毛巾，晾干备用。

（3）其他各个物品放回原处。

（四）注意事项

（1）脸盆摆放平稳，以免打湿衣物。

（2）洗发过程随时观察老年人的状态，若不能坚持低头坐位应及时调整洗头方式，保证老年人安全。

（3）洗发过程应温柔且迅速，防止老年人着凉或摔倒。

七、仰卧位洗头

（一）操作前准备

（1）向老年人做好解释取得配合。

（2）老年人准备

①选择老年人身体状况良好、情绪稳定时进行。

②根据需要协助老年人排尿、排便。

（3）护理人员准备

①衣帽整洁，修剪指甲，洗手。

②评估老年人身体状况、是否适合卧位洗头。

（4）用物准备：床上洗发器、暖水瓶（内盛38～40℃的温水）、洗发露、毛巾2条、污水桶、吹风机。

（5）环境准备：调节室温至24℃以上，湿度为50%～60%，关好门窗。

（二）操作步骤

（1）携用物至房间，置于床旁。

（2）再次与老年人沟通，取得配合，协助老年人采取舒适卧位。

（3）放置洗发器

①向内翻折老年人衣领，使颈部充分暴露。

②一手托起老年人头部，另一手在头部及肩部下铺平一条毛巾。

③在洗发器颈部凹槽处铺上毛巾，将洗发器放于老年人头部正下方，使老年人颈部正好处于凹槽中。

④将洗发器的排水管至于污水桶中。

（4）洗头

①护理人员一手遮挡住外耳，一手缓慢倾倒温水，边倒水边揉搓头发使头发全部淋湿。

②取适量洗发露于掌心，轻轻揉搓至起泡，双手指腹轻轻揉搓头发，沿发梢至发根的方向将泡沫全部涂抹在老年人的头部。

③按摩头皮：双手十指稍弯曲，用指腹自前额发际按摩至枕部，约10次。

④一手用小水勺缓慢倾倒温水，一手轻轻揉搓头发，直到洗发液全部冲洗干净。

（5）擦干及梳理

①取颈部的毛巾擦干老年人脸部的水分后，撤去洗发器。

②用肩部的毛巾包裹住老年人的头发，充分擦干，之后用吹风机吹干。

③梳理头发至整齐，方法参考"日常常规梳洗"。

④协助老年人采取舒适体位。

（三）操作后处理

（1）污水桶内的污水倒入水池。

（2）清洗洗发器及污水桶，干净后放回原位备用。

（3）清洗毛巾，晾干备用。

（4）其他各个物品放回原处。

（四）注意事项

（1）洗发过程中严格观察水温，及时增加温水，防止老年人着凉。

（2）缓慢冲水，避免温水流入眼睛、耳内等部位，引发感染。

（3）水温不可过高，以免烫伤。

（4）洗发过程要温柔且迅速，避免老年人按到疲劳感到疲劳。

第二节　清洁口腔

一、清洁口腔概述

口腔包括牙齿、牙龈、舌、颊、软腭、硬腭等组织，具有摄取食物、咀嚼食物、吞咽食物以及发音、感觉等重要功能，良好的口腔卫生可以促进机体健康和舒适。口腔卫生不洁容易造成局部炎症、溃疡等口腔问题，从而降低食欲、影响食物消化和吸收、引发疼痛，口腔异味甚至会造成社会交往障碍。因此，口腔清洁成为老年人重要的内容之一。

二、口腔评估目的与保健指导内容

口腔评估的目的是确定老年人现存的或是潜在的口腔卫生问题，去除口腔异味，增强食欲，采取恰当的措施，从而预防与减少口腔疾病。指导老年人养成良好的口腔卫生习惯，预防口腔疾病十分重要，对老年人常见的保健指导内容通常包括以下几个方面。

（1）选用刷头较小且表面平滑、刷毛质地柔软且疏密适宜的牙刷，使用期间尽量保持牙刷的干燥，至少每3个月更换一次。

（2）正确使用牙线。正确使用牙线可以有效清除食物残渣，去除牙菌斑，预防牙周疾病。建议每日用牙线剔牙两次，餐后进行效果更佳。

（3）采用正确的刷牙方法。目前提倡用颤动法和竖刷法，每次只刷2～3颗牙齿，刷完一个部位再刷邻近部位。

三、保持口腔健康的方法

（1）坚持每天早晚刷牙、饭后漱口。

（2）选择刷毛硬度适中的牙刷，定期（不超过3个月）更换牙刷，并用正确的方法刷牙。

（3）定期进行口腔检查。牙痛时要请医生帮助查明原因，对症治疗。

（4）清洗义齿：戴有义齿的老年人在进食后、晚睡前应清洗干净。睡觉前将义齿浸泡于清水杯中，并定期使用专用清洁剂进行清洗。

（5）戒掉吸烟、用牙齿拽东西、咬硬物等不良嗜好。

（6）多吃新鲜蔬菜，少吃含糖食品。适量补充牙齿所需的钙、磷等食物，如牛奶和豆制品，全身健康也可促进牙齿健康。

四、协助漱口

（一）操作前准备

（1）向老年人做好解释取得配合。

（2）老年人准备

①选择老年人身体状况良好、情绪稳定时进行。

②根据需要协助老年人排尿、排便。

（3）护理人员准备：衣帽整洁，修剪指甲，洗手。

（4）用物准备：盛2/3清水的水杯、吸管、痰盂、毛巾、润唇油（必要时）。

（5）环境准备：室内环境安静整洁，温湿度适宜。

（二）操作步骤

（1）携用物至房间，置于床旁。

（2）再次与老年人沟通，取得配合，协助老年人采取坐位，或摇高床头约30°，使老年人采取半卧位，胸前围毛巾，面向护理人员。

（3）护理人员将水杯递给老年人，指导老年人用吸管吸一口水。

（4）指导老年人漱口（护理人员可同步演示漱口动作）。

（5）指导老年人吐水，并手持痰盂在嘴边接住老年人漱口水。

（6）反复多次直至口腔清爽。

（7）取毛巾擦干口角水痕，必要时擦润唇油。

（三）操作后处理

（1）整理床单位，协助老年人采取舒适体位。

（2）倾倒痰盂，洗净备用。

（3）清洗毛巾，晾干备用。

（4）其他各个物品放回原处。

（四）注意事项

（1）每次吸入的水量不宜过多，避免发生呛咳。

（2）若老年人不适宜摇高床头，应将漱口水和痰盂置于老年人嘴边较近的地方完成漱口。

（3）昏迷的老年人禁止漱口，以免引起误吸。

五、协助刷牙

（一）操作前准备

（1）向老年人做好解释取得配合。

（2）老年人准备

①选择老年人身体状况良好、情绪稳定时进行。

②根据需要协助老年人排尿、排便。

（3）护理人员准备：衣帽整洁，修剪指甲，洗手。

（4）用物准备：盛2/3清水的水杯、牙刷、牙膏、毛巾、痰盂、润唇油（必要时）。

（5）环境准备：室内环境安静整洁，温湿度适宜。

（二）操作步骤

（1）携用物至房间，置于床旁。

（2）再次与老年人沟通，取得配合，协助老年人采取坐位，胸前围毛巾。

（3）挤约黄豆粒大小的牙膏于牙刷上，连同水杯一起放在老年人手中。

（4）嘱老年人身体前倾，完成漱口（方法同上）。

（5）指导刷牙

①刷牙齿外侧面时需要上下牙齿咬合，采用竖刷法。

②刷牙齿内侧面时需要张大口，上牙从上往下刷、下牙从下往上刷。

③刷牙齿咬合面时采用螺旋法，由内向外螺旋形刷牙齿咬合面。

④指导老年人伸出舌头，由舌根向舌尖刷洗舌面，再刷舌的两侧。

（6）指导刷牙时间不少于3 min，确保全部牙齿均刷到。

（7）刷牙完毕后指导老年人漱口，至口腔清爽，用毛巾擦去口角水分，必要时擦润唇油。

（三）操作后处理

（1）整理床单位，协助老年人采取舒适体位。

（2）倾倒痰盂，洗净备用。

（3）清洗毛巾，晾干备用。

（4）其他各个物品放回原处。

（四）注意事项

（1）每次漱口的水量不宜过多，避免发生呛咳。

（2）刷牙力度要适中，避免损伤牙龈。

六、协助摘戴和清洗义齿

（一）义齿概述

义齿是牙齿脱落后或拔除后镶补的假牙，覆盖义齿是指一种全口义齿或可摘局部义齿，基托需要覆盖并支持在已经治疗的牙根与牙冠上。上义齿的底座要覆盖口腔的顶部，下义齿的底座是马蹄形。佩戴义齿不仅有助于帮助牙齿脱落的老年人像正常人一样咀嚼、发音，而且有助于保持老年人形象、增强自信。

（二）义齿的摘取、佩戴及清洗方法

（1）佩戴和摘取义齿时力度应适中，不可用力太猛，否则容易造成卡环的折断、变形，同时易损伤牙龈。

（2）义齿通常在每次进食后或晚睡前取下，以便使口腔组织得到休息，全口义齿一般先摘取上牙，再摘取下牙。

（3）用流动的水清洗，但不能使用坚硬毛刷刷义齿，易造成义齿表面损伤。

（4）义齿应在清洁的冷水杯中保存，不能用热水或酒精浸泡义齿，以免发生裂纹或变形。

（5）必要时可以使用义齿清洁片浸泡义齿，以便清除义齿上的牙垢，降低菌斑附着，再次用流动水下刷洗冲净后方可再次佩戴。

七、摘戴和清洗义齿

（一）操作前准备

（1）向老年人做好解释ua 取得配合。

（2）老年人准备

①选择老年人身体状况良好、情绪稳定时进行。

②根据需要协助老年人排尿、排便。

（3）护理人员准备：衣帽整洁，修剪指甲，洗手。

（4）用物准备：盛2/3清水的水杯、纱布、软毛牙刷、义齿清洁片（必要时）。

（5）环境准备：室内环境安静整洁，温湿度适宜。

（二）操作步骤

（1）携用物至房间，置于床旁。

（2）再次与老年人沟通，取得配合，协助老年人采取舒适体位。

（3）摘下义齿

①嘱老年人张口，一手垫纱布轻轻拉动义齿基托将义齿取下。全口义齿应先摘取

上方，再摘取下方。

②摘取方法是：上义齿轻轻向外下方拉动，下义齿轻轻向外上方拉动。

（4）清洗义齿

①携义齿至流动的水龙头下。

②用软毛牙刷在义齿的各个面刷洗，方法参考刷牙，直至无污渍附着为止。

（5）浸泡义齿：将清洗干净后的义齿浸没在盛冷水的水杯中，必要时可以加入义齿清洁片，则按照产品说明配制溶液。

（6）佩戴义齿

①再次用流动的清水冲洗3～5 min。

②携义齿进入老年人身旁，垫纱布拿稳义齿，叮嘱老年人张口。

③将义齿轻稳地放入老年人口中，轻推义齿基托将义齿戴上。完毕后嘱老年人上下齿轻轻咬合数次，确保义齿完全贴合，增强老年人舒适感。

（三）操作后处理

（1）整理床单位，协助老年人采取舒适体位。

（2）其他各个物品放回原处。

（四）注意事项

（1）义齿需要经常清洗，保持洁净，否则容易引发老年人口腔健康问题。

（2）初戴全口义齿时，咀嚼食物应由软到硬、由少到多，逐步适应，以免损伤口腔黏膜。

（3）佩戴义齿进食时不宜吃过硬、过黏的食物，以免造成义齿损坏或脱落。

（4）应每半年或一年到专业医院定期复查一次。

第三节　淋浴、盆浴和擦浴

老年人洗浴的种类主要包括三种：淋浴、盆浴和擦浴。擦浴是针对卧床、不便移动的老年人，在床上用浸湿的毛巾按照由上至下的顺序擦拭全身至肌肤清洁的方法。

一、协助老年人淋浴

（一）操作前准备

（1）向老年人做好解释取得配合。

（2）老年人准备

①选择老年人身体状况良好、情绪稳定时进行。

②根据需要协助老年人排尿、排便。

③穿防滑拖鞋。

（3）护理人员准备

①衣帽整洁，修剪指甲，洗手，更换短袖衣、短裤、防滑拖鞋，必要时穿着防水围裙。

②评估老年人身体状况是否适宜淋浴。

（4）用物准备：毛巾、浴巾、浴花、洗发露、梳子、沐浴露、清洁衣裤、防滑拖鞋、润肤油、洗澡椅、吹风机。

（5）环境准备：调节浴室温度至24～26℃，地板铺防滑垫，关闭门窗，洗澡椅完好，高度适宜。

（二）操作步骤

（1）再次与老年人沟通，协助老年人穿着防滑拖鞋，搀扶或使用轮椅运送老年人进入浴室。

（2）关闭门窗，协助老年人脱去衣裤（偏瘫老年人脱衣时，应先脱健侧，再脱患侧），在洗澡椅上坐稳，嘱老年人双手握住洗澡椅扶手。

（3）避开老年人身体调节水温，先开冷水开关，再开热水开关（单把手开关由冷水向热水方向调节），水温调至38～40℃，即伸手触水时不烫手为宜。

（4）淋浴

①先冲洗老年人下肢，询问水温是否合适，根据老年人的感受再次调节水温，水温合适后自头部开始，由上而下淋湿全部身体。

②洗头：嘱老年人紧靠洗澡椅背，头部后仰，一手持淋浴喷头，一手遮挡耳郭并轻轻揉搓至头发全部淋湿。具体方法参照"坐位洗头"。手持喷头彻底冲洗干净后及时用毛巾擦干。

③洗身体：在浴花上倒适量沐浴露，轻轻揉搓至出泡泡，涂擦老年人颈前、耳后、胸腹部、双上肢、背部、双下肢、双脚、臀部，并给予适当按摩3～5 min。手持喷头边擦拭边冲净老年人肌肤上的沐浴液直至彻底冲洗干净。

④洗会阴部：参照"会阴擦洗"。

（5）用浴巾及时包裹住老年人身体，快速擦干，涂润肤油。

（6）协助老年人穿好干净整洁的衣裤，用吹风机吹干头发，护送老年人回到房间休息。

（三）操作后处理

（1）整理床单位，协助老年人采取舒适体位。

（2）开窗通风，擦干浴室地面。

（3）各个物品放回原处。

（四）注意事项

（1）淋浴过程随时观察和询问老年人的反应，如有不适应立即结束。

（2）避免空腹或餐后立即进行淋浴。

（3）水温不可过高、时间不可过长，否则容易造成老年人头晕。

（4）身体较好的老年人单独淋浴时，浴室不可锁门，可在门外悬挂示意标牌。护理员应经常询问是否需要帮助。

二、协助老年人盆浴

（一）操作前准备

（1）向老年人做好解释取得配合。

（2）老年人准备

①选择老年人身体状况良好、情绪稳定时进行。

②根据需要协助老年人排尿、排便。

③穿防滑拖鞋。

（3）护理人员准备

①衣帽整洁，修剪指甲，洗手，更换短袖衣、短裤、防滑拖鞋，必要时穿着防水围裙。

②评估老年人身体状况是否适宜盆浴。

（4）用物准备：毛巾、浴巾、浴花、洗发露、梳子、沐浴露、清洁衣裤、防滑拖鞋、润肤油、洗澡椅、吹风机。

（5）环境准备：调节浴室温度至24～26℃，浴盆内铺防滑垫，内放入1/3～1/2温水（38～42℃），关闭门窗。

（二）操作步骤

（1）再次与老年人沟通，协助老年人穿着防滑拖鞋，搀扶或使用轮椅运送老年人进入浴室。

（2）备齐用物，放置于适宜拿取的位置。关闭门窗，协助老年人脱去衣裤（偏瘫老年人脱衣时，应先脱健侧，再脱患侧），搀扶老年人进入浴盆。

（3）洗头：嘱老年人头部略后仰，一手持淋浴喷头，一手遮挡耳郭并轻轻揉搓至头发全部淋湿。具体方法参照"坐位洗头"。手持喷头彻底冲洗干净后及时用毛巾擦干。

（4）坐浴20～30 min，随时观察和询问老年人的反应。

（5）洗身体：放空浴盆中的水分。在浴花上倒适量沐浴露，轻轻揉搓至出泡泡，涂擦老年人颈前、耳后、胸腹部、双上肢、背部、双下肢、双脚、臀部，并给予适当按摩3～5 min。手持喷头边擦拭边冲净老年人肌肤上的沐浴液直至彻底冲洗干净。

（6）洗会阴部：参照"会阴擦洗"。

（7）用浴巾及时包裹住老年人身体，快速擦干，涂润肤油。

（8）协助老年人穿好干净整洁的衣裤，用吹风机吹干头发，护送老年人回到房间休息。

（三）操作后处理

（1）整理床单位，协助老年人采取舒适体位。

（2）开窗通风，擦干浴室地面。

（3）刷洗浴盆，各个物品放回原处。

（四）注意事项

（1）盆浴时间不可过程，防止老年人出现低血压、摔倒等问题。

（2）避免空腹或餐后立即进行盆浴。

（3）水温不可过高，防止烫伤。

三、卧床老年人床上擦浴法

（一）操作前准备

（1）向老年人做好解释取得配合。

（2）老年人准备

①选择老年人身体状况良好、情绪稳定时进行。

②根据需要协助老年人排便。

（3）照护人员准备：衣帽整洁，修剪指甲，洗手。

（4）用物准备：

①浴巾2条、毛巾2条、浴皂、小剪刀、梳子、浴毯、护肤用品（润肤剂或爽身粉）。

②脸盆2个、水桶2个（一桶盛50～52℃热水，并按年龄、季节和个人增减水温；另一桶盛污水用）、清洁衣裤和被服、温度计。必要时备便盆。

（5）环境准备：调节室温24℃以上，关好门窗，拉好窗帘。

（二）操作步骤

（1）选择适合的时间进行擦浴，备齐用物携至床旁，将用物放于易取、稳妥处。询问老年人有无特殊用物需求。

（2）按需要给予便器。

（3）关闭门窗。

（4）体位：协助老年人移近护理人员，取舒适体位，并保持身体平衡。

（5）盖浴毯：根据病情松开盖被。用浴毯遮盖老年人。

（6）备水：将脸盆和浴皂放于床旁上，倒入温水约2/3满。

（7）擦洗面部及颈部：

将一条毛巾铺在老年人枕上，另一条毛巾盖于老年人胸部。小毛巾裹在手上挤干，如图7-5所示，洗脸时先洗眼睑由内眦向外眦擦洗。再洗前额、面颊、鼻翼、耳后、下颌、及颈部。询问老年人面部擦洗是否使用浴皂。

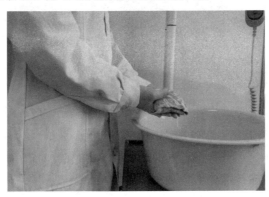

图7-5　抓握毛巾方法

（8）擦洗上肢和手：

①为老年人脱去上衣，盖好浴毯。先脱近侧后脱远侧肢体的衣袖，肢体有外伤应先脱健侧肢体衣袖再脱患侧肢体的衣袖。

②移去近侧上肢浴毯，将浴巾纵向铺于老年人上肢下面。

③将毛巾涂好浴皂，擦洗老年人上肢，由远心端向近心端擦洗直至腋窝，而后用清水擦净，并用浴巾擦干。将浴巾对折，放于老年人床边。置脸盆于浴巾，协助老年人将手浸于脸盆中，洗净并擦干。根据情况修剪指甲。操作后移至对侧，同法擦洗对侧上肢。

（9）擦洗胸部、腹部：

①根据需要换水，测试水温。

②将浴巾盖于老年人胸部，将浴毯向下折叠至老年人脐部。护理人员一手掀起浴巾一边，用另一包有毛巾的手擦洗老年人胸部，如图7-6所示。擦洗女性老年人乳房时应环形用力，注意擦净乳房下皮肤的皱褶处。必要时将乳房抬起擦洗下面的皮肤。彻底擦干胸部皮肤。

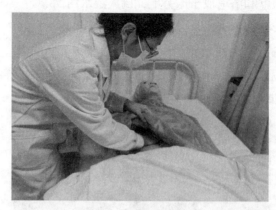

图7-6　擦洗胸腹部

③将浴巾纵向盖于老年人胸、腹部（可使用两条浴巾）。将浴毯向下折叠至会阴部。一手掀起浴巾一边，用另一包有毛巾的手擦洗老年人腹部一侧，用同法擦洗腹部另一侧，彻底擦干腹部皮肤。

（10）擦洗背部：协助老年人取侧卧位，背向护士护理人员，将浴巾纵向铺于老年人身下，如图7-7所示。将浴毯盖于老年人的肩部和腿部。从颈部至臀部擦洗。为老年人按摩骨突处。将浴毯盖于老年人胸、腹部。换水。

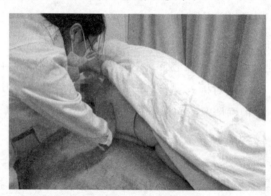

图7-7　擦洗背部

（11）擦洗下肢、足部及会阴部：协助老年人平卧，将浴毯撤至床中线处，盖于远侧腿部，确保遮盖会阴部位。将浴巾纵向铺于近侧腿部下面。依次擦洗踝部、膝关节、大腿，洗净后彻底擦干，如图7-8所示。移盆于足下，盆下垫浴巾。一手托起老年人小腿部，将足部轻轻置于盆内，浸泡后擦洗足部。根据情况修剪趾甲。彻底擦干足部。若足部过于干燥，可使用润肤剂。护士移至床对侧，将浴毯盖于洗净腿，同法擦洗近侧腿部和足部。擦洗后，用浴毯盖好老年人，换水。用浴巾盖好上肢和胸部，将浴毯盖好下肢，只暴露会阴部。洗净并擦干会阴部（操作步骤详见本章第四节）。协助老年人穿上清洁的衣裤（如有肢体外伤或活动障碍，应先穿患侧，后穿健侧）。

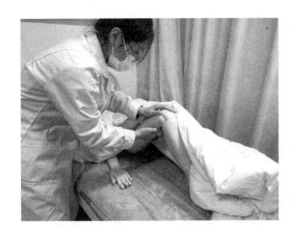

图7-8　擦洗下肢

（12）梳头：协助老年人取舒适体位，为老年人梳头。

（13）操作后处理：整理床单位及用物，放回原处。洗手。

（三）注意事项

（1）擦浴时应尽可能减少暴露。

（2）擦浴中，应随时注意老年人保暖，控制室温，随时调节水温，及时为老年人盖好浴毯。天冷时可在被内操作。

（3）擦浴动作敏捷轻柔，减少翻身次数，一般擦浴应在15～30 min内完成。

（4）擦浴中应注意观察老年人的病情变化，如出现寒战、面色苍白、心率增快等症状应立即停止擦浴，并给予适当处理。

（5）擦浴过程中，注意遵循节力原则。注意防止老年人坠床。

第四节　会阴擦洗

一、会阴擦洗概述

对于大小便失禁、会阴部分泌物过多、泌尿生殖系统感染以及尿液浓度过高导致皮肤刺激或破损、各种会阴部手术的老年人，护理人员应该协助其进行会阴擦洗，促进舒适、减少泌尿及生殖系统的逆行感染。

二、会阴冲洗目的

（1）保持会阴部清洁、舒适，减少和预防感染。

（2）保持有伤口的会阴部清洁，促进伤口愈合。

二、老年会阴冲洗

（一）操作前准备

（1）向老年人做好解释并取得配合。

（2）老年人准备

①选择老年人身体状况良好、情绪稳定时进行。

②根据需要协助老年人排尿、排便。

（3）护理人员准备

①衣帽整洁，修剪指甲，洗手。

②评估老年人配合程度及会阴部有无伤口、流血流液情况。

（4）用物准备：冲洗壶（内盛38~42℃温水）、专用毛巾、浴巾、纱布、棉球若干、一次性手套、一次性护理垫2个、便盆。

（5）环境准备：室内环境安静整洁，温湿度适宜。

（二）操作步骤

（1）携用物至房间，置于床旁。

（2）再次与老年人沟通，取得配合，协助老年人采取屈膝仰卧位，身下铺平护理垫。

（3）拉上窗帘、遮挡屏风，掀开老年人双下肢的被子下端并折向远侧，脱去老年人近侧裤子，暴露近侧下肢及会阴部。

（4）用浴巾遮盖老年人近侧下肢，在臀下放置便盆，金属便盆应提前加入少量热水，避免太凉引起老年人不适。

（5）老年男性会阴冲洗

①戴好一次性手套。

②一手持冲洗壶，另一手拿毛巾，边冲边擦洗大腿外侧，由外向内擦洗至阴囊边缘。

③擦洗阴茎头部：手持纱布后推包皮直至漏出冠状沟，用毛巾由尿道口向外环形擦洗阴茎头部，刚换毛巾部位反复擦洗，直至干净。

④擦洗阴茎体：手持毛巾由上向下擦洗阴茎体，特别注意擦洗阴茎下面的皮肤。

⑤擦洗阴囊：最后擦洗阴囊及阴囊下皮肤褶皱处。

（6）老年女性会阴冲洗

①戴好橡胶手套。

②一手持冲洗壶，另一手拿毛巾，边冲边擦洗大腿外侧，由外向内擦洗至大阴唇边缘、阴阜，擦洗顺序为由上到下、由对侧到近侧。

③擦洗阴唇部位：擦洗顺序为由上到下、由对侧到近侧，注意皮肤褶皱处。

④擦洗尿道口和阴道口：分开阴唇，从会阴部向肛门由上到下擦洗各个部位，每

擦洗一处更换一处毛巾部位，彻底擦洗阴唇、阴蒂及阴道口周围部分。

（7）撤去便盆，拧干毛巾，擦干会阴部，并再次检查会阴部皮肤情况。

（8）撤去护理垫、浴巾，取下手套，协助老年人穿好裤子。

（三）操作后处理

（1）整理床单位，协助老年人采取舒适体位。

（2）倾倒便盆，刷洗晾干备用。

（3）洗净毛巾，晾干备用，其他各个物品放回原处。

（四）注意事项

（1）冲洗时应缓慢倒水，避免打湿被褥。

（2）有留置导尿管者禁止冲洗，但可以进行局部擦拭。

（3）水温不可过高或过低。

（4）冲洗过程应注意随时观察老年人反应，发现不适立即停止操作。

（5）擦洗顺序应从污染部位最小的部位擦至污染部位最大的部位，避免交叉感染。

第五节　穿脱衣物

一、老年人穿衣原则

老年人的衣服要求宽大、轻软、合体，穿起来感觉舒适，衣服样式要简单、穿脱方便，还要兼顾安全性。尽量不要穿套头衣服，纽扣也不宜过多，可用橡筋或粘贴代替；拉链上应有拉环便于拉动；上衣设计应多以前开襟为主。老年人的平衡感降低，应避免穿过长的裙子或裤子，以免绊倒；衣服要合身，不能过紧，尤其不可压迫胸部；衣服的色彩和样式要适合其个性、年龄和社会活动需求。

就衣服材质而言，既要考虑衣着的保暖功效，也要考虑不可太重，以免影响老年人的活动，同时还要考虑布料对皮肤的刺激。老年人的贴身衣服最好用棉布或棉织品，不宜穿化纤衣服。因为化纤内衣带静电、对皮肤有刺激作用，此外，化纤织物中有些成分可能成为过敏原，容易引起老年人皮肤瘙痒或过敏性皮炎。但有些患风湿性关节炎的老年人则可以穿用氯纶制成的裤子，因为氯纶产生的静电对治疗风湿性关节炎有一定的帮助。

夏季，老年人不要穿深色的衣服，要选择那些吸汗能力强、通气性好、开口部分宽、穿着舒服、便于洗涤的衣服，以便体热的散发、传导。丝绸不易与湿皮肤紧贴，易于散热，做夏装最合适。冬季，老年人要选择那些保暖性能好的衣服，但不要穿得太多，以免出微汗，经冷风一吹，反而容易感冒。

冬天穿衣时要特别注意身体重要部位的保温，上半身要注意背部和上臂的保暖，下半身要注意腹部、腰部和大腿的保暖。加一件棉背心，戴顶帽子，对防止受凉有很大帮助。冬天的棉裤较重，易下坠，最好做成背带式。老年人足部皮下脂肪比较薄，大部分为致密纤维组织，保温作用较差。双脚受凉会反射性引起鼻黏膜血管收缩，引起感冒，有的老年人还会出现胃痛、腹泻、心率异常、腿麻木等症状。因此，老年人要准备齐全不同季节穿的鞋袜。在冬季，最好穿保温、透气、防滑的棉鞋，穿防寒性能较优的棉袜和仿毛尼龙袜。

二、老年人鞋子的选择

首先，应该选择尺寸合适的鞋。如果鞋子太大，走路时不跟脚，容易发生跌倒；如果鞋子太小，可压迫或摩擦足部，造成皮肤破损，有糖尿病足的老年人更应该注意。其次，老年人足底肌肉和韧带都会发生退行性衰老变化，足弓弹性减弱，负重能力大大下降，这也是老年人站立或行走时间稍长就容易引起足、踝、膝、腰等部位疼痛的主要原因。平跟鞋抗震能力差，会加重足底疼痛，不利于负重和行走。所以，老年人穿鞋最好是穿后跟有一定高度的软底鞋（如休闲鞋），但后跟不要超过2 cm，鞋底应防滑，以免跌倒和扭伤。

三、卧床老年人更衣法

（一）操作前准备

（1）向老年人做好解释并取得配合。

（2）护理人员准备：衣帽整洁，修剪指甲，洗手。

（3）用物准备：准备好清洁衣裤，必要时备屏风。

（4）环境准备：注意保暖，必要时关闭门窗。

（二）操作步骤

（1）备齐用物携至床旁。

（2）协助老年人采取舒适体位。

（3）更换上衣：护理人员站于老年人右侧，拉起对侧床挡，解开衣扣，嘱老年人弯曲近侧上肢，脱下衣袖，然后嘱老年人伸直对侧上肢，脱下衣袖，脱下的上衣放入污物袋内。穿衣时，嘱老年人伸直对侧上肢，将衣袖穿上。然后弯曲近侧上肢，穿上衣袖，穿好后拉平，扣好衣扣。一侧肢体障碍时，脱衣时先脱健侧，后脱患侧；穿衣时先穿患侧，后穿健侧。

（4）更换裤子：松开腰部系带，脱去裤子，将脱下的裤子放入污物袋内。把裤子平铺在床上，然后把近侧的裤腿收卷起来套在护理人员的手上，用同样的方法把远侧裤腿也套在手上，套好后，先拉老年人远侧的脚给老年人穿上，再穿近侧肢体的裤腿，将裤子向上拉平为老年人穿好，系好腰部系带。

（三）操作后处理：

整理床单位，协助老年人取舒适体位，床单位整洁、干燥、无皱褶，清洗双手。

（四）注意事项

（1）根据老年人病情采取不同的更衣方法，病情允许的老年人可采取半坐位或坐位，卧床老年人给予翻身更换。

（2）更衣过程中保护伤口和各种管路，注意保暖。

（3）保护老年人安全，避免坠床。

（4）观察老年人皮肤及肢体情况。

第六节　卧床老年人更换床单

（一）操作前准备

（1）向老人做好解释并取得配合。

（2）老年人准备：评估老年人的意识状态及自理能力。

（3）护理人员准备：衣帽整洁，修剪指甲，洗手。

（4）物品准备：床刷、清洁床单、被罩、枕套，必要时备清洁衣裤。

（5）环境准备：关闭门窗，调节室温至24～26℃。

（二）操作步骤

（1）备齐用物携至床旁。

（2）更换床单

①护理人员站在床右侧，一手托起老年人头部，一手将枕头平移到床左侧，协助老年人翻身背向操作者，盖好被子。立起对侧床档。从床头至床尾松开近侧床单，将床单向上卷起至老年人身下，如图7-9所示。

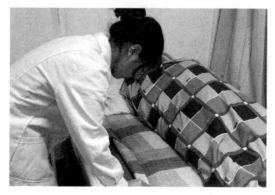

图7-9　将床单向上卷起至老年人身下

②用床刷从床中线开始清扫床单，从床头扫至床尾，每扫一刷要重叠上一刷的1/3，避免遗漏。

③将床单的中线对齐床中线，展开近侧床单平整铺于床上，对侧床单向上卷起塞于老年人身下，如图7-10所示，分别将近侧床单的床头、床尾部分反折于床褥下绷紧床单，将近侧下垂部分的床单平整塞于床褥下。

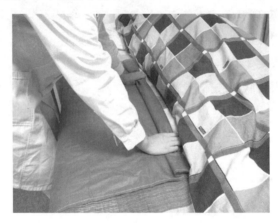

图7-10　对侧床单向上卷起塞于老年人身下

④将枕头移至近侧，协助老年人翻转身体侧卧于清洁大单上（面向护理人员），盖好被子，立起近侧床档。

⑤护理人员转至床对侧，放下床档，从床头至床尾松开床单，将污床单从床头、床尾向中间卷起放在污衣袋内，清扫褥垫上的渣屑，如图7-11所示，拉平老年人身下的清洁床单，平整铺于床褥上。协助老年人平卧于床中线上，盖好被子。

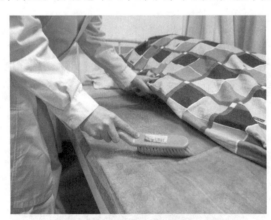

图7-11　清扫褥垫上的渣屑

（3）更换被套

①护理人员站在床左侧，将棉被展开，打开被尾开口，一手揪住被罩边缘，一手伸入被罩中分别将两侧棉胎向中间对折；手抓住被罩被头部分，一手抓住棉胎被头部

分，将棉胎呈"S"形从被罩中撤出，折叠置于床尾。

②被罩仍覆盖在老年人身上，取清洁被罩平铺于污被罩上，被罩中线对准床中线。被头置于老年人颈肩部。打开清洁被罩被尾开口端，将棉胎装入清洁被罩内，并将棉胎向两侧展开，如图7-12所示。

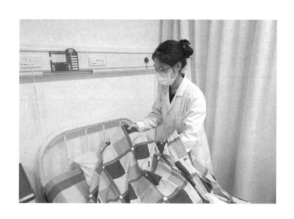

图7-12　将棉胎装入清洁被罩内

③将污被罩从床头向床尾方向翻卷撤出，放于污衣袋内。

④棉被两侧分别向内折叠，被尾塞于床垫下。

（4）更换枕套

①护理人员一手托起老年人头部，另一手撤出枕头。将枕芯从枕套中撤出，污枕套放在污衣袋内。

②在床尾部，取清洁枕套反转内面朝外，双手伸进枕套内撑开，揪住两内角。

③抓住枕芯两角，反转枕套套好。

④将枕头从老年人胸前放至左侧头部旁边，护理人员右手托起老年人头部，左手将枕头拉至老年人头下适宜位置。枕套开口应背门。

（三）操作后处理

整理床单位及用物，放回原处，洗手，开窗通风。

（四）注意事项

（1）护理人员扫床需要佩戴口罩，扫床时应湿扫。

（2）协助老年人侧卧要注意安全，必要时使用床档，防止发生坠床。

（3）更换被罩时，避免遮住老年人口鼻，动作轻柔，不要过多暴露老年人身体。

（4）随时和老年人沟通，满足合理需求。

小　结

　　本章主要讲解了老年人的日常梳洗的知识与技能，包括洗脸、洗头、梳头、修剪指甲、清洁口腔、盆浴、淋浴、擦浴、擦洗会阴、穿脱衣物、更换床单等。在日常清洁护理过程中应该仔细观察老年人在梳洗过程中的反应，如有异常立即停止操作。此外还应防止老年人摔倒、烫伤、受凉等，以免引发其他健康问题。

思　考　题

　　1.如何为老年人完成卧位洗头？

　　2.在协助老年人淋浴时，如何避免老年人摔倒？

（韩　影　李淑杏）

第八章 老年人饮食护理

导学目标

● 基本目标

1. 能够列出老年人饮食的种类。

2. 能够阐述卧床老年人进食、进水防止误吸和窒息的方法，鼻饲的并发症和注意事项。

3. 能够应用所学知识协助老年人进食、进水，规范进行鼻饲操作。

● 发展目标

1. 能够运用所学知识预防误吸和窒息，并在老年人发生误吸和窒息时做出正确处理，保证老年人安全。

2. 能够体验老年人依赖他人进食、进水的痛苦感受，关爱老年人，树立安全意识。

第一节 老年人进水帮助

案例8-1

王爷爷，77岁，1年前因高血压脑出血进行手术治疗，现意识清醒，语言和运动功能还未恢复，长期卧床，无法表达出自己意愿，生活完全不能自理，需要护理人员帮助进水。王爷爷由于担心进水后尿多，增加麻烦，常常不愿喝水。护理人员发现王爷爷嘴唇干燥，有进水需求。

请回答：

1.应如何帮助王爷爷进水？

2.进水过程中如何避免误吸？

老年人由于机体老化，心功能下降，机体调节功能降低，容易发生脱水。另外，老年人由于担心呛咳、尿多或不愿喝水，更容易发生缺水或脱水。因此，护理人员要关注老年人水的摄入，经常向老年人解释喝水的重要性，督促、鼓励老年人少量多次饮水，以满足生理活动需要。

一、老年人摄入水分的种类

（一）白开水

不仅能稀释血液、降低血液黏稠度、促进血液循环，还能减少血栓危险，预防心脑血管疾病。最适合老年人补充水分。

（二）豆　浆

长期饮用可预防糖尿病（豆浆含有大量纤维素，能有效阻止糖的过量吸收，减少糖分）、高血压（豆浆中所含的豆固醇和钾、镁，是有力的抗钠盐物质）。

（三）酸　奶

易被人体消化和吸收，具有促进胃液分泌，增强消化功能，降低胆固醇的作用。

（四）鲜榨果汁

老年人适当喝少量果汁可以助消化、润肠道，补充膳食中营养成分的不足。

（五）绿　茶

延缓衰老、抑制心血管疾病、预防和抗癌、醒脑提神的作用。

二、老年人进水的原则

（一）进水的总量

除去饮食中的水，老年人每日饮水量为2 000～2 500 mL，平均以1 500 mL左右为宜。

（二）进水的温度

老年人进水的温度以温热不烫嘴为宜，不宜过凉或过热。

（三）进水的时间

根据老年人自身的情况指导其日间摄取足够的水分，晚上7点后应控制饮水，少用咖啡和茶水，以免夜尿增多影响老年人睡眠。

|知|识|链|接|

老年人膳食模式与肌肉衰减症的关系

分析中国成人慢性病与营养监测（2015）中65岁及以上老年人膳食调查数据发现，我国老年男性和女性膳食模式整体相似，主要存在三种膳食模式，即以米类、猪肉、蔬菜、水产品、动物油等为主要特征食物的"传统膳食"模式；以杂粮、豆类、菌藻、蔬菜、水果、奶类、蛋类、零食类等为主要特征食物的"多样化膳食"模式和以禽畜肉、动物内脏、水产品、蛋类等为主要特征食物的"动物性食物"模式。"多样化膳食"模式膳食多样性评分较高，整体结构更为均衡。"多样化膳食"模式与老年人肌肉衰减症显著负相关。在坚持"多样化膳食"模式的基础上，保持充足的蛋白质摄入，合理控制脂肪摄入，可能有助于预防和延缓老年人肌肉衰减症。

参考文献：

李程.老年人膳食模式与肌肉衰减症关系研究[D].北京: 中国疾病预防控制中心, 2021.

三、协助老年人进水

（一）操作前准备

（1）向老年人解释操作的目的，进水时需要配合的动作等，取得老年人的配合。

（2）老年人准备：评估老年人病情、吞咽反射情况。提醒老年人饮水并询问有无特殊要求。

（3）护理人员准备：服装整洁，洗净双手。

（4）用物准备：准备茶杯或小水壶盛装1/2～2/3满的温开水（触及杯壁时温热不烫手），准备吸管、汤匙及小毛巾。

（5）环境准备：环境清洁，温湿度适宜，无异味。

（二）操作步骤

（1）协助老年人取安全、舒适体位（如轮椅坐位，床上坐位，半坐位，侧卧位或平卧位等），面部侧向照护员。

（2）将小毛巾围在老年人颌下，前臂试水温（以不烫手为宜）。

（3）能够自己饮水的老年人，鼓励手持水杯或借助吸管饮水，可嘱老年人饮水时身体坐直或稍前倾，小口饮用，以免呛咳。出现呛咳，应稍事休息再饮用。

（4）不能自理的老年人，喂水时可借助吸管饮水；使用汤匙喂水时，水盛装汤匙的1/2～2/3为宜，见老年人下咽后再喂下一口，不宜太急。

（三）操作后处理

整理用物，将水杯或水壶放回原处，洗手。

（四）注意事项

（1）开水晾温后再递交到老年人手中或进行喂水，防止发生烫伤。

（2）老年人饮水后不能立即平卧。

（3）饮水过程宜慢，防止反流发生呛咳、误吸。

（4）对不能自理的老年人每日分次定时喂水。

（5）及时和老年人沟通，了解并满足老年人的合理需求。

第二节　协助老年人进食

案例8-2

　　李奶奶，丧偶，70岁，患糖尿病25年，因眼底病变导致视物不清，生活基本不能自己完成，无法独立进食，需要护理人员喂食。既往进食时，李奶奶有过呛咳和被食物烫到等现象，故每到进食时，李奶奶会担心、紧张，害怕进食。又到早饭时间，护理人员需要帮助李奶奶进食青菜粥。

　　请回答：

　　1.应如何打消李奶奶的顾虑，协助李奶奶进食？

　　2.如何防止呛咳和误吸？

　　3.进水过程中如何避免误吸？

　　老年人进食较普通成年人有很大区别，从食物的软硬、口味和吞咽、咀嚼及消化的能力来说都不同于一般成年人。为保证老年人营养和热量，保证其顺畅安全进食，应由护理人员加以照护。

一、老年人饮食的种类

（一）基本饮食

1.普通饮食

普通饮食适用于不需要特殊饮食的老年人。对于无咀嚼能力和不能吞咽大块食物的老年人，可将普通饮食加工剁碎或用粉碎机进行破碎后食用。

2.软质饮食

软质饮食适用牙齿有缺失、消化不良、低热、疾病恢复期的老年人。食物要以软烂为主，如软米饭、面条。菜肉应切碎煮烂，容易咀嚼消化。

3.半流质饮食

半流质饮食适用于咀嚼能力较差和吞咽困难的老年人。食物呈半流质状态，如米粥、面条、馄饨、蛋羹、豆腐脑等。

4.流质饮食

流质饮食适用于进食困难或采用鼻饲管喂食的老年人。食物呈流质状态，如奶类、豆浆、藕粉、米汤、果汁、菜汁等。

（二）治疗饮食

如高蛋白饮食、低蛋白饮食、高热量饮食、低脂肪饮食、低胆固醇饮食、低盐饮食、少渣饮食等。

（三）试验饮食

是为了配合临床检验而设的饮食，如大便隐血试验等。应在医护人员指导下进行。

二、老年人的饮食搭配

老年人的膳食要注意多样化，粗细搭配，花样更新，多食杂粮、豆类、鱼类、蛋类、奶类、海产品类、蔬菜和水果等，保持营养素平衡和营养素之间比例适宜，形成适合老年人的科学合理的饮食结构。在饮食结构上强调荤素、粗细粮、水陆物产、谷豆物搭配合理。做到"四低、一高、一适当"，即低脂肪、低胆固醇、低盐、低糖、高纤维素饮食，适当蛋白质。

三、老年人的进食原则

（一）进食的总量

老年人每天进食量应根据上午、下午、晚上的活动量均衡地分配到一日三餐中。主食"宜粗不宜细"，每日进食谷类200 g左右。蛋白质宜"精"，按每千克体重1～1.5 g供给。脂肪宜"少"，每日用烹调油20 g左右，而且以植物油为主。多吃新鲜瓜果、绿叶蔬菜，每天不少于300 g。

（二）进食的速度

老年人进食速度宜慢，有利于食物的消化和吸收，同时预防在进食过程中发生呛咳或噎食。

（三）进食的温度

老年人进食的温度以温热不烫嘴为宜。

（四）进食的时间

一般早餐时间为上午6—7时，午餐时间为中午11—12时，晚餐时间为下年5—7时。可适当在晨起、餐间或睡前补充一些糕点、牛奶、饮料等。

四、协助老年人进食

（一）操作前准备

（1）向老年人解释操作的目的，进食时需要配合的动作等，取得老年人的配合。

（2）老年人准备：评估老年人病情、吞咽反射情况。向老年人说明进食时间和本次进餐食物，询问有无特殊要求，进食前是否需要大小便，根据需要协助排便，协助老年人洗净双手。

（3）护理人员准备：衣帽整洁，修剪指甲，洗手。

（4）食物准备：食物种类、软硬度、温度符合老年人的饮食习惯。

（5）用物准备：根据需要准备轮椅或床上支架（或过床桌）、靠垫、枕头、毛巾等。

（6）评估环境：环境清洁、整齐、明亮、舒适，适合进餐。

（二）操作步骤

1. 摆放体位

根据老年人自理程度及病情采取适宜的进食体位，如轮椅坐位、床上坐位、半坐位、侧坐位等。为老年人戴上围裙或将毛巾垫在老年人颌下及胸前部位，如图8-1所示。

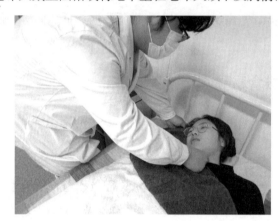

图8-1 将毛巾垫在老年人颌下及胸前

2. 协助进餐

护理人员将已准备好的食物盛入老年人的餐具中并摆放在餐桌上。

（1）鼓励能够自己进餐的老年人自行进餐。指导老年人上身坐直并稍向前倾，头稍向下垂，叮嘱老年人进餐时细嚼慢咽，不要边进食边讲话，以免发生呛咳。

（2）对于不能自行进餐的老年人，由护理人员喂饭。先用手触及碗壁感受并估计食物温热程度，以汤匙喂食时，每喂食一口，食物量为汤匙的1/3为宜，等看到老年人完全咽下后再喂食下一口。

（3）对于视力障碍能自己进食的老年人，护理人员将盛装温热食物的餐碗放入老年人的手中（确认食物的位置），再将汤匙递到老年人手中，告知食物的种类，叮嘱老年人缓慢进食。进食带有骨头的食物，要特别告知小心进食，进食鱼类要先协助剔除鱼刺。如老年人要求自己进食，可按时钟平面图放置食物，并告知方法、名称，有利于老年人按顺序摄取。

3. 进餐后护理

护理人员协助老年人进餐后漱口，并用毛巾擦干口角水痕。叮嘱老年人进餐后不能立即平卧，保持进餐体位30 min后再卧床休息。

（三）操作后处理

撤去毛巾等用物，整理床单位，清洁餐具，洗手。

（四）注意事项

（1）食物温度要适宜。食物温度太高，则会发生烫伤；温度太低，则会引起胃部不适或腹泻。

（2）对于咀嚼或吞咽困难的老年人，可将食物打碎成糊状，再协助进食。

（3）老年人进食中如发生呛咳、噎食等现象，立即急救处理。

（4）老年人进餐后不宜立即平卧，以防止食物反流。

（5）及时和老年人沟通，了解并满足老年人的合理需求。

第三节　鼻饲管喂食

案例8-3

李爷爷，78岁。4年前因小脑萎缩，长期处于卧床状态，生活完全不能自理，不能自主吞咽，需要护理人员将食物、药物粉碎调成流质状，经鼻饲管帮助进食、进饮、进药。又到午餐时刻，护理人员需要将通过鼻胃管帮助李爷爷进食混合奶150 mL。

请回答：

1.如何完成鼻饲管喂食？

2.通过哪些方法证明胃管在胃内？

一、常用的鼻饲饮食的种类

根据老年人的消化能力、身体需要，鼻饲饮食种类可分为混合奶、匀浆混合奶和要素饮食三类。

（一）混合奶

混合奶是用于鼻饲的流质食物，适用于身体虚弱、消化功能差的鼻饲老年人。其主要成分有：牛奶、豆浆、鸡蛋、藕粉、米粉、豆粉、浓肉汤、鸡汤、奶粉、新鲜果汁、菜汁（如青菜汁、西红柿汁）等。主要特点：营养丰富，易消化、吸收。

（二）匀浆混合奶

适用于消化功能好的鼻饲老年人。匀浆混合奶是将混合食物（类似正常膳食内容）用电动搅拌机进行搅拌打碎成均匀的混合浆液，其主要成分有：牛奶、豆浆、豆腐、煮鸡蛋、肉末、熟肝、煮菜、煮水果、烂饭、稠粥、去皮馒头、植物油、白糖和盐等。主要特点：营养平衡，富含膳食纤维，口感好、易消化、配置方便。

（三）要素饮食

要素饮食是一种简练精制食物，含有人体所需的易于消化吸收的营养成分，适用于患有非感染性严重腹泻、消化吸收不良、慢性消耗性疾病的老年人。其主要成分包含游离氨基酸、单糖、主要脂肪酸、维生素、无机盐类和微量元素等。主要特点是无须经过消化过程即可直接被肠道吸收和利用，为人体提供热能及营养。

二、鼻饲管喂食法

（一）操作前准备

（1）对于能够有效沟通的老年人向老年人讲解即将进食鼻饲的饮食种类和量，以取得老年人的配合。

（2）老年人准备：护理人员应评估老年人的意识状态、自理能力及身体状况，鼻饲饮食种类，鼻饲饮食时有无腹泻、便秘的情况等。查看胃管固定情况，插入的长度是否与鼻饲管标记的长度一致，如鼻饲管脱出应由护士重新留置胃管。

（3）护理人员准备：衣帽整洁，修剪指甲，洗手。

（4）用物准备：准备灌注器（或注射器）、毛巾、鼻饲饮食、温水、纱布或干净的毛巾。每次灌食前，检查鼻饲饮食种类、量。保证食物新鲜无污染。

（5）环境准备：清洁、安静、舒适、安全、光线充足，适合操作。

（二）操作步骤

1. 根据老年人身体情况，协助其摆放舒适的体位

（1）对于上半身功能较好的老年人，护理人员应协助老年人采取坐位或半坐位；对于平卧的老年人，护理人员应将床头摇高或使用软枕垫起，使之与床水平线呈30°角。

（2）在老年人的颌下垫毛巾或治疗巾。

2. 检查鼻饲管

为确保老年人鼻饲饮食安全，每次鼻饲饮食前必须进行以下检查。

（1）首先应检查鼻饲管固定是否完好。插入的长度是否与鼻饲管标记的长度一致，如发现有管路滑脱，应立即通知医护人员处理，如图8-2所示。

（2）检查鼻饲管是否在胃内。打开胃管末端盖帽，将灌注器的乳头与胃管末端连接并进行抽吸，有胃液或胃内容物被抽出，表明胃管在胃内，推回胃液或胃内容物，盖好胃管末端盖帽；或将胃管末端置入水碗中，检查有无气泡溢出，如有气泡说明可能误入气管，如图8-3所示；或在胃管内注入20 mL空气，用听诊器在胃区听诊，能够听到气过水声，说明胃管在胃内。

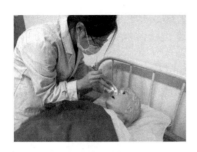

图8-2 检查鼻饲管有无滑脱

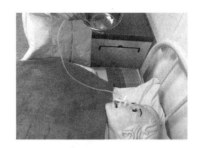

图8-3 检查鼻饲管是否在胃内

3. 进行鼻饲

（1）测试鼻饲饮食的温度（38～40℃），护理人员应将鼻饲饮食少量滴在自己的手掌腕部，以感觉温热、不烫手为宜。

（2）用灌注器从水杯中抽取20 mL温开水，连接胃管向老年人胃内缓慢灌注，再盖好胃管末端盖帽，以确定胃管是否通畅，同时可以使管腔润滑，刺激胃液分泌。

（3）抽吸鼻饲饮食（每次50 mL/管），在水杯中轻沾灌注器乳头部分，打开胃管盖帽并连接，缓慢推注，灌食速度以老年人喂食的反应及食物的浓度而定，一般用抬高和降低灌注器来调节，并随时观察老年人的反应。速度为10～15 mL/分钟。灌注后立即盖好盖帽，再次抽吸鼻饲饮食，同法至鼻饲饮食全部推注完毕。

（4）每次鼻饲量不应超过200 mL，推注时间以15～20 min为宜，两次鼻饲之间间隔不少于2 h。

4. 鼻饲饮食完毕

护理人员用灌注器抽取30～50 mL温开水缓慢注入，冲净胃管内壁食物残渣。防止食物残渣堵塞鼻饲管。盖好鼻饲管盖帽。叮嘱并协助老年人进食后保持体位30 min再卧床休息。这样有利于食物的消化与吸收，以防喂食后食物反流引发误吸。

（三）操作后处理

撤下毛巾，整理床单位，清洗用物。将灌注器在流动水下清洗干净，用开水浸泡消毒后放入碗内，上面盖纱布备用。灌注器更换频率为1次/周，预防消化道疾病的发生。洗手。

（四）注意事项

（1）对长期鼻饲的老年人，每日晨、晚间应做口腔照护，保持口腔清洁。随时清理鼻腔，保持通畅。

（2）鼻饲饮食的温度一般为38～40℃，不可过高或过低。

（3）老年人鼻饲过程中，若出现恶心、呕吐等情况，应立即停止鼻饲，并立即通知医护人员处理。

（4）为防止鼻饲管堵塞，鼻饲药物时，应将药物研碎，溶解后再灌入。

（5）鼻饲饮食应现用现配，未用完的鼻饲饮食放冰箱保存，24 h内用完。禁止鼻饲变质或疑似变质的食物。

（6）注射器、灌注器用后要及时清洗，保持干净。

（7）对于清醒能够交流的老年人，鼻饲过程中应及时和老年人沟通，了解老年人的感受，防止出现并发症。

小 结

本章主要讲解了老年人饮食护理知识与技能，包括帮助老年人进水、进食、鼻饲喂食等。在喂食过程中要和老年人沟通，观察老年人进水、进食后的反应，如有异常立即停止。在进行鼻饲管喂食时务必先检查鼻饲管位置，防止因鼻饲管移位将食物注入肺部，引起肺感染、误吸甚至窒息。

思 考 题

1.简述老年人的进食原则。

2.在鼻饲管喂食时，如何避免老年人发生误吸？

3.案例分析

李奶奶，70岁，因脑血栓后吞咽障碍无法独立进食，需要鼻饲喂食。护理人员在给李奶奶鼻饲饮食时应注意什么？

案例分析参考答案：

（1）每日晨、晚间应做口腔照护，保持口腔清洁。随时清理鼻腔，保持通畅。

（2）鼻饲饮食的温度一般为38～40℃，不可过高或过低。

（3）鼻饲过程中，老年人若出现恶心、呕吐等情况，停止鼻饲，并立即通知医护人员处理。

（4）为防止鼻饲管堵塞，鼻饲药物时，应将药物研碎，溶解后再灌入。

（5）鼻饲饮食应现用现配，未用完的鼻饲饮食放冰箱保存，24 h内用完。禁止鼻饲变质或疑似变质的食物。

（6）注射器、灌注器用后要及时清洗，保持干净。

（7）鼻饲过程中观察老年人的面色、表情，有无呛咳、呼吸困难等，防止出现并发症。

（郭全荣　张　红）

第九章 老年人排泄护理

导学目标

● **基本目标**

1. 掌握老年人排尿异常、排泄异常的观察要点。

2. 能够阐述帮助老年人如厕、使用便器、人工取便的方法和注意事项。

3. 能够辨别老年人排尿、排便异常的原因。

4. 能够应用所学知识做好老年人排尿、排便护理。

● **发展目标**

1. 能够运用所学知识分析老年人排泄异常的临床症状和原因，采取针对性的护理措施解决排泄问题。

2. 培养关爱老年人、愿意通过护理劳动服务老年人的情感，不怕脏不怕累，尊重老年人，注意保护老年人隐私。

排泄是维持生命的必要条件。人体只有通过排泄才能将机体新陈代谢的产物和废物排出体外，维持身体内环境的协调平衡。老年人因机体调节功能减弱、自理能力下降或疾病原因可导致排泄功能异常。因此，应仔细观察，根据老年人不同情况，协助采取合适的促进排泄的方法，提高老年人的生活质量。

人体的排泄途径有皮肤、呼吸道、消化道及泌尿道，而消化道和泌尿道是最主要的排泄途径，即排便和排尿。排便是反射动作，当粪便充满直肠刺激肠壁而产生便意，如环境许可，大脑皮层即发出冲动使排便中枢兴奋增强，产生排便反射，促进粪便排出体外。排尿是尿液在肾脏生成后经输尿管而暂贮于膀胱中，达到一定量后，一次地通过尿道排出体外的过程。排尿是受中枢神经系统控制的复杂反射活动。老年人的排便、排尿由于胃肠或泌尿系统的功能减弱或疾病状态，常发生排泄异常，包括排便异常和排尿异常。

第一节　帮助老年人如厕

一、老年人排泄异常基础知识

（一）老年人排便异常的表现

1. 便秘

便秘是指排便次数减少，一周内排便次数少于2～3次，大便干结，排便费力。腹部有时可触及包块，肛诊可触及粪块。

2. 粪便嵌塞

老年人有排便冲动，腹部胀痛，直肠肛门疼痛，肛门处有少量液化的粪便渗出，但不能排出粪便。

3. 腹泻

腹泻是指排便次数明显超过平日习惯的频率，粪质稀薄，常伴有腹痛、恶心、呕吐、肠鸣，有急于排便的需要和难以控制的感觉。

4. 排便失禁

患者不自主地排出粪便。

5. 肠胀气

患者表现为腹部膨隆、叩诊呈鼓音、腹胀、痉挛性疼痛、呃逆、肛门排气过多。当肠胀气压迫膈肌和胸腔时，可出现气急和呼吸困难。

（二）老年人排便异常的观察

1. 次数与量

成人每日排便频率是1～2次。成人每日排便超过3次或每周少于3次且形状改变，称为排便异常。消化不良或急性肠炎时，排便次数增多，可为稀便或水样便；便秘时，排便次数减少，呈坚硬栗子样；直肠肛门狭窄或肠道部分梗阻时呈扁条状或带状。

2. 颜色与形状

正常粪便呈黄褐色、柔软、成形。柏油样便见于上消化道出血；暗红色便见于下消化道出血；白陶土色便见于胆道完全阻塞；果酱样便见于肠套叠、阿米巴痢疾；粪便表面粘有鲜红色血液见于痔疮、肛裂、直肠息肉；白色"米泔水"样便见于霍乱、副霍乱。

3. 气味

粪便的气味是由蛋白质经细菌分解发酵而产生。酸臭味见于消化不良；腐臭味见于下消化道溃疡、肠癌；腥味见于上消化道出血。

（三）老年人排尿异常的表现

1.尿失禁

膀胱括约肌丧失排尿控制能力，使尿液不自主地流出。

2.尿潴留

膀胱内潴留大量的尿液而又不能自主排出。表现为下腹胀满、排尿困难、耻骨上膨隆、扪及囊性包块，叩诊为实音。

由于老年人的活动能力和自我保护能力的减退，如厕对老年人来说需要有人帮助和照料，满足老年人的排泄需要。

（四）老年人尿失禁的分类

老年人尿失禁根据临床表现可分为充溢性尿失禁、无阻力性尿失禁、反射性尿失禁、急迫性尿失禁及压力性尿失禁5类。在平日护理老年人时，注意观察尿失禁时伴随的健康问题，以便及时解决。

1.充溢性尿失禁

充溢性尿失禁是由于下尿路有较严重的机械性（如前列腺增生）或功能性梗阻引起尿潴留，当膀胱内压上升到一定程度并超过尿道阻力时，尿液不断地自尿道中滴出。

2.无阻力性尿失禁

无阻力性尿失禁是由于尿道阻力完全丧失，膀胱内不能储存尿液，患者在站立时尿液全部由尿道流出。

3.反射性尿失禁

反射性尿失禁是由完全的上运动神经元病变引起，排尿依靠脊髓反射，患者不自主地间歇排尿（间歇性尿失禁），排尿没有感觉。

4.急迫性尿失禁

急迫性尿失禁可由部分性上运动神经元病变或急性膀胱炎等强烈的局部刺激引起，患者有十分严重的尿频、尿急症状。由于强烈的逼尿肌无抑制性收缩而发生尿失禁。

5.压力性尿失禁

压力性尿失禁是当腹压增加时（如咳嗽、打喷嚏、上楼梯或跑步时）即有尿液自尿道流出。引起这类尿失禁的病因很复杂，需要做详细检查。

（五）排尿异常的健康指导

1.鼓励老年人多饮水

如病情允许，嘱其每日饮水量1 500 mL（除去饮食中的水）左右为宜，以预防泌尿系统感染并能促进排尿反射，入睡前限制饮水，以减少夜尿量。

2. 训练膀胱功能

初起每隔1~2 h让老年人排尿，以手掌用柔力自膀胱上方持续向下压迫，使膀胱内尿液被动排出，以后逐渐延长排尿时间，以促进排尿功能恢复。

3. 锻炼盆底肌

根据老年人情况，指导其取立、坐或卧位，试做排尿（便）动作，先慢慢收紧盆底肌肉，再缓缓放松，每次10 s左右，连续10次，每日重复5~10次，以不感疲乏为宜。

二、协助老年人如厕

案例9-1

叶爷爷，72岁，轻度失智老人，能自行走路，因大小便失控，白天经常有尿裤子现象，夜间使用纸尿裤。经过一段时间训练后，叶爷爷尿裤子现象明显减少，老人舒适度及自尊感增强。现在老人已经吃完早餐，需要帮助叶爷爷上卫生间如厕。请问：

1. 如何协助叶爷爷如厕？

2. 叶爷爷在如厕时出现头晕、心悸症状，应如何处理？

（一）操作前准备

（1）老年人准备：应评估老年人的身体状况、行走能力。询问老年人是否需要如厕。

（2）护理人员准备：衣帽整洁，洗手。

（3）用物准备：卫生间坐便器或床旁坐便椅、卫生纸。

（4）环境准备：清洁、安静、地面无水渍。

（二）操作步骤

（1）搀扶能行走的老年人（或自己行走）进卫生间，关好厕所门，注意保护隐私。

（2）不能行走或行走能力差的老年人，协助老年人在床旁使用坐便椅如厕。

（3）脱裤：护理人员上身抵住老年人，一手扶老年人的腋下（或腰部），另一手协助老年人（或老年人自己）脱下裤子。

（4）坐在便器上：护理人员双手扶住老年人腋下，协助老年人坐在便器上，嘱老年人坐稳，手扶于身旁扶手或栏杆、凳子、墙壁等。

（5）擦净肛门：老年人便后自己擦净肛门或护理人员协助擦净。

（6）穿裤：老年人自己借助身旁扶托物支撑身体或护理人员协助老年人起身，穿好衣服。

（三）操作后处理

开窗通风，倾倒尿便，清洗坐便器或坐便椅，协助老年人洗手，护理人员洗手。

（四）注意事项

（1）排便时要注意保暖，注意保护隐私。

（2）不可久蹲，起身速度要慢，以免跌倒。

（3）及时和老年人沟通，消除老人顾虑。

（4）老年人排便过程中出现头晕、心悸、出汗等症状，应停止排便，协助老年人平卧，测量生命体征，警惕心脑血管意外风险，必要时拨打120电话。

第二节　便器使用

> **案例9-2**
>
> 　　王奶奶，73岁，失能老人，意识清醒，能控制大小便，能与他人进行沟通。因不能下床，王奶奶要求护理人员帮助其在床上使用便器。请问：
>
> 　　1.如何帮助王奶奶使用便器？
>
> 　　2.如何防止尿液飞溅？

（一）操作前准备

（1）老年人准备：评估老年人的腰部活动情况，取得合作。

（2）护理人员准备：洗手并温暖双手。

（3）用物准备：准备便盆，冬季便盆加温或加垫子、便盆里放卫生纸，橡胶布或一次性护理垫、卫生纸、屏风、尿壶（男性）。必要时备水盆、毛巾。

（4）环境准备：清洁、安静、安全。关闭门窗，必要时遮挡屏风。

（二）操作步骤

（1）协助老年人平卧：轻轻掀开下身盖被放于老年人的对侧，协助老年人取仰卧位，如图9-1所示。

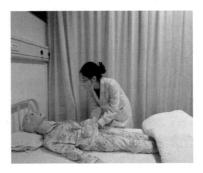

图9-1　协助老人取仰卧位

（2）铺橡胶单：一手托起老年人的臂部，另一手将橡胶单或一次性护理垫垫于老年人腰及臀下。

（3）脱裤：脱裤子至膝部，将老年人两腿屈膝，肢体活动障碍者用软枕垫于膝盖下。

（4）放置便盆：一手托起老年人的臀部，抬高20～30 cm，另一手将便盆放置于老年人的臀下，开口向足部。腰部不能抬起的老年人，应先协助老年人取侧卧位，腰部放软枕，便盆扣于臀部，再协助老年人平卧，调整便盆位置，如图9-2所示。

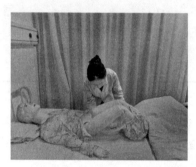

图9-2　放置便盆

（5）防止尿液飞溅：女性为防止尿液飞溅，在阴部盖上卫生纸。男性放上尿壶，膝盖并拢，盖上毛巾被，如图9-3所示。

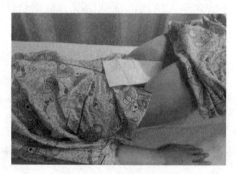

图9-3　防止尿液飞溅

（6）取出便盆：协助老年人稍向对侧侧卧，取出便盆。

（7）擦净肛门：为老年人擦净肛门，将卫生纸在手上绕三层左右，从前到后擦净肛门，污物较多者反复擦2～3次。

（8）清洗：用温水清洗肛门，擦干。

（三）操作后处理

开窗通风，倾倒尿便，清洗坐便器或坐便椅。协助老年人洗手。护理人员洗手。

（四）注意事项

（1）排便时要注意保暖，注意保护隐私。

（2）使用便盆前应检查便盆完整性，预防老年人皮肤受损。

（3）及时和老年人沟通，了解并满足老人的合理需求。

第三节 尿垫、纸尿裤的更换

一、更换尿垫

> **案例9-3**
>
> 陈奶奶，73岁，失智老人，不能控制大小便且排便后不能自知。陈奶奶卧床时需要使用尿垫，护理人员小李定时过来护理陈奶奶，发现尿垫已渗湿，准备为奶奶进行尿垫的更换。傍晚时分，护理人员小李要陪伴陈奶奶散散步，她又为奶奶更换了纸尿裤。

（一）操作前准备

（1）对于能够有效沟通的老年人，向老年人解释更换尿布的目的，以取得老年人的配合。

（2）老年人准备：护理人员应评估老年人的意识状态、自理能力、心理需求、皮肤的状况，更换尿垫时注意有无皮肤湿疹、压疮等情况。

（3）护理人员准备：洗手并温暖双手。

（4）用物准备：尿布或一次性尿垫、手纸、屏风、水盆、温热毛巾。

（5）环境准备：清洁、安静、温暖、安全，光线适中。

（二）操作步骤

（1）关闭门窗，遮挡屏风。

（2）协助老年人取左侧卧位。

（3）用温热毛巾擦拭右侧臀部和会阴部皮肤。

（4）将污染的一次性尿垫向内折叠，塞于老年人身体下面，将干净的护理垫一侧卷起塞于老年人身下，另一侧向自己一侧拉开。

（5）协助老年人翻身至右卧位，撤下一次性尿垫，擦拭左侧臀部及会阴部皮肤。

（6）观察老年人会阴部及臀部皮肤情况。

（7）将清洁尿垫另一侧拉平，翻转老年人身体至平卧位，拉平清洁尿垫。

（三）操作后处理

整理床单位，为老人盖好被子。洗手。

（四）注意事项

（1）关注老人的身心状况，疏导并缓解焦虑心理。

（2）尊重老人，注意保护老年人隐私。

（3）更换尿布时检查老人会阴部皮肤，避免发生尿疹。

（4）及时和老年人沟通，了解并满足老人的合理需求。

二、更换纸尿裤

（一）操作前准备

（1）对于能够有效沟通的老年人，向老年人解释更换尿布的目的，以取得老年人的配合。

（2）老年人准备：评估老年人的意识状态、自理能力及心理需求、皮肤的状况，更换尿裤时注意有无皮肤湿疹、压疮等情况。

（3）护理人员准备：洗手并温暖双手。

（4）用物准备：准备一次性纸尿裤、卫生纸、屏风、水盆、温热毛巾。

（5）环境准备：清洁、安静、温暖、安全，光线适中。

（二）操作步骤

（1）关闭门窗，遮挡屏风。

（2）协助老年人取平卧位，解开纸尿裤粘扣，展开两翼至老年人身体两侧。

（3）协助老年人侧卧，将污染的尿垫向内侧折叠。

（4）用温热毛巾擦拭会阴部，观察老年人会阴部及臀部皮肤情况。

（5）将清洁的尿裤（贴皮肤面朝内）对折，协助老年人翻身至另一侧，撤下污染的尿裤放入污物桶。

（6）打开身下清洁尿裤，铺平。

（7）翻转老年人身体取平卧位，从两腿间向前向上兜起尿裤前端，平整尿裤，将两翼粘扣粘好。

（三）操作后处理

整理床单位，为老人盖好被子。洗手。

（四）注意事项

（1）尊重老人，注意保护老年人隐私。

（2）根据老年人自身情况选择适宜尺寸的纸尿裤。

（3）检查老人会阴部皮肤，避免发生尿疹。

（4）更换尿裤时，将尿裤大腿内、外侧边缘展开，防止侧漏。

（5）及时和老年人沟通，了解并满足老人的合理需求。

第四节 使用开塞露及人工取便

案例9-4

刘奶奶，83岁，由于行动不方便，平时活动少，牙口又不好，长期吃精细食物，以流质为主。习惯性便秘多年，表现为排便困难，排便次数每周少于3次，粪便干硬。现已有5 d未排便，诉腹胀腹痛。护理人员需使用开塞露帮助刘奶奶通便并进行便秘预防的宣教。

一、老年人便秘的影响因素

（一）年龄因素

随着年龄的增长，老年人出现腹壁肌力下降，胃肠动力减弱，盆底肌和肛门括约肌松弛，使肠道排泄控制力减弱，容易引起便秘现象。

（二）饮食因素

老年人常因饮水过少、进食量少或因食物过于精细又缺乏充足水分和膳食纤维，对结肠刺激减少而引起排便困难或便秘。

（三）活动因素

老年人常因活动过少使肠蠕动减弱而引起便秘。

（四）排便习惯

老年人因环境改变致使便意受抑制而影响正常排便，是老年人发生便秘的重要原因。

（五）疾病与治疗

排便无力，如结肠梗阻、结肠良性或恶性肿瘤；各种原因肠粘连均可引起便秘；直肠或肛门病变导致排便疼痛而惧怕排便，如肛裂、痔疮或肛周脓肿；全身性疾病如甲状腺功能低下、脊髓损伤、尿毒症等可致肠道肌肉松弛；老年人多见的脑卒中、糖尿病等也会影响正常排便。

（六）药物

如应用镇静止痛剂、麻醉剂、抗抑郁药、抗胆碱能药、钙通道阻滞剂、神经阻滞剂等使肠道肌肉松弛引起便秘。长期滥用泻药会造成对药物的依赖，反而降低肠道感受器的敏感性，导致慢性便秘。

（七）社会文化和心理

老年人因健康原因需要他人协助解决排便问题时，常会因丧失个人隐私而产生自卑，在出现便意时因怕麻烦他人而刻意抑制自己的需要，因此造成便秘。心理因素也会影响排便，如精神抑郁可导致身体活动减少，自主神经冲动减慢，肠蠕动减少而引起便秘。

二、便秘给老年人带来的危害

（一）某些急性心脑血管疾病的致死诱因

便秘对于年龄较大且患有心脑血管疾病的老年人，有时是一个致命的危险因素。老年便秘病人因排便时间长、过度用力可诱发排便性昏厥、血压升高、脑供血不足，甚至脑血管破裂，还可诱发心绞痛，甚至发生急性心肌梗死、心律失常、主动脉瘤或心脏室壁瘤破裂而猝死。

（二）引起局部和全身不适

因粪便过于干硬，可引起肛门疼痛、肛裂、痔疮等。因肠道内代谢产物及毒素不能迅速排出而滞留体内，可引起全身症状，如面色晦暗、口苦、上腹胀满、嗳气、食欲减退、精神萎靡、头晕乏力、头痛、失眠等。

（三）诱发多种疾病

食物残渣中的细菌发酵，产生大量有害气体和毒素，如不能及时排出，毒素被血液吸收，可影响健康与寿命。如老年性痴呆、尿潴留、直肠脱垂，可诱发结、直肠癌等。

三、老年人便秘的预防措施

（一）心理护理

解释便秘的原因和防治措施，消除老年人的思想顾虑。

（二）排便习惯

养成定时排便的习惯，指导老年人不随意使用缓泻剂或灌肠等方法。

（三）排便环境

提供单独隐蔽的环境和充裕的排便时间。

（四）排便姿势

老年人取坐位或床头抬高45°可利于排便；对手术前的老年人应有计划地训练床上使用便盆。

（五）合理膳食

多饮水，每日饮水1 500 mL以上；多吃蔬菜、水果、粗粮等富含膳食纤维的食物；

摄入适量油脂类食物。

（六）适当运动

如散步、太极拳、体操，指导卧床老年人进行床上活动。

（七）腹部按摩

用食指、中指和无名指自右沿结肠解剖位置向左环状按摩，刺激肠蠕动，以促进排便。

（八）简易通便术

1. 开塞露通便术

开塞露由50%甘油或小量山梨醇制成，装于密闭的塑料胶壳内，用量为20 mL。

2. 甘油栓通便术

甘油栓是由甘油明胶制成，为无色透明或半透明栓剂，呈圆锥形。

3. 人工取便法

当老年人便秘时间过长，发生粪石嵌顿在肠内不易排出，使用开塞露无效，此时如果老年人有急迫便意，表情痛苦不堪，甚至大汗淋漓，应及时采取人工取便，以解除老年人的痛苦。

四、使用开塞露

（一）操作前准备

（1）向老年人说明操作方法、目的，以取得合作。

（2）老年人准备：评估老年人的便秘程度、身体状况。

（3）用物准备：准备开塞露（每支20 mL）、卫生纸、便盆、一次性尿垫。必要时备剪刀、屏风。

（4）护理人员准备：洗手，戴口罩，必要时戴一次性手套。

（5）环境准备：环境整洁安静、温暖舒适。关闭门窗，必要时屏风遮挡。

（二）操作步骤

（1）老年人平卧于床上。向老年人说明操作方法、目的。

（2）取下开塞露瓶盖（或用剪刀剪开），协助老年人取左侧卧位，脱裤子至大腿部。

（3）一手托起老年人的臀部，另一手将橡胶单（或一次性护理垫）垫于老年人腰及臀下。

（4）护理人员左手分开老年人臀部，右手持开塞露球部，挤出少量的药液润滑开塞露前端及肛门口。叮嘱老年人深吸气，开塞露前端缓慢插入肛门深部，将药液全部挤入，如图9-4所示。

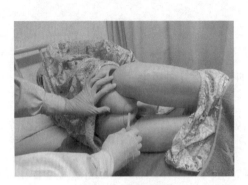

图9-4　使用开塞露

（5）一手拿取卫生纸靠近肛门处，一手快速拔出开塞露外壳，并叮嘱老年人保持体位10 min后再行排便。

（三）操作后处理

协助排便后，撤去一次性尿垫，整理衣服、床单位。开窗通风。洗手。

（四）注意事项

（1）尊重老人，注意保护老年人隐私。

（2）检查开塞露前端是否光滑，以免损伤肛门周围组织。

（3）患有痔疮的老年人使用开塞露时，动作应缓慢，并充分润滑。

（4）老年人主诉有便意，指导其深呼吸，收紧肛门，并协助按摩肛门部。

（5）及时和老年人沟通，了解并满足老人的合理需求。

（6）向老年人讲解引起便秘的原因，鼓励老人适当活动，多饮水，多食蔬菜、水果、粗粮等粗纤维食物，养成定时排便的习惯。

五、人工取便

（一）操作前准备

（1）向老年人说明操作方法、目的，以取得合作。

（2）老年人准备：评估老年人的便秘程度、身体状况。

（3）护理人员准备：洗手，戴口罩。

（4）用物准备：一次性手套，一次性尿垫，润滑液（肥皂液或开塞露）。

（5）环境准备：环境整洁安静、温暖舒适。关闭门窗，必要时屏风遮挡。

（二）操作步骤

（1）向老年人说明操作的目的，告诉老年人在取便时会有异物感。

（2）协助老年人取左侧卧位，脱裤子至大腿部，暴露臀部，注意保暖，如图9-5所示。

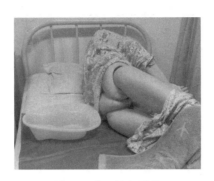

图9-5 人工取便卧位

（3）一手托起老年人的臀部，另一手将橡胶单（或一次性护理垫）垫于老年人腰及臀下。

（4）护理人员右手戴手套，左手分开老年人臀部，右手食指涂肥皂液润滑后，嘱咐老年人深呼吸以放松腹肌，待肛门松弛时，食指沿直肠一侧轻轻插入直肠内，慢慢地由浅入深地将粪便掏出，并放于便盆内，如图9-6所示。

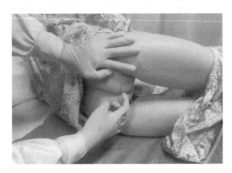

图9-6 人工取便手法

（5）取便完毕后，用温水清洁肛门，用卫生纸擦净肛门。

（三）操作后处理

撤下护理垫，整理老年人的衣服及床单位，开窗通风，清洗便盆。洗手。

（四）注意事项

（1）尊重老人，注意保护老年人隐私。

（2）勿使用器械掏取粪便，动作应轻柔，以免损伤直肠黏膜。

（3）取便时应注意观察老年人情况，如有面色苍白、呼吸急促、全身大汗应立即停止操作，必要时及时就医。

（4）及时和老年人沟通，了解并满足老人的合理需求。

（5）向老人讲解引起便秘的原因及预防措施，鼓励老人适当活动，多饮水，多食蔬菜、水果、粗粮等富含纤维食物，养成定时排便的习惯。

小　结

　　本章介绍了协助老年人如厕、使用便器、更换尿垫和纸尿裤、使用开塞露、人工取便等五项排泄护理技能。在进行排便护理的过程中，要随时和老年人沟通，了解并满足老年人的合理需求。注意观察老年人情况，如有病情变化应立即停止操作，必要时及时就医。要尊重老人，注意保护老年人隐私。

思　考　题

　　1. 简述使用开塞露的注意事项。

　　2. 赵奶奶受便秘困扰多年，应如何对其进行健康教育？

　　3. 刘爷爷因为左髌骨骨折卧床，如何帮助刘爷爷使用便器？

（郭全荣　张　红）

第十章　老年人睡眠护理

导学目标

● **基本目标**

1. 能够阐述老年人睡眠的特点。

2. 能够阐述老年人睡眠环境的基本要求。

3. 能够应用所学知识合理布置老年人的睡眠环境，正确记录老年人的睡眠情况。

● **发展目标**

1. 能够尊重老年人睡眠的特点及对环境的要求，尊重老年人。

第一节　布置睡眠环境

一、老年人的睡眠特点

睡眠是一种周期性发生的知觉的特殊状态，由不同时相组成，对周围环境可相应的不作出反应，人体通过睡眠恢复精力和体力，因此睡眠是人体基本的生理需求，睡眠质量与人体的身心健康密切相关。老年人由于大脑皮质功能减退，新陈代谢减慢，因此形成了自己的睡眠特点。

（一）睡眠时间少于一般成年人

随着年龄的增长，机体结构和功能随之退化，老年人的睡眠时间会少于一般成年人，约6~7 h。睡眠时间的长短因人而异，一般来说，老年人睡醒后感觉精力充沛、情绪愉快即可。但是由于老年人容易感到疲劳，因此常常需要午睡。

（二）睡眠模式改变。

随着年龄的增长，老年人的睡眠时限常常提前出现，表现为早睡早起；或者表现为多相性睡眠，即夜间睡眠少、白天瞌睡多。

（三）夜间睡眠变得断断续续

老化会引起脏器功能衰退，因此老年人夜间觉浅、易觉醒，而且外界声光、躯体疾病、精神因素等均会干扰老年人的夜间睡眠，导致夜间睡眠质量下降。

二、常用改善睡眠质量的措施

（1）营造舒适的睡眠环境，调暗卧室光线，维持环境安静，保持床单位整洁干净。

（2）建立良好的睡眠习惯。提倡早睡早起，规律午睡，午睡时间不超过1 h。

（3）晚餐前避免过饱或情绪激动，不饮用浓茶、咖啡或酒精，睡前如厕。

三、老年人睡眠环境要求

老年人卧室环境通常包括位置、墙面颜色、窗帘颜色、声音、光线、温度、湿度通风等因素。

（一）室内温度

老年人自身体温调节能力较差，因此需要根据季节调节室内温度。一般来说，夏季温度以26～30℃为宜，冬季温度以18～22℃为宜，湿度保持在50%～60%。

（二）光线及色彩

老年人视力下降，因此卧室内光线过暗或者过亮均可能导致视物不清从而引发跌倒、坠床等一系列安全问题，因此老年人卧室内通常应该安装地灯，窗帘宜选用遮光效果较好的暗色系，墙壁颜色宜选用淡雅色，如淡绿色、奶黄色等，促进老年人睡眠。

（三）声音及空气

老年人夜间睡眠较浅、易惊醒，因此卧室的窗户尽量密闭性强、阻隔噪音效果好，以提高夜间睡眠质量。晨起后至少通风30 min，以减轻室内异味、降低细菌数量、降低疾病发生率。

（四）室内设备

老年人居住环境的设备应简单实用，靠墙摆放，布局合理，地板防滑，家具转角呈弧形。

四、布置夜间睡眠环境

（一）操作前准备

（1）向老人做好解释取得配合。

（2）老人准备：餐后2 h，情绪平稳，根据需要协助老人排尿排便。

（3）护理人员准备：衣帽整洁，修剪指甲，洗手。

（4）环境准备：白天开窗通风至少30 min，室内设备靠墙角摆放，且转角应呈弧形。

（二）操作步骤

（1）再次与老年人沟通，说明即将就寝，取得配合。

（2）关闭门窗，拉好窗帘。

（3）调节室温。夏季室内温度以26～30℃为宜，冬季室温以18～22℃为宜，相对湿度保持在50%～60%为宜。

（4）铺床。扫床，检查有无渣屑，根据老年人喜好调整床铺的软硬度，将枕头拍至松软，展开被子呈S形。

（5）协助老年人更换睡衣，移动到床上，采取舒适体位，盖好棉被。

（6）询问是否有其他需求，若没有则关闭大灯，开启地灯，退出卧室，轻声关门。

（三）操作后处理

老年人睡着后进屋查看老年人睡眠情况。

（四）注意事项

（1）老年人使用的卫生间应尽量靠近卧室，设置坐便器加扶手。

（2）睡前可将老年人半夜可能用到的东西如水杯、痰盂等放在容易拿取的位置。

（3）做好夜间常规梳洗，如睡前泡脚可以改善老年人的睡眠质量。

（4）鼓励老年人建立一套健康睡眠的生活模式。

第二节　睡眠障碍的观察和护理

一、老年人睡眠的观察要点及记录内容

（一）观察要点

护理人员可以通过观察和询问的方法评估老年人睡眠，包括每天需要的睡眠时间及就寝时间、是否需要午睡及午睡时间、睡眠习惯、是否需要使用药物及种类和剂量、入睡持续时间、睡眠深度、是否打鼾、睡眠效果、睡眠中的异常情况（梦游、呼吸暂停等）。

（二）记录内容

除外上述观察要点，还可以记录老年人主诉、晨起后精神状态等，做好记录的同时尽快向医生或家属反馈。

二、老年人常见的睡眠障碍

睡眠障碍是指睡眠量与质的异常，可以表现为睡眠时出现某些临床症状，也可表现为入睡障碍或维持正常睡眠能力的异常，可以分为器质性睡眠障碍和非器质性睡眠障碍。

（一）睡眠过度

表现为过多的睡眠，可持续几小时或几天，难以唤醒，通常见于有多种脑部疾

病、糖尿病、严重抑郁与焦虑的老年人。

（二）睡眠呼吸暂停低通气综合征

睡眠呼吸暂停低通气综合征一种睡眠期疾病，多发于老年男性，极易引发高血压、冠心病、脑卒中等疾病，与夜间猝死密切相关。典型表现为夜间睡眠时打鼾及呼吸不规律，白天嗜睡，多导睡眠图监测显示夜间睡眠低通气指数≥5 h。

案例10-1

刘奶奶，73岁，退休工人，肥胖体型，既往高血压10年，主诉最近5天夜间睡眠质量差，晨起感到疲劳，请护理人员做好睡眠观察及记录。

三、睡眠障碍的观察和护理

（一）操作前准备

（1）向老年人做好解释并取得配合。

（2）老年人准备：采取舒适位在床上或座椅上。

（3）护理人员准备

①衣帽整洁，修剪指甲，洗手。

②查阅既往护理记录，了解老年人近期睡眠情况。

（4）环境准备

参照"布置睡眠环境"。

（5）用物准备

记录单、笔、温水（必要时）、棉被（必要时）。

（二）操作步骤

（1）布置睡眠环境，协助老年人完成夜间常规梳洗。

（2）根据老年人睡眠习惯，协助老年人上床睡觉。

（3）观察夜间睡眠

①关门退出后开始计时（约21时），1 h～2 h（22—23时）查房一次，做到走路轻、关门轻。首次查房发现老年人未进入睡眠状态，老年人主诉脚冷，为老年人加盖棉被并鼓励患者放松心情，闭眼休息。

②第一次查房后2 h观察一次（凌晨0—1时），发现老年人需要上卫生间，协助老年人如厕后上床休息。

③第二次查房后2 h观察一次（凌晨2—3时），发现老年人昏昏欲睡。

④第三次查房后2 h观察一次（凌晨4—5时），发现老年人打鼾，出现呼吸暂停。

⑤记录老年人夜间睡眠情况及晨起时间。

（4）询问：询问老年人自觉睡眠情况。

（5）观察午睡：午餐后0.5～1 h协助老年人午睡，按照评估要点观察午睡质量，并记录。

（三）操作后处理

整理睡眠记录表，向医生或家属及时反馈。例如，刘奶奶的记录内容可以整理如下：

刘某某，病案号123456，高血压，昨晚21时协助其上床睡觉，22时查房未进入睡眠状态，加盖棉被1次，凌晨0时如厕1次，2时开始昏昏欲睡，4时查房出现打鼾、呼吸暂停，清晨7时起床，总睡眠时间约为5 h，晨起自述感到疲劳。已告知医生排查疾病相关因素，建议做好心理护理，促进睡眠，需进一步加强指导和护理。

（四）注意事项

（1）查房过程一定注意走路轻、说话轻，防止惊醒老年人。

（2）操作过程尊重老年人的睡眠习惯。

（3）记录内容要全面、详细，字迹清晰。

小　结

本章主要讲解了老年人睡眠环境的布置及观察护理，应该合理布置老年人的睡眠环境，加强观察老年人的睡眠情况，维护老年人的身心健康。

思　考　题

1.老年人的睡眠有何特征？

2.老年人的睡眠容易受哪些因素的影响？

3.案例分析

王阿姨，75岁，退休职工，患有糖尿病肾病8年。有一个女儿，已经结婚，居住在另一个城市。老伴于3个月前去世，女儿邀请她去居住，被委婉拒绝，于是女儿雇佣居家护士帮忙照料王阿姨的日程起居。今晨起居家护士发现王阿姨精神不振。

请回答：

如果你是居家护士，你会如何处理？

案例分析参考答案：

询问睡眠情况，评估影响睡眠的因素，包括环境、心理、疾病等。做好详细记录。

（韩　影　李淑杏）

第十一章　老年人体位管理

```
┌─────────────────────────────────────────────┐
│                 导 学 目 标                    │
│  ● 基本目标                                    │
│  1. 能够描述老年人正确的体位摆放的适用范围及临床意义。   │
│  2. 能够概括老年人舒适卧位的基本要求。            │
│  3. 能够阐述老年人轮椅专业和平车转运的注意事项。    │
│  4. 能够应用所学知识正确为老年人实施体位转换和转运。  │
│  ● 发展目标                                    │
│  1. 能够运用所学知识为老年人实施转运管理，保证老年人安全，避免跌倒等。│
│  2. 了解老年人体位管理的重要意义，树立安全意识，主动帮助和关爱老年人。│
└─────────────────────────────────────────────┘
```

第一节　卧床老年人正确摆放体位

一、良肢位的概念

良肢位又称抗痉挛体位，是为了保持肢体的良好功能，防止和对抗痉挛的出现，从治疗与护理的角度出发而设计的一种临时性体位。偏瘫患者、肌力在2级以下的老年人、长期卧床的老年人均需摆放良肢位，需要每2小时更换一次体位。

二、良肢位摆放的目的

（1）防止压疮发生。

（2）防止肺部感染和泌尿系感染。

（3）防止关节挛缩、畸形的发生。

三、为老年人摆放床上正确体位

（一）操作前准备

（1）向老年人做好解释并取得配合。

（2）老年人准备

①选择老年人身体状况良好、情绪稳定时进行。注意观察老年人有无痛苦表情，肌肉有无萎缩，关节有无僵硬，皮肤有无压疮。

②根据需要协助老年人排便。

（3）护理人员准备：衣帽整洁，修剪指甲，洗手。

（4）用物准备：软枕或体位垫若干个、记录单、笔。

（5）环境准备：调节室温至24℃以上，关好门窗，拉好窗帘。

（二）操作步骤

1. 仰卧位

仰卧位的摆放如图11-1所示。

（1）打开老年人的盖被，"Ｓ"形折叠至对侧，寒冷天气注意保暖，平整床铺，为其选择高度适宜的枕头，面部朝向患侧。

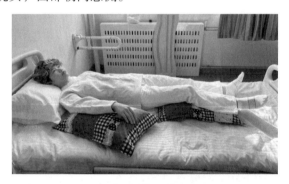

图11-1　仰卧位

（2）将老年人的患侧上肢的关节伸展并放在长软枕上，手心向上，手指分开。

（3）在老年人的患侧臀部外侧垫薄软枕，支撑患侧髋部。

（4）老年人的踝关节背屈，保持足尖向上，防止足部下垂。

2. 健侧卧位

老年人的患侧在上，如图11-2所示。

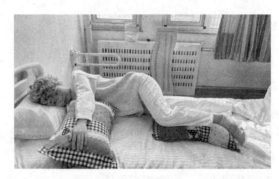

图11-2　健侧卧位

（1）协助老年人翻身至健侧卧位。将床铺平整。

（2）将老年人头部固定在枕头上。

（3）在老年人背后放大软枕，使身体放松，让老年人身体略前倾。

（4）将老年人健侧上肢自然放置。

（5）将老年人的患侧上肢向前平伸，下垫长软枕，使患侧上肢和身体成90°～130°，肘伸直，手腕、手指伸展放在软枕上，避免腕、手悬空。

（6）在老年人患侧下肢垫软枕，下肢摆放在一步远的位置，髋膝关节自然弯曲，避免足悬空。

（7）将老年人的健侧下肢自然伸直，膝关节自然弯曲。

3. 患侧卧位

健侧在上，如图11-3所示。

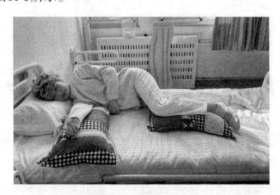

图11-3　患侧卧位

（1）协助老年人翻身至患侧卧位，将床铺平整。

（2）将老年人固定在枕头上。

（3）在老年人背后放大软枕，使老年人身体略后仰靠在枕头上，身体放松。

（4）将老年人患侧上肢向前平伸放在软枕上，与身体成80°～90°，老年人的肘关节尽量伸直，手指张开，手心向上。

（5）将老年人的健侧上肢自然放于身上。

（6）老年人的患侧下肢髋部伸展，微屈膝。

（7）将老年人的健侧下肢摆放成踏步姿势，下垫软枕，膝关节和踝关节自然微屈。

4.坐位肢体摆放方法

（1）床上坐位肢体摆放方法

①协助老年人坐在床上，平整床铺。②在老年人下背部放大软枕。③使老年人上身坐直。④老年人髋部呈90°屈曲，重量均匀分布于臀部两侧。⑤可在老年人双膝下垫一软枕，使双膝微屈。⑥在老年人身前放置调节桌，桌上放软枕，将老年人上肢放在软枕上，见图11-4。

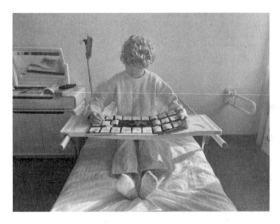

图11-4　床上坐位

（2）椅子坐位摆放

①在老年人背部放置一个枕头。②老年人双手前伸，将肘部放在桌上或软枕上。③双足平放，见图11-5。

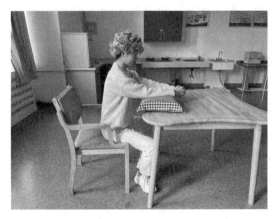

图11-5　椅子坐位

（三）操作后处理

（1）老年人盖好盖被，整理好床单位。

（2）洗手，记录体位及老年人身体情况。

（3）如有异常情况及时报告。

（四）注意事项

（1）康复训练应在专业康复治疗师指导下进行。

（2）仰卧位时间尽量减少，防止骶尾部、足跟、外踝处皮肤发生压疮。避免被子太重，压迫偏瘫足，造成足尖外旋。

（3）注意每2小时给老年人翻身，变换体位。

第二节　老年人床上被动翻身

一、操作前准备

（1）向老年人做好解释并取得配合。

（2）老年人准备：选择老年人身体状况良好、情绪稳定时进行。注意观察老年人有无痛苦表情，肌肉有无萎缩，关节有无僵硬，皮肤有无压疮。

（3）护理人员准备：衣帽整洁，修剪指甲，洗手。

（4）用物准备：软枕或体位垫若干个、记录单、笔。

（5）环境准备：室内整洁，温湿度适宜，若天气寒冷则关闭门窗。

二、操作步骤

（1）护理人员站在老年人床边，将老年人的头部偏向自己一侧，帮助其将双手放在胸前，健侧手握住患侧手。帮助老年人双下肢弯曲，双足踩在床面上。

（2）一手扶住老年人对侧肩部，另一手扶住老年人髋部，翻转老年人身体呈健侧（或患侧）卧位，如图11-6所示。

（3）整理老年人衣服，盖好盖被，整理床单位。

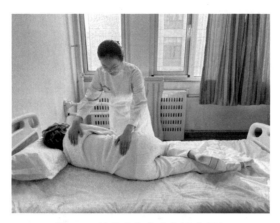

图11-6　协助老年人床上被动翻身

三、操作后处理

洗手，记录协助翻身的时间、体位、老年人的反应，如有异常情况及时报告。

四、注意事项

（1）护理人员翻身过程中注意观察老年人肢体情况，避免拖、拉、拽、推，以免挫伤皮肤或引起骨折。

（2）对留置输液、导尿管的老年人转换体位前先将管路妥善安置固定，转换体位后注意检查管路，确保通畅。

（3）体位转换时注意保护老年人安全。

（4）全过程动作要轻稳、准确、熟练、节力、安全，同时体现人文关怀。

（5）对于体重较重的老年人，一人翻身困难者，可由两人共同完成。

第三节　协助老年人自主翻身

一、操作前准备

（1）向老年人做好解释并取得配合。

（2）老年人准备：选择老年人身体状况良好、情绪稳定时进行。注意观察老年人有无痛苦表情，肌肉有无萎缩，关节有无僵硬，皮肤有无压疮。

（3）护理人员准备：衣帽整洁，修剪指甲，洗净并温暖双手。

（4）用物准备：软枕或体位垫若干、记录单、笔。

（5）环境准备：调节室温24℃以上，关好门窗，拉好窗帘。

二、操作步骤

1. 自主向健侧翻身训练

如图11-7所示。

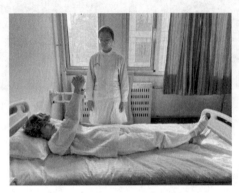

图11-7　自主向健侧翻身训练

（1）站在老年人健侧保护，老年人仰卧在床。

（2）嘱老年人头转向健侧，用健侧手握住患侧手放在腹部，十指交叉，患侧拇指压在健侧拇指上。老年人健侧腿屈膝，插入患腿下方，协助其健侧脚插入患侧腿的下方钩住患侧的踝部。

（3）双上肢前伸，与躯干成90°，指向天花板，做左右侧方摆动2～3次，借助摆动的惯性使双上肢和躯干一起翻向健侧。

2. 自主向患侧翻身训练

如图11-8所示。

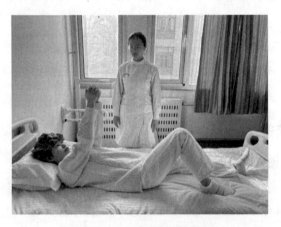

图11-8　自主向患侧翻身训练

（1）护理人员站在老年人患侧保护，老年人仰卧在床。

（2）护理人员嘱老年人头部转向患侧，用健侧手握住并拉起患侧手，患侧手拇指压在健侧手拇指上。老年人健侧腿屈膝，脚平放于床面。

（3）双上肢前伸，与躯干成90°，指向天花板，做左右侧方摆动2～3次，当摆向患侧时，借助惯性使双上肢和躯干一起翻向老年人患侧。

（4）询问老年人自主翻身训练掌握情况，基本掌握后，再开始下一次训练。老年人无不适后，再重复以上动作，持续训练30 min。训练完毕，协助老年人取舒适卧位休息。

三、操作后处理

（1）操作后询问老年人感受，整理老年人衣服，盖好盖被，整理床单位。向老年人说明下次训练时间。

（2）洗手，记录协助自主翻身训练的时间，老年人的反应等，如有异常情况及时报告。

四、注意事项

（1）若老年人力量不够，可在训练初期协助其翻身。

（2）训练过程中要随时观察老年人反应，及时擦净汗液，避免着凉。对老年人的进步表现，及时给予鼓励，发现异常，应立即停止训练并报告医护人员。

（3）对留置输液、导尿管的老年人转换体位前先将管路妥善安置固定，转换体位后注意检查管路，确保通畅。

（4）体位转换时要注意保护老年人安全。

（5）康复训练要在专业康复师的指导下有计划性、规律性、持之以恒地进行。

第四节　协助老年人床上坐起

一、操作前准备

（1）向老年人做好解释并取得配合。

（2）老年人准备：选择老年人身体状况良好、情绪稳定时进行。注意观察老年人有无痛苦表情，肌肉有无萎缩，关节有无僵硬，皮肤有无压疮。

（3）护理人员准备：衣帽整洁，修剪指甲，洗净并温暖双手。

（4）用物准备：软枕或体位垫若干、记录单、笔。

（5）环境准备：调节室温24℃以上，关好门窗，拉好窗帘。

二、操作步骤

（1）护理人员站在老年人将要坐起一侧的床边，协助老年人翻转身体呈侧卧位。若老年人身体条件允许，尽量训练老年人自主完成翻身并注意保护。

（2）协助老年人将双下肢垂放到床边，护理人员一手从老年人颈肩下方插入颈后（或从老年人腋下插入背后），扶住老年人颈肩后而向上扶起，另一手扶住老年人髋部，同时叮嘱老年人一起抬头，并用健侧上肢支撑床面，以老年人髋部为轴，协助老年人向上坐起，转换身体为坐位，如图11-9所示。

（3）扶老年人在床边坐稳，询问老年人感受，观察老年人有无不适反应。

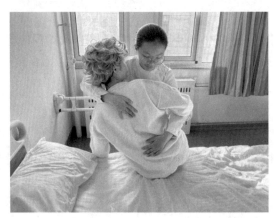

图11-9　协助老年人从仰卧位到床边坐起

三、操作后处理

（1）帮助老年人整理好衣服和床单位，为老年人盖好被子。

（2）洗手，记录老年人翻身及身体情况。

（3）如有异常情况及时报告。

四、注意事项

（1）长期卧床的老年人容易头晕，从卧位转换成坐位时动作要缓慢，防止老年人摔倒。

（2）对留置输液、导尿管的老年人转换体位前，先将管路妥善安置固定，转换体位后注意检查管路，确保通畅。

（3）体位转换时注意保护老年人安全。

（4）体重较大的老年人可使用移位带等辅助设备协助转换。

第五节　协助老年人坐位和站位转换

一、操作前准备

1. 向老年人说明要训练的动作，解释示范动作的步骤。

2. 老年人准备

（1）选择老年人身体状况良好、情绪稳定时进行。注意观察老年人有无痛苦表情，肌肉有无萎缩，关节有无僵硬，皮肤有无压疮。

（2）根据需要协助老年人排便。

3. 护理人员准备

衣帽整洁，修剪指甲，洗净并温暖双手。

4. 用物准备

高度适宜的椅子一把、保护性腰带。

5. 环境准备

室内整洁宽敞，无障碍物。

二、操作步骤

1. 协助站立训练

如图11-10所示。

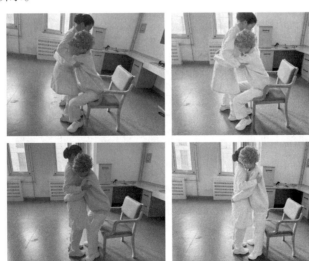

图11-10　协助站立训练

（1）护理人员将老年人安置在椅子上，身体尽量挺直，两脚平放，与肩同宽，患侧脚稍偏后。

（2）嘱老年人双手十指相扣，患侧拇指在上，双臂向前伸出。

（3）站在老年人对面，靠近患侧，弯腰屈膝。一手扶住老年人健侧手臂，另一手从老年人患侧身后抓住老年人的保护腰带。

（4）引导老年人身体前倾，重心向患侧压，并协助老年人臀部离开椅子，慢慢站起。

（5）协助老年人站稳并调整重心至双脚之间。

2. 主动站立训练

如图11-11所示。

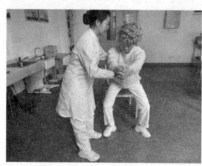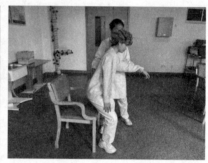

图11-11　主动站立训练

（1）护理人员应首先示范主动站立的动作要领，待老年人明白动作要领后再进行训练。

（2）老年人坐在椅子上，身体尽量挺直，两脚平放，与肩同宽，患侧脚稍偏后。

（3）嘱老年人双手十指相扣，患侧拇指在上，双臂向前伸出。

（4）站在老年人患侧，注意引导和保护。

（5）引导老年人身体前倾，重心前移，患侧下肢充分负重，臀部离开椅子，慢慢站直。

（6）协助老年人站稳后，将重心调整至双脚之间。

3. 被动坐下

（1）老年人站在椅子前面，保持上身挺直，身体前倾，屈髋屈膝。

（2）嘱老年人慢慢向后、向下移动臀部，坐在椅子上。

（3）护理人员站在老年人患侧，一手托住其患侧手臂，另一手从老年人身后抓住其保护腰带，跟随老年人的节奏慢慢弯腰屈膝，协助老年人坐下。

4. 主动坐下

（1）护理人员首先示范主动站立的动作要领，老年人明白动作要领后再进行训练。

（2）老年人站在椅子前面，保持上身挺直，双手十指相扣，患侧拇指在上，双骨向前伸出。

（3）护理人员站在老年人患侧，注意保护。

（4）老年人身体前倾，保持上身挺直，屈髋屈膝。

（5）慢慢向后、向下移动臀部，坐在椅子上。

三、操作后处理

（1）询问老年人转移感受，有无不适。

（2）洗手，记录老年人转移情况。

（3）如有异常情况及时报告。

四、注意事项

（1）训练时椅子的高度应适宜，椅子要结实，刚开始训练时可选择有扶手的椅子。

（2）无论起立还是坐下，首先都要身体前倾，上身挺直。

（3）体位转换时注意保护老年人的安全。

（4）训练要循序渐进，持之以恒。

第六节　协助老年人使用助行器

案例11-1

王爷爷，78岁，自理老人，近日总感觉头晕，到医院检查导致头晕的原因为脑供血不足，医生建议平时行走时使用手杖，请你在王爷爷使用手杖时给予帮助指导并做好辅具安全检查工作。

老年人由于身体机能下降和疾病等原因的影响，会出现活动受限、行走困难等情况，故需要拐杖、轮椅等协助活动，甚至需要平车进行转运，掌握正确的使用方法可以避免老年人在户外活动时发生跌倒等意外伤害，更好地满足老年人地生活需求，提高生活质量。

一、老年人常用的助行器

（一）手　杖

根据手杖的结构和功能可以分为单足手杖、多足手杖、直手杖、可调式手杖、带座式手杖、多功能手杖和盲人手杖等。其中，单足手杖适用于握力好、上肢支撑能力强的老人。多足手杖包括三足和四足，支撑面积较广而且稳定，如图11-12所示。

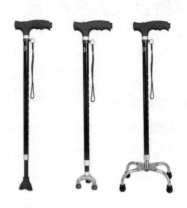

图11-12 单足、三足和四足手杖

（二）拐　杖

拐杖指靠前臂或肘关节扶持帮助行走的工具。分为普通木拐杖、折叠式拐杖、前臂杖、腋杖和平台杖。前臂杖又叫洛式杖，可单用也可双用，用于握力较差、前臂力量较弱但又不必使用腋杖者。腋杖稳定，用于截瘫或外伤严重的患者，包括固定式和可调式。平台杖又称为类风湿杖，主要将前臂固定平台式前臂托上，用于关节严重损害的类风湿患者或手有严重损伤不能负重者，由前臂负重。

（三）助行器

步行器指用来辅助下肢功能障碍者（如偏瘫、截瘫、截肢、全髋置换术后等）步行的工具。可以用来保持平衡，有支撑体重和增强上肢伸肌肌力的作用。常见的有：框架式助行器（两轮、三轮、四轮式）、截瘫助行器、交替式助行器。框架式助行器可支撑体重，便于患者站立和行走，其支撑面积大，稳定性好。使用时患者两手扶持左右两侧，于框架当中站立行走，如图11-13所示。

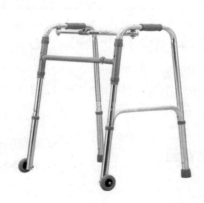

图11-13 助行器

二、助行器高度的设置

（一）手杖高度

老年人站立时，肘关节屈曲15°~30°，腕关节背伸，小趾前外侧15 cm处至背伸手掌面的距离即为拐杖的适时高度。站立困难时可仰卧位测量。

（二）拐杖高度

身高减去41 cm的长度为腋杖的长度。站立时大转子的高度即为把手的位置。

（三）助行器高度

老年人直立，双手握住助行器把手，肘关节屈曲15°~30°时的高度为宜。

三、使用助行器

（一）操作前准备

（1）老年人准备：评估老年人一般情况、活动能力及疾病诊断，穿合适长度的裤子以及防滑鞋。

（2）护理人员准备：着装整洁。

（3）用物准备：选择合适的助行器具。检查助行器具是否完好，把手有无松动，拐杖与地面接触的橡胶垫是否牢固，可调高度的拐杖调节卡扣是否锁紧等。

（4）环境准备：环境安静，光线充足，无障碍物，地面干燥，没有水迹、油渍。

（二）操作步骤

1. 手杖的使用方法

（1）护理人员携带手杖来到老年人面前，边演示边讲解检查拐杖的使用方法和使用手杖步行的方法及上下台阶方法。

（2）行走

三点法：先伸出手杖，再迈出患足，最后迈出健足；或先伸出手杖，再迈出健足，最后迈出患足，如图11-14所示。要求患足努力做到抬腿迈步，避免拖拉。

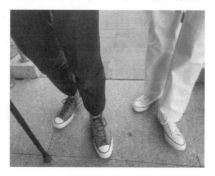

图11-14　三点步

二点法：伸出手杖同时抬腿迈出患足，再迈出健足。

上下台阶的训练：正确上下台阶的原则是上台阶先上健腿，后上患腿；下台阶先下患腿，再下健腿。可以将手杖放在扶手上，一同向上挪动，如图11-15所示。

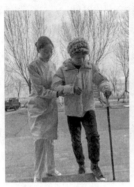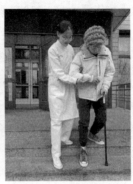

图11-15　上台阶先上健腿，下台阶先下患腿

（3）保护行走

护理人员搀扶老年人手拄手杖站起，检查手杖高度是否合适。手杖放在脚的前外侧，目视前方，按照三点步行（或两点步行）方式行走。护理人员站在患侧，拉住老年人的腰带或特制的保护腰带保护。

2.拐杖的使用方法

（1）检查拐杖是否完好备用。护理人员边演示边讲解使用拐杖步行的方法及上下台阶的方法。向老年人说明配合要点，取得配合。

（2）站立

站立时双拐并到一起，立于患侧，一手握住拐杖把手，另一手按住椅子扶手或床面，双手用力将身体撑起，依靠健侧下肢完成站立，将一支拐杖交于健侧手中，双拐平行放置于身体前方，开始行走。

（3）行走

四点法：先向前移动患侧拐杖，再迈出健侧下肢，再移动健侧拐杖，最后再迈出患侧下肢；相同的方法，先向前移动患侧拐杖，再迈出健侧下肢，再移动健侧拐杖，最后再迈出患侧下肢，反复进行。

三点法：一般见于患侧下肢不能负重的情况，两侧拐杖一同向前，然后患侧向前迈出，最后健侧向前跟上患侧，如此反复进行。

两点法：向前移动患侧拐杖的同时迈出健侧下肢，向前移动健侧拐杖的同时迈出患侧下肢，移动患侧拐杖时迈出健侧下肢，移动健侧拐杖时迈出患侧下肢，再反复进行。

坐下：患者想要坐下时，将双拐并在一起，立于患侧，一手抓住拐杖把手，另一只手按住椅子扶手或床面，健侧下肢用力，重心下移，同时患肢不要碰触地面。

上台阶：患者将身体靠近台阶，双臂用力撑住双拐，健侧下肢迈到台阶上，健侧下肢用力伸直，身体稍向前倾，同时将患侧下肢和双拐带到台阶上，重复动作，迈向上一级台阶。

下台阶：下台阶时，先把双拐平行放在下一级台阶上，将患侧下肢前移，双臂用力撑起，健侧下肢屈曲移到下一级台阶，呈站立位，再将双拐下移，重复以上动作，迈向下一级台阶。

3. 助行器的使用方法

（1）检查步行器是否完好，螺丝是否有松动，支脚垫是否完好适用，高度是否适合。护理人员边演示边讲解使用助行器步行的方法。向老年人说明配合要点，取得配合。

（2）行走

四步法：助行器一侧向前移动一步（25～30cm），对侧下肢抬高后迈出，约落在步行器横向的中线偏后方。然后，助行器另一侧向前移动一步，迈出另一下肢。重复上述步骤前进。

三步法：抬头挺胸，双手同时将助行器举起向前移动一步（25～30 cm），患肢抬高后迈出半步，约在助行器横向的中线偏后方。双手臂伸直支撑身体，迈出健肢与患肢平行。重复上述步骤前进，如图11-16所示。

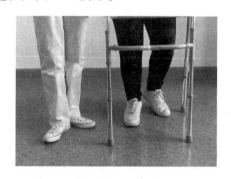

图11-16　三步法

（三）注意事项

（1）患足努力做到抬腿迈步，避免拖拉。

（2）看护行走前，避开路线上的水渍及障碍物，行走过程中，保障老年人安全，避免跌倒。

（3）观察老年人有无劳累，询问感受，如果出现疲乏，立即休息。

（4）行走中避免拉、拽老年人胳膊，以免造成老年人跌倒和骨折。

（5）循序渐进地增加行走的活动量。

第七节　轮椅转运

案例11-2

朱爷爷，99岁，因年纪较大行动不便，每天上午大部分时间卧床休息或在房间看电视，为丰富老人生活，今日午后护理人员用轮椅推老人到楼下小花园散步。

一、轮椅的种类

（一）固定式轮椅

结构简单，但不用时占用空间较大，上下车不方便。

（二）折叠式轮椅

车架可折叠，便于携带和运输。是国内外目前应用最广泛的一种。折叠式轮椅的扶手或脚踏板均为拆卸式。

（三）躺式轮椅

靠背能从垂直向后倾斜直至水平位，脚踏板也能自由变换角度。适用于年老体弱者。

（四）手推式轮椅

是由照护者推动的轮椅，轮椅的特点是前后皆采用直径相同的小轮子，因此造价相对较低，重量较轻，主要用于照护用椅。

（五）电动轮椅

是通过高性能动力驱动装置和多种不同的智能操纵装置，满足不同功能障碍的老年人的需求。如对于手和前臂功能完全丧失的老年人，可选用下颌进行操纵的电动轮椅。

二、轮椅打开与收起

（一）打开轮椅

双手握住轮椅两侧扶手外展，然后手掌向下按压轮椅坐垫即可打开。

（二）收起轮椅

双手握住坐垫中间的前后两端，同时向上提拉即可收起。

三、轮椅的使用方法

（一）操作前准备

（1）向老年人说明配合要点，取得配合。

（2）老年人准备：评估老年人一般情况、活动能力及疾病诊断。身体状况允许，穿防滑的鞋子。

（3）护理人员准备：着装整洁。

（4）用物准备：轮椅、必要时备毛毯。检查轮椅，首先打开与收起顺畅，其次刹车灵敏，充气轮胎的胎压正常。坐垫、安全带、脚踏板等完好。

（5）环境准备：环境安静，光线充足，无障碍物。

（二）操作步骤

1. 从床（或椅子、坐便器等）转移到轮椅上

（1）护理人员松开轮椅刹车，打开轮椅，推轮椅至老年人床旁，刹车制动。

（2）护理人员将轮椅靠近老年人身体健侧，轮椅与床夹角呈30°~45°，刹车制动，脚踏板向上翻起。必要时，撤掉挡腿布。

（3）老年人坐于床沿上，叮嘱老年人健侧手臂扶住护理人员肩臂部。健侧下肢足跟与床沿平齐，护理人员屈膝下蹲，双手环抱老年人腰部或抓紧背侧裤腰，双腿用力带动老年人平稳站起。

（4）护理人员以自己的身体为轴转动，带动老年人转体，将老年人移至轮椅前，平稳坐下。

（5）嘱老年人扶好扶手，护理人员绕到轮椅后方，两臂从老年人背后腋下伸入，使老年人身体靠紧椅背坐稳。双脚放在脚踏板上，系好安全带。

2. 护理人员平稳匀速推行

上下坡道、台阶、进出电梯按照相应操作去执行。

（1）上、下坡道的轮椅推行方法

上坡道：护理人员手握椅背把手，均匀用力，两臂保持屈曲，身体前倾，平稳向上推行，如图11-17所示。

下坡道：采用倒退下坡的方法。护理人员叮嘱老年人抓紧轮椅扶手，身体靠近椅背。护理人员握住椅背把手，缓慢倒退行走，如图11-18所示。

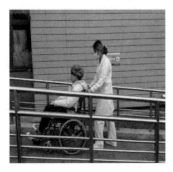　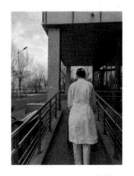

图11-17　上坡道　　　　　图11-18　下坡道

（2）上、下台阶的轮椅推行方法

上台阶：脚踝踏轮椅后侧的杠杆，抬起前轮，以两后轮为支点，使前轮翘起移上台阶，再以两前轮为支点，双手抬车把带起后轮，平稳地移上台阶。

下台阶：采用倒退下台阶的方法。护理人员可嘱老年人抓紧扶手，提起车把，缓慢地将后轮移到台阶下，再以两后轮为支点，稍稍翘起前轮，轻拖轮椅至前轮移到台阶下。

（3）上、下电梯推行的方法

上电梯：护理人员在前，轮椅在后，即轮椅以倒退形式进入电梯并及时刹车制动。

下电梯：确认电梯停稳，松开刹车，推出电梯。

3. 协助老年人下轮椅

（1）活动结束或到达目的地，刹车制动。

（2）轮椅与床（或椅子、坐便器等）夹角呈30°~45°，刹车制动，脚踏板向上翻起。老年人双脚平稳踏在地面上。打开安全带。

（3）可嘱老年人身体前倾，健侧手臂扶住护理人员肩臂部。健侧下肢足跟与轮椅坐垫前沿平齐，护理人员屈膝下蹲，双膝夹紧老年人健侧膝部，双手环抱老年人腰部或抓紧背侧裤腰，双腿用力带动老年人平稳站起。

（4）护理人员以靠近床侧足跟为轴转身带动老年人转体，将老年人移至床前，平稳坐下。

（三）操作后处理

收起轮椅，推轮椅到指定存放处，收起轮椅并刹车制动。安置老年人，整理床单位。

（四）注意事项

（1）推行过程平稳匀速。

（2）推轮椅时速度要慢，要叮嘱老年人的头及背向后靠，并抓紧扶手，勿向前倾或自行下车。

（3）遇到障碍物或拐弯时，护理人员应提前告知并提示。

（4）老年人乘坐轮椅每隔30 min应变换体位，避免局部长期受压造成压疮。

（5）寒冷天气可使用毛毯盖住老年人双腿进行保暖。

（6）转运过程中，观察老年人表现并询问感受。如感觉疲乏或不适，应就近休息或尽快返回。

（7）进出门或遇到障碍物时，勿用轮椅撞门或障碍物。

（8）下轮椅时刹车一定要制动，避免摔倒。

第八节　平车转运

案例11-3

张爷爷，86岁，独自在卫生间洗澡后更换衣服时不慎摔倒在床边地上，护士小张听到呼叫后第一时间赶到现场，张爷爷自诉右侧大腿疼痛厉害，无法站立，小张边安慰老人边用手机联系医生，杨医生告知小张先不要搬动老人，他立即前往。杨医生赶到后经询问和检查，判断老人可能发生腿部骨折，立即联系"120"进行救治，"120"工作人员赶到后，小张需协助医生将老人转移到救护车，送老人到医院做进一步检查。

一、老年人搬运法

1. 挪动法

适用于病情许可，且能在床上配合的老年人。

2. 一人搬运法

适用于病情允许且体重较轻的老年人。

3. 二人搬运法

适用于病情较轻，体重较重的老年人。

4. 三人搬运法

适用于病情较轻，但自己不能活动而体重又较重的老年人。

5. 四人搬运法

适用于颈椎、腰椎骨折或病情较重的老年人。

二、平车转运方法

（一）操作前准备

（1）向老年人做好解释并征得同意。

（2）老年人准备：评估老年人的基本状态，年龄、体重、病情与躯体活动能力及病变部位。评估老年人的认知情况、心理反应及合作程度。

（3）护理人员准备：着装整洁，洗手。

（4）用物准备：检查平车性能。检查平车性能，面板是否平整、支架是否完好、轮胎气是否充足、刹车是否灵敏，如图11-19所示。平车上置以一次性护理垫和布单包好的垫子及枕头、带套的毛毯或棉被；如为颈椎、腰椎骨折或病情危重的老年人，应备帆布中单或布中单；如为骨折患者，应有木板垫于平车上。

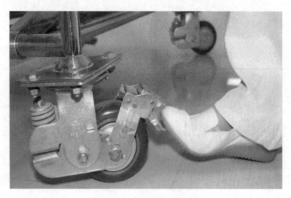

图11-19　检查床脚刹车

（5）环境准备：环境宽敞，道路通畅，便于操作。

（二）操作步骤

1.移开床旁桌、椅子，松开盖被，协助老年人移至床边。

2.挪动法

（1）将平车的大轮端靠近床头、小轮靠近床尾，推至与床平行，紧靠床边，调整平车或病床，使其高度一致。

（2）制动车闸或护理人员用身体抵住平车。

（3）协助老年人按上半身、臀部、下肢的顺序，依次挪向平车。由平车回床时，顺序相反，先挪动下肢，再挪臀部和上半身。

（4）为老年人包裹被子，先向上反折脚端，再折近侧和对侧，颈部遮盖衣领。

3.一人搬运法

（1）移床旁椅，松开盖被，协助老年人穿好衣服。

（2）推平车至床尾，使平车头端（大轮端）与床尾呈钝角，制动车闸。

（3）搬运者站在钝角内的床边。

（4）护理人员两脚前后分开，稍屈膝，一手自患者腋下伸至对侧肩部外侧，另一手伸至患者臀下。

（5）嘱老年人双臂交叉于护理人员颈后，双手用力握住。

（6）抱起老年人，移步转身，将老年人轻放在平车上，卧于平车中央。

（7）为老年人包裹盖被。

4.二人搬运法

（1）同单人搬运法，移床旁椅，松盖被，放要平车。

（2）搬运者甲、乙两人站在同侧床边，将老年人双手置于胸腹部，协助其移至床边。

（3）甲一手托住老年人头、颈、肩部，一手托住腰部；乙一手托住老年人臀部、一手托住腘窝处。两人同时托起，使老年人身体向搬运者倾斜，移步走向平车，如图11-20所示。两人同时屈膝，手臂置推车上伸直，使老年人平躺于平车中央。

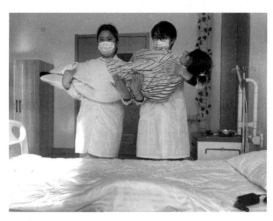

图11-20　二人搬运法

（4）为老年人包裹盖被。

5.送老年人到指定地点，安置老年人，安置舒适体位，确保老年人保暖舒适。

（三）操作后处理

整理床单位，洗手。

（四）注意事项

（1）妥善安置老年人身上的输液管道及各类导管。

（2）搬运时注意保护老年人病患处。骨折老年人搬运时应在车上垫木板，并做好骨折部位的固定和观察。

（3）在整个转运过程中，注意观察老年人的面色、呼吸及脉搏的改变。

（4）转运过程中，患者的头部应卧于平车的大轮端。护理人员站在老年人头侧。

（5）平车上下坡时，老年人头部应位于高处。上坡时患者头在前，下坡时头在后。

（6）车速适宜，进出门时应先将门打开，不能用车撞门。

（7）冬季注意保暖，避免受凉。

（8）多人转运时，动作要协调一致，避免患处二次损伤。

小　结

　　本章从老年人体位管理的目的、体位管理的方法和操作中的注意事项等方面对老年人体位管理进行了全面的阐述。护理人员要根据病情、治疗情况和老年人的实际需要，按正确的方法协助老年人变换卧位、使用助行器，实施轮椅和平车转运，并在体位转换和转运过程中，主动规避风险，避免跌倒、坠床等并发症，保证老年人安全。

思　考　题

张奶奶因支气管哮喘急性发作，呼吸极度困难不能平卧而焦虑不安。

请回答：

（1）护理人员应帮助张奶奶取何种卧位？

（2）张奶奶采用此种卧位的方法。

参考答案：

（1）端坐位。

（2）扶患者坐起，摇起床头或抬高床头支架。患者身体稍向前倾，床上放一跨床小桌，桌上放软枕，患者可伏桌休息。必要时加床档，以保证患者安全。

（刘　瑶　鹿　璨）

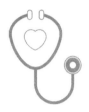

第三篇　老年人基础护理

第十二章　老年人生命体征测量

导学目标

● **基本目标**

1. 能够体温、脉搏、呼吸和血压的正常值。

2. 能够概括老年人的体温、脉搏、呼吸和血压的生理变化。

3. 能够识别老年人异常体温、脉搏、呼吸和血压。

4. 能够应用所学知识为老年人进行生命体征的测量。

● **发展目标**

1. 运用所学知识正确测量和记录体温、脉搏、呼吸和血压，且态度认真、操作规范、数值准确，能关心老年人。

2. 了解老年人测量生命体征的重要意义，培养健康意识，关爱老年人。

生命体征是指体温、脉搏、呼吸以及血压的总称，是老年人机体内在活动的一种客观反映，是衡量老年人身心状况的可靠指标。正常人生命体征在一定范围内相对稳定，护理人员通过认真仔细地为老年人测量生命体征，可以获得其生理状态的基本资料，了解老年人机体重要脏器的功能活动情况，为了解老年人疾病的发生、发展及转归提供依据。为老年人测量生命体征是日常工作中最基础也是最重要的一环。

第一节　体温测量

一、体温正常范围

老年人正常体温的平均值及范围见表12-1。需注意的是，体温并不是固定不变的，体温可随昼夜、性别、年龄、药物、运动和情绪等因素的变化而有所波动，但这种改变一般在正常范围内，其变动范围在0.5～1℃。此外，外界气温、进食、药物等均可使老年人的体温产生波动。老年人的基础体温较正常成年人低，如果午后体温比清晨高1℃

以上，应视为发热。

表12-1　老年人正常体温的平均值及范围

部位	平均值	正常范围
口腔	37℃	36.3～37.2℃
腋下	36.5℃	36.0～37.0℃
直肠	37.5℃	36.5～37.7℃

二、测量体温

（一）操作前准备

（1）向老年人做好解释并取得配合。

（2）老年人准备：

①选择老年人身体状况良好、情绪稳定时进行。

②根据需要协助老年人排便。

（3）照护人员准备：衣帽整洁，修剪指甲，洗手。

（4）用物准备：水银体温计或电子体温计、毛巾、记录单、笔。

（5）环境准备：室内环境整洁，温湿度适宜。

（二）操作步骤

1. 用水银体温计为老年人测量体温

（1）解开老年人衣领扣子。

（2）取毛巾擦拭老年人腋下汗渍。

（3）取体温计，查看水银柱所对应的温度是否在35℃以下。若在35℃以上，则用手抓住体温计的尾部，用力甩动几下，使水银柱对应温度降至35℃以下。

（4）将体温计的水银柱一头放在老年人腋窝正中，紧贴皮肤。

（5）嘱老年人夹紧上臂，测量时可协助老年人侧屈臂，手可过胸放在对侧肩头。

（6）10 min后，取出体温计，查看读数并记录。

2. 用电子体温计为老年人测量体温

（1）按电子体温计的测量键开机，显示屏亮后体温计进入待测状态。

（2）将体温计感应端对准老年人额头正中并保持垂直，注意测量部位不能有毛发遮挡，体温计感应端应距老年人额头3～5 cm。

（3）建议每组测量3次，以出现最多的一组数据为准。

（三）操作后处理

（1）为老年人系上衣领，盖好被子。

（2）电子体温计的红外探测器有脏污时，取棉签蘸浓度为75%的乙醇轻轻擦拭。

（3）用毛巾将水银体温计上的汗渍擦拭干净。

（4）将水银体温计的度数甩至35℃以下，以备下次使用。

（5）将体温计放回原处，毛巾洗净后悬挂晾干。

（6）将测量数值记录在记录单上。

（7）如有异常立即报告家属或医务人员。

（四）注意事项

（1）周围环境稳定，不可在电风扇、空调直对及阳光直晒处进行测量。

（2）用水银体温计测量体温前务必保证体温计水银柱在35℃以下，以免造成测量数据错误。

（3）水银体温计水银头需完全被包裹在老年人腋下。

（4）额头冷敷或做其他降温处理后不建议在额头使用电子体温计进行测温。

（5）甩水银体温计时务必保证周围无物，以免将体温计打碎。

（6）老年人若有躁动，需专人守护，以免弄破水银体温计。

（7）避免影响体温测量的各种因素，如运动、进食、冷热饮、冷热敷、洗澡、坐浴、灌肠等。

（8）大多数电子体温计有测量物体表面温度的功能，在测量前确认电子体温计处于体温测量模式。

（9）当老年人从与测量环境温差较大的地方来时，应至少在测量环境中停留5 min后再测量。

第二节　脉搏测量

当心脏收缩时，左心室将血液射入主动脉，主动脉内压力骤然升高，动脉管壁随之扩张。当心脏舒张时，动脉管壁弹性回缩。这种动脉管壁随着心脏的舒缩而出现周期性的起伏搏动形成动脉脉搏，这种搏动在浅表的动脉可触摸到，临床简称为脉搏。脉搏的频率、节律间接反映的是老年人心脏跳动情况，可以帮助判断老年人心脏跳动有无异常。正常成人在安静状态下脉搏的正常频率范围为：60～100次/min。

脉搏频率受年龄、性别、体型、进食、运动和情绪波动等影响。

（一）操作前准备

（1）向老年人做好解释并取得配合。

（2）老年人准备

①选择老年人身体状况良好、情绪稳定时进行。

②测量前若有剧烈运动、紧张、恐惧、哭闹等，应休息20～30 min再测。

（3）照护人员准备：衣帽整洁，修剪指甲，洗手。

（4）用物准备：手表、记录单、笔。

（5）环境准备：室内环境整洁，温度适宜。

（二）操作步骤

（1）老年人卧位或坐位，露出老年人手腕，手腕伸展，手臂放松处于舒适位置，使老年人掌面朝上。

（2）护理人员以食指、中指、无名指的指端依次按在老年人拇指根部下方，腕部骨突处旁，即桡动脉处，按压力量适中，如图12-1所示。

（3）正常脉搏测30 s，乘以2即得测量数据。若发现老年人脉搏节律有异常，则测量1 min，若发现患者脉搏短绌，应由2名护理人员同时测量。

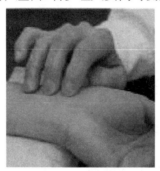

图12-1 脉搏测量

（三）操作后处理

（1）将测量数值记录在记录单上。

（2）如有异常应立即报告家属或医务人员。

（四）注意事项

（1）测量时，护理人员手指按压桡动脉的力度要适中，以能清楚测得脉搏搏动为宜。

（2）护理人员切勿用拇指测量，因拇指上小动脉搏动较强，易与老年人的脉搏相混淆。

第三节 呼吸测量

机体在新陈代谢过程中，需要不断地从外界环境中摄取氧气，并把自身产生的二氧化碳排出体外，这种机体与环境之间进行气体交换的过程，称为呼吸。正常成年人安静状态下呼吸频率为16～20次/min，节律规则，呼吸运动均匀，无声且不费力，呼吸与脉搏频率的比例为1：4。老年人正常呼吸频率为16～25次/min。

（一）操作前准备

（1）向老年人做好解释并取得配合。

（2）老年人准备

①选择老年人身体状况良好、情绪稳定时进行。

②根据需要协助老年人排便。

（3）照护人员准备：衣帽整洁，修剪指甲，洗手。

（4）用物准备：毛巾、记录单、笔。

（5）环境准备：室内环境整洁，温湿度适宜。

（二）操作步骤

（1）将手放在老年人桡动脉搏动处，呼吸与脉博同时测量。

（2）眼睛观察老年人胸部或腹部的起伏。

（3）观察呼吸频率（一起一伏为一次呼吸）、深度、节律、音响、形态及有无呼吸困难。

（4）计数，测30 s，乘以2即得测量数据，异常呼吸的老年人应测量1 min。

（三）操作后处理

（1）将测量数值记录在记录单上。

（2）如有异常立即报告家属或医务人员。

（四）注意事项

（1）呼吸受意识控制，因此测量呼吸前不必解释，在测量过程中不要太过记得意，以免引起老年人紧张，影响测量的准确性。

（2）测量老年人的呼吸可与测量脉搏一起，测量脉搏完毕后，手可不离开，继续保持测量脉搏的姿势计时测量呼吸。

（3）如有呼吸异常，应计时1 min。

第四节　血压测量

血压是指血液在血管内流动时对单位面积血管壁的侧压力。如无特别注明，均指动脉的血压。当心室收缩时，血液射入主动脉，血压上升达最高值，称收缩压；当心室舒张时，动脉管壁弹性回缩，动脉血压下降达最低值，称舒张压。收缩压与舒张压之差为脉压。血压反映老年人血液循环情况。血压包括收缩压和舒张压，正常成年人安静状态下血压正常范围为：收缩压为90～140 mmHg（1mmhg≈0.133kPa），舒张压为60～90 mmHg。老年人血压大多偏高一些，平均血压范围为：收缩压为140～160 mmHg，舒张压为80～90 mmHg。为保证老年人供血良好，血压控制范围以医生依据老年人身体情况建议的最佳血压控制范围为准。

（一）操作前准备

（1）向老年人做好解释并取得配合。

（2）老年人准备

①选择老年人身体状况良好、情绪稳定时进行。

②根据需要协助老年人排便。

（3）照护人员准备：衣帽整洁，修剪指甲，洗手。

（4）用物准备：血压计、听诊器、记录单、笔。

（5）环境准备：室内环境整洁，温湿度适宜。

（二）操作步骤

（1）老年人取坐位或平卧位，使手臂（肱动脉）与心脏呈同一水平。坐位平第四肋，仰卧位平腋中线。

（2）协助老年人卷袖，露出上臂，手掌向上，肘部伸直。

（3）护理人员打开血压计，垂直放妥，开启水银槽开关。

（4）取血压计袖带，排尽袖带内空气，平整置于老年人上臂中部，袖带下缘距肘窝2～3 cm，缠绕粘紧，松紧度以能插入一指为宜，如图12-2所示。

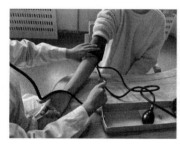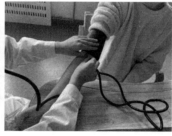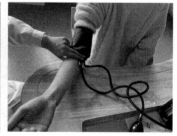

图12-2　血压袖带及听诊器正确操作

（5）取听诊器，耳塞端放入双耳，触摸肘窝处肱动脉搏动，将听诊器头端置于肱动脉搏动最明显处，一手固定，另一手握住加压气球，关气门，充气至肱动脉搏动消失时再升高20～30 mmHg停止充气。

（6）缓慢放气，速度以水银柱下降4 mmHg /s为宜，注意水银柱刻度和肱动脉搏动声音的变化。

（7）听诊器出现第一声搏动音时水银柱所指的刻度为收缩压，当搏动音突然变弱或消失，水银柱所指的刻度即为舒张压。

（8）解开血压计袖带。

（9）为老年人放下衣袖。

（10）排尽袖带内余气，关闭充气球阀门，整理好后放入血压计盒内。

（11）将血压计盒盖向右倾45°，使水银全部流回槽内，关闭水银槽开关，盖上盒盖，平稳放置。

（12）将血压计、听诊器放回原位。

（三）操作后处理

（1）将测量数值记录在记录单上。

（2）如有异常，立即报告家属或医务人员。

（四）注意事项

（1）要定时检测、校对血压计，检查血压计玻璃管有无裂损，有无水银溢出，听诊器橡胶管有无老化等。

（2）对于需要密切观察血压的老年人，应做好"四定"，即定时间、定部位、定体位、定血压计，有助于提高测量的准确性，同时有利于对比参考

（3）发现老年人的血压听不清或异常时，应重测。重测时，待水银柱降至"0"点、稍等片刻后再测量，必要时，做双侧对照测量。

（4）老年人活动后休息20 min以后方可测量血压，以免影响测量的准确性。

小　结

本章阐述了生命体征的测量方法。护理人员通过认真仔细地观察生命体征，可以获得老年人生理状态的基本资料，了解疾病的发生、发展及转归，为预防、诊断、治疗及护理提供依据。掌握生命体征的观察技能与护理是临床护理中极为重要的内容之一。

思 考 题

李奶奶，体温在39～40℃区间波动，持续两周，日差不超过1℃，脉搏106次/min，呼吸28次/min。神志清，面色潮红，口唇干裂，精神不振，食欲差。

请回答：

（1）李奶奶发热的属于哪种热型？

（2）可采取哪些护理措施？

参考答案：

（1）稽留热。

（2）护理措施包括降低体温，加强病情观察，补充营养和水分，做好心理护理等。

（刘 瑶 鹿 璨）

第十三章　老年人冷热疗法

导 学 目 标

● **基本目标**

1. 掌握老年人体温过高或过低的护理。

2. 掌握老年人冷热疗的禁忌证。

3. 掌握老年人常用的冷热疗方法的注意事项。

4. 能够应用所学知识为体温过高的老年人制定护理措施。

● **发展目标**

1. 能够运用所学知识对体温过高的老年人进行全方位的保健指导和护理。

2. 了解老年人实施冷热疗方法的重要意义，培养健康意识，关爱老年人。

第一节　使用热水袋保暖

一、热疗法的概念

热疗法是利用高于人体皮肤温度的物质作用于体表皮肤，通过热传导使局部血管扩张，以促进血液循环和新陈代谢，将热传至全身，使体温升高，让人感到舒适的护理方法。常用于保暖的用物就是热水袋，热水袋是以橡胶制成的袋囊，在袋囊中装入一定量的热水，再将热水袋装入热水袋套内或用毛巾包裹，最终放置在所需身体部位，从而达到取暖的目的。此外，保暖物品还有电热水袋、暖宝宝等。电热水袋是通过充电方式反复加热的热水袋，暖宝宝是通过袋内物品与空气接触后发热，以达到取暖目的。因以上保暖物品均为发热物品，故在使用过程中防止烫伤尤为重要。对老年人来说，使用的热水袋的温度不可超过50℃，但仍需避免低温烫伤的情况发生。

二、热疗的禁忌

（1）急性腹部疾患尚未确诊前。热疗法虽能减轻疼痛，但易掩盖病情真相而延误诊断和治疗，有引发腹膜炎的危险。

（2）面部危险三角区感染化脓。因该处血管丰富又无静脉瓣膜，且与颅内海绵窦相通，热疗法能使血管扩张，血流增多，导致细菌和毒素进入血液循环，从而使炎症扩散，造成严重的颅内感染和败血症。

（3）各种脏器出血和出血性疾病者。用热疗法可使局部血管扩张，增加脏器的血流量和血管的通透性，从而加重出血。

（4）软组织挫伤、扭伤初期（48 h内）。热疗法会促进血循环，增加皮下出血、肿胀和疼痛。

（5）皮肤湿疹、细菌性结膜炎。热疗法可使局部皮肤温度升高，分泌物增多，利于细菌繁殖而加重病情，同时还会使患者加强痒感。

三、使用热水袋为老年人保暖

（一）操作前准备

（1）向老人做好解释并取得配合。

（2）老人准备

①选择老人身体状况良好、情绪稳定时进行。

②根据需要协助老人排便。

（3）照护人员准备：衣帽整洁，修剪指甲，洗手。

（4）用物准备：准备水壶（内装低于50℃的温水）、热水袋、热水袋布套、毛巾、水温计。

（5）环境准备：室内环境整洁，温湿度适宜，酌情关闭门窗，避免对流风直吹老年人。

（二）操作步骤

1.灌热水袋

（1）检查热水袋外观是否完好，螺旋塞是否紧密无松动。打开螺旋塞放置一旁。

（2）将水温计插入水中，注意勿触碰容器壁，平视水温计刻度，测量水温应在50℃之内。

（3）一手捏住热水袋袋口一侧高出的边缘部分，热水袋底部接触在台面上，另一手缓慢向热水袋中灌入热水，水位至热水袋总容量的1/2～2/3处。

（4）将热水袋的口袋直立，袋身缓慢下沉，袋口见液面时旋紧螺旋塞。热水袋缓慢放平，排出袋内空气。

（5）用毛巾擦干热水袋，将热水袋袋口朝下双手挤压袋身，检查热水袋有无漏水。

（6）用毛巾再次擦干热水袋，全部装入热水袋布套内，并系紧袋口。

2.放置热水袋

（1）携热水袋至老年人床旁，再次检查热水袋有无漏水。

（2）掀开盖被，将热水袋放置于所需位置，袋口朝向身体外侧。

（3）告知老年人热水袋放置的位置，提醒老年人变换体位时避免肢体触及，有任何不适及时呼叫。

（4）热水袋放置期间，应每隔15 min查看一次。

3.取出热水袋

（1）老年人用热水袋30～60 min后，取出热水袋。

（2）询问老年人是否继续使用。

（3）观察老年人靠近热水袋处的肢体是否温暖，皮肤有无发红、水疱等低温烫伤的迹象，如出现，应立即停止使用。

（4）协助老年人取舒适卧位，整理床单位。

（三）操作后处理

（1）将热水袋内的水倒空。

（2）倒挂晾干后吹入空气，旋紧塞子，放在阴凉干燥处，布袋洗净，备用。

（四）注意事项

（1）水温计水银端插入水壶中测量水温时，应避免触碰壶壁及壶底。平视水温计刻度准确读数。

（2）灌入热水后检查热水袋是否旋紧螺旋塞，避免袋身破损或螺旋塞未旋紧而造成漏水。

（3）水温应控制在50℃以内，热水袋装入布套内或包裹毛巾，避免与皮肤直接接触，防止低温烫伤。

（4）在老年人使用热水袋的过程中，要每15 min巡视一次，检查皮肤情况。如发生烫伤，应立即停止使用，同时进行局部降温并及时报告医护人员。

（5）老年人应避免长时间使用热水袋，时间以30～60 min为宜。

第二节　使用冰袋物理降温

一、物理降温的概念

物理降温是给高热老年人除药物治疗外，最简便、有效、安全、舒适的降温方法，常用的物理降温方法有使用冰袋物理降温和温水擦浴物理降温。其中，使用冰袋物理降温的原理是用冷的物质直接接触老年人的皮肤，通过传导与蒸发的物理作用，使老年人的体温降低；温水擦浴物理降温的原理是通过温水使老年人皮肤表面毛细血管扩张，并在皮肤上蒸发，吸收和带走机体大量的热，从而降低高热老年人的体温。

二、物理降温的禁忌

（1）老年人有大面积组织受损、周围血管病变、局部血液循环不良或感染性休克、全身微循环障碍、皮肤颜色青紫时，因循环不良，不宜用冷敷，以免加重微循环障碍，加速局部组织缺血缺氧而变性坏死。

（2）老年人有慢性炎症或深部有化脓病灶时，不宜冷疗，以免使老年人的局部血流减少，影响炎症吸收。

（3）冷疗的禁忌部位。枕后、耳郭、阴囊处忌用冷疗，容易引起冻伤；心前区忌冷，用冷可导致反射性心率减慢，以及心房、心室纤颤及房室传导阻滞；腹部忌冷，以防腹泻；足底忌冷，以防反射性末梢血管收缩，影响散热或引起一过性的冠状动脉收缩。

三、使用冰袋为高热老年人物理降温

（一）操作前准备

（1）向老人做好解释并取得配合。

（2）老人准备

①选择老人身体状况良好、情绪稳定时进行。

②根据需要协助老人排便。

（3）照护人员准备：衣帽整洁，修剪指甲，洗手。

（4）用物准备：准备冰袋（或装有冰块的帆布袋）、布套、毛巾、体温计。

（5）环境准备：室内环境整洁，温湿度适宜，酌情关闭门窗，避免对流风直吹老年人。

（二）操作步骤

1.放置冰袋

（1）用毛巾擦干冰袋，倒提，检查冰袋有无漏水。

（2）将冰袋装入布套。

（3）将冰袋置于高热老年人前额、头顶部和大血管流经处（颈部两侧、腋窝、腹股沟）。

2.测量体温

（1）老年人使用冰袋降温30 min后，撤出冰袋。

（2）在老年人没有使用冰袋降温的一侧腋下测量体温。

（3）老年人体温降至39℃以下时，即可停止使用冰袋物理降温。

（三）操作后处理

（1）协助老年人取舒适体位。

（2）为老年人盖好被子，整理床单位。

（3）将用物放回原处。

（四）注意事项

（1）随时观察、检查冰袋有无漏水。

（2）冰块融化后应及时更换，保持布袋干燥。

（3）观察用冰袋部位局部情况和皮肤颜色，防止冻伤。

（4）注意观察老年人反应，有异常立即停止用冰袋。

（5）老年人禁止使用冰袋的部位有枕后、耳郭、阴囊处、心前区、腹部和足底。

第三节　温水擦浴物理降温

（一）操作前准备

（1）向老人做好解释并取得配合。

（2）老人准备

①选择老人身体状况良好、情绪稳定时进行。

②根据需要协助老人排便。

（3）照护人员准备：衣帽整洁，修剪指甲，洗手。

（4）用物准备：准备水盆（内装32～34℃的温水）、热水袋及布套、冰袋（或装有冰块的布袋）、大毛巾、小毛巾、体温计。

（5）环境准备：室内环境整洁，温湿度适宜，酌情关闭门窗，避免对流风直吹老年人。

（二）操作步骤

1.放置冰袋及热水袋

（1）冰袋置于老年人头部。

（2）热水袋置于老年人的足底。

2.擦浴

（1）站在老年人右侧，在被内脱去老年人衣裤。

（2）大毛巾垫在老年人的对侧背下，小毛巾浸入温水中，拧至半干，缠于手上成手套状以轻拍的方式离心的方向依次擦洗颈部外侧、肩、上臂外侧、前臂外侧、手背。

（3）将毛巾投水，拧至半干，缠于手上成手套状。以轻拍的方式离心的方向依次擦洗老年人的侧胸、腋窝、上臂内侧、前臂内侧、手心。

（4）将大毛巾垫于老年人的近侧背下，同样的方法擦拭近侧上臂。

（5）协助老年人取左侧卧位，将大毛巾垫于老年人腰背下。

（6）从颈下肩部以轻拍方式逐渐擦至老年人的臀部。

（7）擦拭完毕，协助老年人平卧，根据需要更换干净上衣，穿好上衣。

（8）老年人取仰卧位，同样方法依次擦拭老年人的双下肢，外侧面包括髂骨、下肢外侧、足背，内侧面包括腹股沟、下肢内侧、内踝，后侧面包括臀下、大腿后侧、腘窝、足跟。

（9）擦洗完毕，取下热水袋，根据需要为老年人更换干净的裤子，穿好裤子。

（三）操作后处理

（1）协助老年人取舒适体位。

（2）为老年人盖好被子，整理床单位，开窗，撤去屏风。

（3）将用物处理后放回原处。

（四）注意事项

（1）在擦浴过程中注意观察局部皮肤情况及老年人反应，如有异常，立即停止操作。

（2）老年人身体的每侧（四肢、背腰部）需擦拭3 min，全过程在20 min以内。

（3）擦浴时，以轻拍的方式进行，避免用摩擦的方式，摩擦易生热。

（4）禁止温水擦浴的部位有枕后、耳郭、阴囊处、心前区、腹部和足底。

小　结

本章从使用热水袋保暖、使用冰袋物理降温、温水擦浴物理降温等三个方面对老年人冷热疗护理的工作进行了详细的阐述。冷、热疗法是通过用冷或热作用于人体的局部或全身，以达到止血、止痛、消炎、退热和提高舒适性的作用，是临床上常用的物理治疗方法。作为冷、热疗法的实施者，护理人员应了解冷、热疗法的效应，掌握正确的使用方法，以达到促进疗效、减少损伤发生的目的。护理人员能运用所学知识，正确选择并实施冷、热疗法，操作规范、正确、认真，关心老年人。

思　考　题

王奶奶，62岁，手术后麻醉未清醒，四肢厥冷，寒战，护理人员欲用热水袋为其取暖。

请回答：

（1）热水袋的温度应控制在多少摄氏度？

（2）使用热水袋时应注意什么？

参考答案：

（1）低于50℃。

（2）经常检查热水袋有无破损，热水袋与塞子是否配套，以防漏水；炎症部位热敷时，热水袋灌水1/3满，以免压力过大，引起疼痛；特殊患者使用热水袋，应再包一块大毛巾或放于两层毯子之间，以防烫伤；加强巡视，定期检查局部皮肤情况，必要时床边交班。

（刘　瑶）

第十四章　老年人皮肤护理

导学目标

● **基本目标**

1. 掌握压疮的概念及压疮的易患部位。

2. 掌握老年人压疮的预防措施。

3. 掌握老年人翻身拍背促排痰操作的注意事项。

4. 能够应用所学知识指导老年人如何预防压疮发生，同时帮助老年人有效排痰。

● **发展目标**

1. 能够运用所学知识协助老年人翻身，观察皮肤从而进行皮肤护理。

2. 了解老年人皮肤护理的重要意义，培养健康意识，关爱老年人。

第一节　协助翻身观察皮肤

压疮也称为压力性损伤，是指局部皮肤长期受压迫而发生的损伤，常发生于骨突出处。

一、压疮分期

压疮共分为6期，表现如下。

Ⅰ期：淤血红润期，有按压不变白的红斑，皮肤完整。

Ⅱ期：炎症浸润期，部分皮层缺失伴真皮层暴露。

Ⅲ期：浅度溃疡期，全层皮肤缺失。

Ⅳ期：坏死溃疡期，全层皮肤和组织缺失。

不可分期压疮：全层皮肤和组织缺失，损伤程度被掩盖。

可疑深部组织损伤压疮：持续按压不变白，颜色呈深红色、栗色或紫色。

压疮是长期卧床老年人或躯体移动障碍老年人皮肤易出现的最严重问题，具有发病率高、病程发展快、难以治愈及治愈后易复发的特点。行动不便的老年人容易发生压疮，长期卧床、长时间坐轮椅的老年人均有发生压疮的风险。定时变换体位可以有效预防压疮的发生，一般至少每2小时变换一次体位，必要时1 h变换一次体位。对于长期卧床的老年人，常常通过定时翻身来预防压疮的发生。

二、协助翻身观察皮肤

（一）操作前准备

（1）向老年人做好解释并取得配合。

（2）老年人准备

①选择老年人身体状况良好、情绪稳定时进行。

②根据需要协助老年人排便。

（3）照护人员准备：衣帽整洁，修剪指甲，洗手。

（4）用物准备：尺子、记录单、笔、体位垫。

（5）环境准备：室内环境整洁，温湿度适宜，关闭门窗，必要时用屏风遮挡。

（二）操作步骤

1.协助向对侧翻身

（1）协助患者仰卧，一手抬起老年人头部，另一手将枕头移至老年人对侧。

（2）将老年人双手交叉，近侧手放在对侧手上方；两腿屈曲，将老年人双脚交叉，近侧脚放在对侧脚上方。

（3）护理人员一手放在老年人肩颈部，一手放在老年人腰臀部，将其稍移向自己。

（4）护理人员再次向对侧用力，使老年人翻至对侧。

（5）将体位垫放于老年人背部支撑身体，以维持舒适安全的体位。

2.护理人员观察皮肤变化并识别压疮分期

（1）护理人员按从头至脚的顺序依次观察老年人皮肤：后枕部、肩胛部、肘部、骶尾部、足跟部。

（2）观察老年人皮肤完整度、皮肤颜色。

（3）护理人员如发现老年人皮肤发红，皮肤完整无破损，则可手指按压红斑，观察有无变白，如没有变白，则为Ⅰ期压疮。

（4）使用尺子测量老年人压疮皮肤面积。

（5）在记录单中记录查看时间、皮肤异常部位、表现及面积。

3.处理并报告

（1）保证老年人床单平整、无渣屑。

（2）使用合适的体位垫，使压疮部位悬空，必要时使用减压的泡沫辅助。

（3）观察和询问老年人是否舒适。

（三）操作后处理

（1）整理好床单位。

（2）协助老年人穿好衣裤，避免褶皱，发现潮湿时及时更换。

（3）洗净双手。

（四）注意事项

（1）防止老年人局部长期受压。对有头发遮挡的枕骨粗隆、耳郭背面，护理人员应特别注意扒开头发认真检查。

（2）护理人员照护过程中防止手表、指甲划伤老年人的皮肤。经常帮助老年人修剪指（趾）甲，以防自伤。便器等护理用具应完好，不会刮伤、蹭伤皮肤。

（3）鼓励老年人尽量做力所能及的活动，如下床、关节自主运动等，以促进静脉回流，起到预防皮肤压疮的作用。

（4）侧卧位时需要观察老年人的部位有被压侧的耳郭、肩部、髋部、膝关节的内外侧以及内外踝部的皮肤。

第二节　翻身叩背促进排痰

一、概　述

老年人常发生肺部炎症，由于咳嗽力弱，导致肺深部痰液无法被有效排出，从而使感染加重。翻身、叩背排痰是一种通过叩背使胸壁振动气道，使附着在肺、支气管内的分泌物脱落，并通过翻身的体位引流，使分泌物到达细支气管，通过老年人咳嗽排出体外的物理方法。翻身叩背排痰能够有效帮助老年人排出肺深部痰液，从而减轻肺部感染。

二、为老年人翻身、叩背促进排痰

（一）操作前准备

（1）向老年人做好解释并取得配合。

（2）老年人准备

①选择老年人身体状况良好、情绪稳定时进行。

②根据需要协助老年人排便。

（3）照护人员准备

衣帽整洁，修剪指甲，洗手。

（4）用物准备

记录单、笔、体位垫。备必要时备便盆。

（5）环境准备

调节室温至24℃以上，关好门窗，拉好窗帘。

（二）操作步骤

1. 协助翻身

（1）协助老年人翻至对侧。

（2）必要时使用体位垫支撑老年人身体。

2. 叩背促进排痰

（1）护理人员双手手指并拢，手背隆起，手指关节微屈，掌内与手指成120°。

（2）护理人员手指的指腹与大小鱼际着落，利用腕关节用力，由下至上，由两侧到中央，有节律地叩击老年人背部，注意避开肩胛骨和脊柱。

（3）嘱咐老年人用力深吸气、屏气，并用力将痰液咳出。

（三）操作后处理

（1）叩背促进排痰结束，应整理好床单位。

（2）协助老年人取舒适体位，必要时放置体位垫。

（3）洗净双手。

（四）注意事项

（1）叩背时护理人员的手应中空，避免平掌拍打在老年人后背处，引起老年人疼痛。

（2）可单手叩背，也可双手交替叩击，频率要快。

（3）不可叩击老年人脊柱及肾区。

（4）有心脏疾病的老年人慎做叩背，有肋骨骨折的老年人禁止叩背。

（5）只能使用腕部力量，切勿用蛮力叩击，以免造成老年人肋骨骨折。

小　结

　　本章从协助翻身观察皮肤和翻身扣背促进排痰两个方面对老年人的皮肤护理的工作范围与内容进行了全面的阐述。护理人员在为老年人提供皮肤护理时，通过与老年人的密切接触，有助于建立治疗性的良好关系，护理时应尽可能确保老年人的独立性，保护老年人隐私，尊重老年人并促进老年人身心舒适。

思　考　题

吴爷爷，男性，72岁，因脑出血卧床2个月，二便失禁，不能自行翻身。近日骶尾部皮肤呈紫红色，压之不褪色。此后，此处皮肤出现大小不等的水疱。

请思考：

（1）该患者骶尾部皮肤出现了什么并发症?

（2）如何预防此并发症的发生?

（3）应采取何种护理措施?

参考答案：

（1）吴爷爷发生了压疮。

（2）①进行体位变换，摆放体位时避免红斑区域受压；②进行皮肤评估，保持皮肤清洁干燥，避免局部不良刺激；③禁止按摩或用力擦洗压疮易患部位的皮肤，防止造成皮肤损伤；④失禁患者制定并执行个体化失禁管理计划；⑤使用皮肤保护用品或采取隔离防护措施，预防皮肤浸渍；⑥进行营养筛查与营养评估。

（3）局部治疗与护理：①压疮评估及愈合监测；②疼痛评估与处理；③使用伤口敷料；④伤口护理；⑤药物治疗；⑥手术治疗；⑦其他新兴治疗方法。

（刘　瑶）

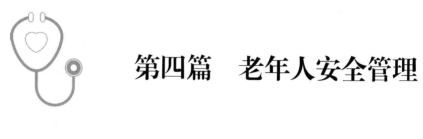

第四篇　老年人安全管理

第十五章 老年人常见安全问题及防范

导 学 目 标

● **基本目标**

1. 能够列举老年人常见环境安全问题及防范措施。

2. 能够描述老年人环境设计原则及设置标准。

3. 能够归纳老年人常见食品安全问题及防范措施。

4. 能够应用所学知识解决老年人生活中常见的安全问题。

● **发展目标**

1. 能够运用所学知识对老年人进行全方位的安全护理和居家环境改造指导。

2. 了解老年人安全护理和居家环境改造的重要意义，培养安全意识，关爱老年人。

在日常生活中，老年人常发生一些安全问题，常见意外事故风险包括噎食、食品药品误食、压疮、烫伤、坠床、跌倒、他伤和自伤、走失、文娱活动意外等。影响老年人安全的因素：一是老年人的心理状态，如部分老年人不服老或是不愿麻烦他人；二是生理原因，如视力下降等；三是不适宜的着装、居家环境等；四是食品及药物安全问题。

第一节　老年人常见环境安全问题

案例15-1

张爷爷，70岁，因风湿性心脏瓣膜病入院，拟于第二天进行心脏瓣膜置换术。住院当晚家属有事离开了，张爷爷想上厕所，自觉身体还行，于是自行走到洗手间，如厕时跌倒，心脏病突发，2 h后护士巡视病房才发现患者倒在洗手间，由于耽误了最佳抢救时间，张爷爷抢救无效死亡。

请回答：

1. 导致张爷爷死亡的原因是什么？

2. 如何避免发生类似的事件？

一、老年人常见环境安全问题及防范措施

（一）视力下降和动作迟缓

1. 安全问题

（1）视力下降。老年人视力下降，视觉变黄，对亮度变化的顺应能力差，不易看清细小的东西，所看到的色彩与年轻人不一样，对突然的强光刺激不适应。他们在照明不好和转弯的地方，在空间、标高、材质发生变化的时候，在亮度和对比度不明显的时候，容易发生危险。如误将玻璃门当作出入口，会撞伤或因为玻璃碎裂受伤。

（2）动作迟缓。老年人听力、感觉减退，导致反应迟钝，动作缓慢，如果空间狭小，地面无防滑措施，墙体使用粗糙凹凸的装修材料，楼梯使用扇形、镂空设计，踏步界限不鲜明，都极易发生安全事故，造成老年人擦伤、碰伤、跌伤等。

2. 防范措施

为了保证老年人活动安全，一般情况下，建议老年人的房间床和家具之间要留有足够的空间，既利于行走，又能防止撞伤。更换衣服、鞋子时，应尽量坐在椅子上进行。床边最好准备台灯或手电筒，便于夜间伸手就可以打开或拿到。老年人的衣服、鞋袜既要宽松，又要合适。拖鞋要合脚，鞋底要防滑。要避免裤子拖地，以免踩到裤脚被自己绊倒。地面进行防滑改造，去除墙体凹凸、楼梯镂空设计等。

（二）药物安全

1. 安全问题

老年人除了身体老化引起行动不便以外，大多患有慢性病，需要服药治疗。有些

药物，如心脑血管药物或精神类药物，会使老年人头昏、脚步不稳。

2.防范措施

对服药的老年人要注意观察药物反应，发现活动不稳，要及时协助其卧床休息，以防跌倒受伤。

（三）骤冷骤热

1.安全问题

老年人微循环差，体温调节功能降低。居室地面采用陶瓷材料，不利于保暖。空调直接吹向床铺、餐桌、沙发，使环境温度骤冷、骤热，也是影响老年人健康的因素。

2.防范措施

为了避免骤冷骤热引起的安全问题，要注意老年人居室温度，冬天不应低于18℃，夏天不应高于30℃，相对湿度为40%～60%。必要时采取冬季防寒、夏季降温等措施。空调出风口要避开老年人床铺。

（四）卫生间隐患

1.安全问题

老年人判断能力差，卫生间水多地滑，设置平开门并安装内单向开启的门锁或面积太小、无自然通风，会发生滑倒、反锁在卫生间内、洗澡时间过长而缺氧等意外。

2.防范措施

卫生间和所经过的走道要有防滑设施，无门槛、无阶梯、无高度差等，以保证老年人安全通过。洗澡时间不宜过长，卫生间注意通风。

（五）浴室隐患

1.安全问题

老年人视觉模糊，手指活动不灵敏。如果浴室光线昏暗、水龙头冷热开关无明显标识，容易因操作不当，发生烫伤。

2.防范措施

浴室灯光应明亮，冷热水龙头开关应贴上明显标识。对认知障碍或活动障碍的老年人，最好由护理人员协助洗澡，严防老年人浴室事故。

（六）设施设置不当

1.安全问题

老年人思维能力下降，病情变化快，难以进行复杂的操作。如果电源开关安装得过高或过低，卧室门无可观察窗，单间内安装煤气灶，房门、转弯处、电梯口太窄，老年人可能会因为陡然下蹲、站立，病情变化未及时发现，操作不当引起燃气泄漏，或需要转院急救时不能保证轮椅、担架、护理床顺利通过等情况，引发安全事故。

2.防范措施

老年人居室内的物品和设施不要放置太高或太低，禁止老年人爬上梯子或蹲在凳子、椅子上取物，同时也要避免老年人弯腰、低头做事，以防因颈椎病原因导致脑供血不足引起晕厥。

二、老年人环境设计原则

（一）遵循整体全面的原则

由于老年人在居室内的时间比较长，因此整体设计要考虑朝向、温度、照明、通风和安全。地面要防滑，要排除高差和门槛，墙体阳角宜做成圆角或安装护角，要合理布置家具的空间，采用可观察房门，窗扇镶以无色透明玻璃，窗口设防蚊蝇纱窗，夜间照明要柔和、均匀、全面。

（二）遵循无障碍设计原则

老年人居室活动通道要宽敞。居室内应减少家具数量并最大限度地减小房间的面积，以降低老年人行动上的能耗。考虑方便老年人的同时也要给护理员留有照护空间。预留直径150 cm或以上的空间，以方便轮椅回旋操作。床的一侧至少预留80 cm或以上宽度，以方便照护行动不便的老年人。在房门合页方向，房门开启后至少留50cm或以上空间，以方便轮椅、担架和护理床进出。

（三）遵循通达和私密结合的原则

老年人既害怕孤单又不希望别人介入自己个人生活，所以老年人居室设计既要有视线上的通达性，又要有一定的私密性，既要创造不被疏远的氛围，便于老年人和其他人交流，又要注意保护隐私，为老年人保留相对私密的空间。

（四）遵循合理隐蔽设计的原则

鉴于老年人的衰老变化是渐进性的过程，居室内部设计除了考虑入口、通道、卧室、厨房、浴室、卫生间及必要的储藏柜等，保证使用和通达性方面便捷、流畅、安全、实用以外，还应做合理的隐蔽设计，便于随着增龄而添加设备、设施，便于老年人使用。

（五）遵循预防中毒和火灾的原则

为了满足不同老年人需要，部分老年人房间设有厨房。为了避免老年人因为记忆力降低，在做饭、烧水时发生燃气泄漏或引起中毒安全事故，不建议老年人在厨房使用燃气灶台。最好使用安全性能良好的电磁炉，并做好防触电保护。

（六）遵循符合环保标准的原则

老年人居住环境的建筑材料要符合环保标准，禁止使用易燃、易碎，散发有毒、有害气体的材料，并且还要注意隔音效果，以保证老年人居住安全、舒适，不受外界喧哗的影响。

三、老年人环境设置标准

（一）居室设置

1.居室高度与通风

居室的高度过低会使人感到压抑，低于2.55 m时，室内二氧化碳浓度较高，会影响室内的空气质量。为了老年人身体健康，室内净高不应低于2.8 m，并应有自然通风。

2.居室日照与采光

阳光在人类生活中必不可少，它不仅能增强室内照明、杀菌消毒、净化空气，还能使人精神愉快，预防失智。为了保证老年人居室自然光线充足，窗户的有效面积和房间地面面积之比最低不应小于1∶15。

3.居室的卫生标准

老年人居室内空气中的有害物体、细菌总数要在正常检测范围内。

（二）卫生间设置

1.独立敞亮

老年人的生理特点决定了他们对卫生间需求比较多，应为老年人设计独立卫生间，选择防滑地砖和符合无障碍设计的白色洁具。卫生间进出口要通畅并安装夜灯，以方便老年人如厕。

2.房门与坐便器设置

老年人卫生间的门最好是推拉式，不要设内单开关门锁或插销，以防止老年人将自己锁在门内发生意外。为了便于老年人起坐，坐便器高度要比普通坐便器高出2~3 cm，坐便器旁边要安装水平和竖直的扶手，供老年人起坐时撑扶。

（三）浴室基本设置

1.便捷与安全

为了保证老年人洗浴时的便捷与安全，浴室的空间要宽敞，要至少能容纳两个人。要有扶手、浴凳、洗澡床、防滑垫等设施，浴室进出口处地面无障碍，可设置软质挡水条，以方便轮椅进出。为了方便老年人洗浴时保持坐姿和便于他人协助，可准备坚固、防滑、高矮适度的沐浴椅。浴室的隔断不宜做到顶，以便于新鲜空气流通，避免洗澡时发生缺氧。

2.选择沐浴方式

（1）淋浴：老年人最好使用淋浴，相对于浴缸，淋浴更安全。淋浴喷头边侧应设置"L"形扶手，供老年人抓扶。淋浴开关应便于老年人施力。如果是冷热水混合式开关，冷热水应有明显、清晰的标志，并做到高温限制，以确保避免烫伤。

（2）盆浴：盆浴不适合老年人。如果一定要选择盆浴，不推荐内腔长度大于

150 cm、高度超过45 cm的浴缸，以防止老年人下滑溺水。浴缸壁要有合适倾角，便于盆浴时倚靠。浴缸旁边应设置坐台或坐凳，高度要与轮椅坐面等高，宽度应在40 cm以上。浴缸内侧墙面上要有安全扶手，供老年人出入浴缸或转换坐姿、站姿时使用。浴缸内底部应设防滑垫，避免老年人滑倒发生意外。

3. 洗手台设置

洗手台应尽量宽大。考虑老年人需要轮椅，洗手台距离地面为65～70 cm。使用贴墙式的落水管，代替传统的下落水管，以空出台面下方空间，方便轮椅进出和老年人开关台面水龙头和取物。洗手台两侧要安装扶手，保证老年人安全。

4. 更衣区设置

老年人洗澡间应有更衣区。更衣区宜设在靠近洗浴区域的干湿区转接处，面积大小可灵活掌握，常与如厕区、盥洗区结合，以便于老年人就近洗浴更衣，避免着凉。要保证衣物免受水气浸湿。洁、污衣物要分开存放。

5. 照明与报警设置

浴室的光线要明亮，最好选择白色LED灯，以加强光线投射强度。要在浴室要安装报警检测系统紧急按钮、在老年人发生摔倒等发生意外时，可呼叫救援。

（四）公共活动场所设置

1. 室外公共活动场所设置

活动场地应适当绿化，布置喷泉、长廊、雕塑、凉亭等建筑，并具有良好的日照和通风。注意活动场所的易达性和保持视线的通透性。动态活动区与静态活动区要有适当的距离，以保证老年人休闲、健身、娱乐、交往的需要。

2. 室内公共活动场所设置

要有无障碍设计，地面力求平坦。注重出入口、通道、楼梯、家具等与老年人相关的设计细节，出入口内外应留有不少于1.5 m×1.5 m的轮椅回旋空间。入口台阶设置轮椅坡道及扶手，扶手最好设置两层，以便于不同生理特征的老年人使用。通过式走道净宽不宜小于1.8 m，便于轮椅、担架、护理床通过。走廊两侧墙面离地0.9 m和0.65 m高处设直径4～5 cm的圆杆横向扶手，扶手离墙表面间距为4 cm。老年人使用的楼梯不得采用扇形、没有踢面的设计。应采用有休息平台的直线形梯段和台阶，如果层高允许，中间设置的休息平台可适当增多，梯段净宽不得小于1.2 m，踏步面宽不得低于24 cm，阶梯落差不得超过17 cm。踏面选择防滑材料或者在外沿设置防滑槽或防滑带，防滑槽或防滑带不得高出踏面。踏面和踢面材质的颜色要有区分，形成反差，避免视力不佳的老年人发生意外。楼梯扶手不得间断，在楼梯入口设置延长扶手。平行护栏、露台护栏高度不得低于1.1 m。楼房尽量设置电梯，电梯空间大小要便于轮椅和担架进出。

第二节　老年人常见食品安全问题

随着年龄增大，老年人消化系统机能减退，不仅影响消化、吸收和排泄，还容易罹患消化系统疾病。消化系统疾病不仅会进一步导致消化系统功能障碍，还会影响全身其他系统。

一、老年人常见食品安全问题

1. 进食过量

老年人进食过多引起消化不良、上吐下泻症状，既痛苦又影响健康，甚至威胁生命。

2. 食品过烫

老年人痛、温觉不敏感，误食过热饮食会造成口腔、食管急性烫伤。

3. 食用污染食品

老年人免疫功能降低，误食污染食品会引发胃肠炎。

4. 食用"三无"食品

一些规模小、分散度大的食品加工企业生产的"三无"食品（指无厂名、无厂址、无生产日期的食品），由于价格低廉很容易吸引老年人购买。老年人食用了高盐、高脂、高糖的"三无"食品会增加高血压和心脑血管疾病发生的风险。

5. 食用"农残"食品

有关专家指出，人如果不慎食用了带有残留农药的果蔬，中毒潜伏期多在30 min以内，短者10 min、长者可达2 h。主要症状有头晕、头痛、恶心、呕吐、倦乏、食欲减退、视力模糊、四肢发麻无力等；中毒较严重者，可能伴有腹痛、腹泻、出汗、肌肉颤动、精神恍惚、言语障碍、瞳孔缩小等；更严重者将出现昏迷、痉挛、大小便失禁、瞳孔缩小如针尖、体温升高、呼吸麻痹等。老年人机体功能下降，更容易引起肝、肾功能损害。

6. 滥用保健食品

随着生活水平的提高，老年人的保健意识逐渐增强，一些商家趁机夸大保健食品的功效，针对老年人进行推销，使很多老年患者上当受骗，不仅高价购买了只能起到保健或治疗辅助作用的保健食品，甚至还会延误病情，造成危害。

二、老年人食品安全的防范措施

1. 做到饮食有节

老年人饮食要定时、定量，忌饥饱无常或食无定时。老年人养生类似养花，如果按时浇水，少量施肥，植物便会花繁叶茂，如果无节制地随意浇水、施肥反而会使好花枯萎败落。

2. 加强饮食照护

为了避免老年人在进食时发生烫伤，护理员要加强照护。为老年人备餐，食品温度不超过50℃，进餐温度在38～40℃。为老年人选择餐具时，要选便于测温的设计，不使用双层隔热的餐具和水杯，以免老年人因为感觉不到饮食的温度而烫伤口腔和食管。

3. 严防病从口入

做到勤洗手；不喝生水，不喝存放时间过长的开水；不吃剩菜、剩饭、腐败变质的食品；冰箱内存放食品的时间不宜过长，再次食用前要充分加热；为老年人加工食品要生熟分开，餐具要定期消毒；老年人食堂应保持环境清洁，消灭苍蝇、蟑螂，防止致病微生物污染老年人食物和餐具。变质食品加热后也不能食用，因为加热只能杀死变质食品中的病原菌，不能破坏细菌毒素，细菌毒素同样会引起食物中毒，危害老年人健康。

4. 杜绝"三无"食品

老年人要有食品安全意识，做到不买、不吃"三无"食品。因为"三无"食品多数是用有毒、有害、变质或劣质原料制作而成的，没有保质期，质量不可靠。

5. 杜绝"农残"食品

尽量选择绿色、符合时令的食品，避免农残果蔬。

6. 正确食用保健品

①切忌盲目，要依据其功效有针对性地选择保健品。②保健食品不能代替药品，不能将保健食品作为灵丹妙药。保健食品只能保健，不能治病，更不会包治百病。③保健食品营养素不全面，不能代替食品，要坚持正常饮食。④选择正规厂家的保健食品，药品的上市和生产流程非常复杂，需要通过三期临床试验，需要在无菌的环境下进行生产，而保健食品一般只要能够证明无毒和含有有效成分即可。因为进入市场容易，有些不法厂家会钻法律的空子，生产不合格产品，这也是社会上很多老年人被保健食品坑害的原因。所以老年人如果长期服用保健食品，一定要选择正规厂家生产的产品。⑤食用保健食品前应检查包装上是否有保健食品标志及保健食品批准文号，检查是否注明生产企业名称及其生产许可证号，必要时可到企业所在地省级主管部门网站查询确认生产许可证号的合法性。⑥保健食品应按说明书要求食用，超过有效期和变质的保健食品禁止食用。

小　结

　　老年人常见安全问题包括视力下降，运动迟缓，卫生间、浴室安全问题导致的跌倒受伤，骤冷骤热导致的冻伤、烫伤，以及用药安全和食物卫生安全等。可采取不同的防范措施，如改造居家环境、着装适宜、注意观察用药反应以及进行健康饮食宣教，老年人饮食要定时、定量，严防病从口入，杜绝"三无""农残"食品，正确食用保健品，以降低老年人发生安全问题的风险。

思考题

1. 简述老年人居家环境改造的要求
2. 简述老年人食品安全的防范措

（安子薇）

第十六章 老年人常见风险和应对

> ### 导 学 目 标
>
> ● **基本目标**
>
> 1. 能够描述老年人心脏骤停的临床表现。
>
> 2. 能够识别老年人噎食完全性气道阻塞的征象；辨别老年人常见的骨折类型。
>
> 3. 能够阐述心肺复苏术流程、老年人烫伤的处理原则。
>
> 4. 能够应用所学知识正确识别和应对老年人常见的意外事件。
>
> ● **发展目标**
>
> 1. 能够运用所学知识预防老年人常见风险，在发生意外事件时冷静处理，正确应对。
>
> 2. 能够培养职业安全意识，树立预防为主的健康思维，遇事沉着冷静，快速反应。

老年人受老化改变、疾病因素以及生活环境中不安全因素的影响，可发生多种意外风险，如猝死、噎食、骨折、出血、烫伤等。护理人员要意识到其危险性并积极采取有效措施，预防为主；一旦发生意外事件，要进行有效的现场急救，为医院处理争取时间，将伤害严重程度降到最低。

第一节 老年人心脏骤停的风险和应对

心脏骤停（cardiac arrest）指各种原因引起的心脏突然停止搏动，丧失了有效的泵血功能，从而引发的一系列临床综合征。一般认为，心脏骤停发生后10 s，由于脑血流中断可导致意识丧失，经及时救治尚可存活，否则将发生生物学死亡。心脏骤停是老年人最严重的风险之一，也是老年人发生心源性猝死的直接原因。研究表明，与中青年心脏骤停者相比，老年人的心脏骤停具有其独特的流行病学特征，例如，在家中发作的比例更高，初始心律为不可电击心律更多，发病原因以心源性疾病为主，且被目击的比例更高。

一、心脏骤停概述

（一）病因

（1）疾病：心肌梗死等器质性心脏病以及脑卒中、神经系统病变等。其中，冠心病引起的心脏骤停发生率最高，占所有原因的80%以上。

（2）意外事件：严重创伤、触电、溺水、中毒、异物堵塞呼吸道等。

（二）临床表现

意识突然丧失；大动脉搏动消失；心音消失；呼吸停止；全身抽搐；瞳孔散大；皮肤苍白或发绀。

（三）心脏骤停急救

心脏骤停急救成功的关键是快速识别和启动急救系统，由于心脏骤停4～6 min后大脑就会发生不可逆的损伤，所以要珍惜"黄金4 min"，分秒必争。最有效的急救措施为心肺复苏术（cardiopulmonary resuscitation，CPR），指同时为患者实施胸外心脏按压及人工呼吸技术，维持人的血液循环及呼吸，以维持生命。

基础生命支持技术（basic life support，BLS）又称为现场急救，是指在事发的现场，对患者实施及时、有效的初步救护，是专业或非专业人员进行的徒手抢救。一旦有意外发生时，可立即作出正确的判断与处理，为急救赢得时间，为患者的进一步治疗奠定基础。在2015年的国际心肺复苏指南中将AHA成人生命链分为了院内救治体系和院外救治体系。院外心脏骤停的患者将依赖社区获得救助，非专业救护人员必须识别出心脏骤停，进行呼救，开始心肺复苏并给予除颤，直到专业团队接手；院内心脏骤停的患者依赖于专门的监控系统来预防心脏骤停，一旦发生，应立即启动多学科团队的救治，实施高质量的心肺复苏。

2015年国际心肺复苏指南建议对生存链进行划分（图16-1），把在院内和院外出现心脏骤停的患者区分开来，确认患者获得救治的不同途径。

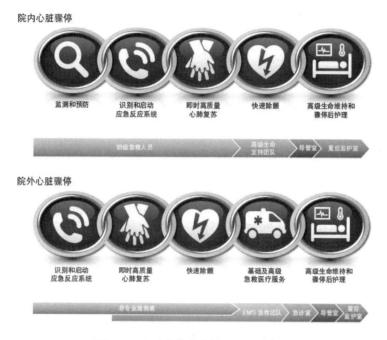

院内心脏骤停

监测和预防　　识别和启动　　即时高质量　　快速除颤　　高级生命维持和
　　　　　　　应急反应系统　心肺复苏　　　　　　　　　骤停后护理

初级急救人员　　　　　　　　高级生命　　导管室　重症监护室
　　　　　　　　　　　　　支持团队

院外心脏骤停

识别和启动　　即时高质量　　快速除颤　　基础及高级　　高级生命维持和
应急反应系统　心肺复苏　　　　　　　　　急救医疗服务　骤停后护理

非专业施救者　　　　　　　　EMS急救团队　急诊室　导管室　重症
　　　　　　　　　　　　　　　　　　　　　　　　　　监护室

图16-1　心脏骤停生存链图（2015版）

二、心肺复苏术

（一）操作前准备

备纱布2块，必要时备脚踏凳、心肺复苏背板。

（二）评　估

1. 患者评估

（1）判断患者意识：呼叫患者，轻拍患者双肩，分别在两侧耳边呼叫："喂！喂！您怎么了？"确认患者意识丧失，立即大声呼救、求助，拨打"120"急救电话。如现场还有其他人，可让他人拨打"120"电话；在只有一人的情况下，可将手机设置为免提模式，边拨打"120"边进行心肺复苏术，以免延误急救时间。

（2）摆放患者体位：对非仰卧位的患者需要摆放呈仰卧位，如为软床需在胸下垫复苏板，去枕，解开上衣、腰带，暴露胸部，头颈、躯干无屈曲，两臂略外展放于身体两侧。操作者位于患者右侧。

（3）判断患者呼吸：通过看、听、感觉（看胸部有无起伏；左耳贴近患者口鼻，听有无呼吸音；感觉有无气流逸出）三步骤来完成。判断时间为5~10 s，无反应表示呼吸停止。

（4）判断患者颈动脉搏动（与判断呼吸同时完成）：右手食指中指并拢，用指尖先触及气管正中部位，再旁开两指，至胸锁乳突肌前缘凹陷处，触摸患者有无颈动脉搏动，判断时间为5～10 s。

2.环境评估

确认现场环境安全。

（三）操作步骤

遵循C（compression）—A（airway）—B（breathing）即胸外心脏按压—开放气道—人工通气的顺序操作。

1.胸外心脏按压

如患者无颈动脉搏动，无呼吸或仅有喘息性呼吸，立即行心脏按压。

（1）定位正确的按压部位是胸骨中下1/3处。定位方法：操作者用右手中指、食指沿肋弓缘推向胸骨下切迹向上两横指上缘处（男性两乳头连线与胸骨的交点），如图16-2、图16-3所示，位置过左过右或过高过低，则不仅达不到救治目的，反而容易折断肋骨或损伤内脏。

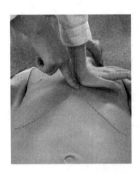 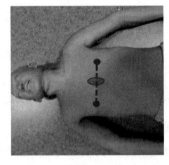

图16-2　胸骨下切迹向上两横指上缘　　图16-3　两乳头连线与胸骨的交点

（2）按压手表、深度、频率

①按压手法：一手掌根部放于按压部位，另一手平行重叠于此手背上，手指交叉并拢翘起，只以掌根部接触按压部位，双臂位于患者胸骨的正上方，双侧肘关节伸直，利用上身重量垂直下压。如图16-4所示。

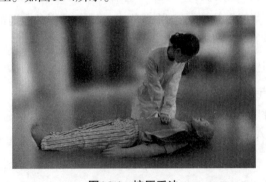

图16-4　按压手法

②按压深度：胸骨下陷5～6 cm。由于老年人多有骨质疏松，建议按压深度循序渐

进，以减少肋骨骨折的风险。

③按压频率：100～120次/min，尽可能减少按压的中断，中断不能超10 s。

2. 开放气道

头偏向一侧，清除口腔分泌物（用食指和中指夹紧纱布，然后将纱布缠绕包裹住手指），如图16-5所示，有义齿者取下。开放气道可采用仰头抬颏法或推举下颌法。

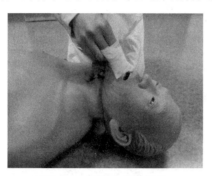

图16-5　清除口腔分泌物

（1）仰头抬颏法：操作者位于患者一侧，一手手掌置于患者的前额，另一手的食指和中指置于下颏的骨性部位，使头部后仰，下颏抬高，如图16-6所示。

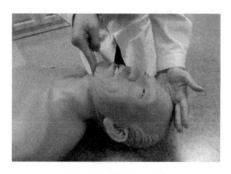

图16-6　仰头抬颏法

（2）推举下颌法：操作者位于患者头侧，双手手指置于患者下颌用力向上提下颌骨，保持头部位置固定，避免任何的弯曲和拉伸；同时双手拇指打开患者的口腔，如图16-7所示。这种手法适用于存在可疑颈椎损伤的患者。

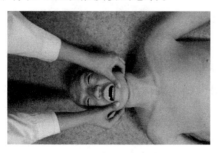

图16-7　推举下颌法

3. 人工呼吸

患者口唇垫一纱布，急救者一手捏住患者鼻孔，平静吸气后，双唇紧贴包绕患者口唇，呈密封状，缓慢吹气，每次吹气超过1 s，使胸部隆起，如图16-8所示。吹毕立即离开患者口部，松开鼻孔，见患者胸部下降后，再重新吹气1次，成人吹入气体量约500～600 mL。成人按压与吸气比例为30：2，每按压30次，进行2次人工呼吸，此为1个循环。至少进行5个循环。

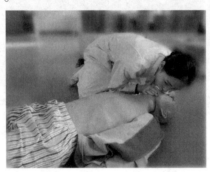

图16-8　口对口人工呼吸

4. 评估患者情况

5个循环结束评估患者情况，判断呼吸、脉搏是否恢复，判断时间≥10 s。触摸颈动脉有无搏动、观察面色口唇是否转红、自主呼吸是否恢复、瞳孔有无回缩、收缩压是否大于60 mmHg。

5. 安置患者

盖好盖被，放置枕头，卧位舒适，注意观察患者意识状态、生命体征等。

（四）操作后处理

整理用物，洗手，做记录。

（五）注意事项

（1）患者仰卧，争分夺秒就地抢救。若患者不是仰卧位，翻身时要注意将头、颈、躯干保持在一条直线上，保持颈椎稳定。

（2）患者使用软床时背部放置心肺复苏背板。

（3）仰头抬颏法开放气道时，手指不要深压下颌软组织，以免阻塞气道。

（4）人工呼吸时送气量不宜过大，以免引起患者胃部胀气。吹气应在放松按压的间歇进行，肺充气时不可按压胸部，以免损伤肺部，降低通气效果。

（5）胸外按压部位要准确，确保足够的频率和深度，尽可能不中断胸外按压。按压时肩、肘、腕在一条直线上，并与患者身体长轴垂直。手掌掌根不能离开胸壁。

（6）向患者家属告知现有条件与措施和可能发生的意外，使之有思想准备。

（7）当可以立即取得体外自动除颤器（AED）时，应尽快使用除颤器。如图16-9

所示。当不能立即取得AED时，应立即开始心肺复苏，并同时让人获取AED，视情况尽快尝试进行除颤。

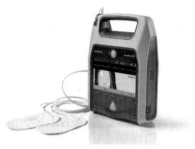

图16-9 体外自动除颤仪

|知|识|链|接|

老年人院外心脏骤停与心肺复苏相关研究进展

老年患者中70～80岁者院外心脏骤停（out-of-hospital cardiac arrest，OHCA）发生率最高，男女比例为2.63∶1，发作地点在家中的比例最高（69.9%）。目前，老年人OHCA自主循环恢复率、存活率仅为2.5%～8.5%。

新指南指出，达到最佳自主循环恢复（ROSC）最重要的就是尽快开始快速、连续、高质量胸外按压。按压速度为100～120次/min，成人按压深度为5～6 cm。按压间隙双手离开胸壁使胸廓充分回弹，胸外按压在整个CPR的目标比例至少为60%。如果不实施CPR，存活率每分钟减少7%～10%。在老年OHCA复苏成功组，CPR开始实施的时间明显短于复苏失败组时间（$P<0.05$），因此对老年人家属及陪护人员等加强宣传教育和CPR培训对老年OHCA患者预后有重要意义。但需注意，胸外按压可能导致以胸部损伤为主的意外并发症。Seung等研究表明，年龄大、OHCA和更长的CPR与肋骨骨折、多发肋骨骨折、肋骨骨折的数目、肋骨合并胸骨骨折及严重的并发症概率明显相关。一项前瞻性随机病例对照研究发现，应用心脏泵主动加压减压式CPR术（ACD-CPR）与标准CPR术比较，可以显著降低肋骨骨折的发生率，而血气胸及内脏器官受损率却是相似的。未来需要样本量更大的前瞻性多中心研究来探索老年人CPR并发症的风险因素，并找到一个更加合适和安全的CPR方式，以便减少并发症。

参考文献：

［1］池菲，张春艳，安慧茹，等.老年人院外心搏骤停的相关因素及预后分析［J］.河北医药，2021，43（10）：1475-1478.

［2］林洁羽，王大伟，吴扬，等.老年人心肺复苏相关研究进展［J］.中国老年学杂志，2017，37：

第二节　老年人噎食的风险和应对

老年人由于牙齿缺失以及咀嚼肌群肌力下降，可影响咀嚼功能。同时由于疾病的影响，老年人可伴有吞咽反射能力下降、咳嗽反射减弱、体位调节能力丧失，在进食过程中，食团可堵塞于老年人咽部或食管第一狭窄处引起噎食。噎食最大的风险是引起气道完全阻塞导致老年人窒息死亡。在日常护理过程中要做好进食护理，防止噎食和窒息。一旦发生噎食，准确识别气道异物阻塞的征象，尽早实施气管异物清除术。

一、老年人噎食的临床表现

（一）完全性气道阻塞

表现为发绀、不能说话、不能呼吸、不能咳嗽，此时老年人常不自主地用一只手或双手呈"V"字状抓住自己的喉咙，此即"海姆立克"征象，进一步发展可昏迷倒地、窒息、心跳呼吸停止。

（二）不完全性阻塞

表现为呛咳，呼吸、咳嗽无力，呼吸困难，面色、皮肤、甲床、口唇青紫。老年人能用力咳嗽，但咳嗽停止时出现喘息声。

以上情况中，如老年人出现特有的"海姆立克"征象，应立即询问："您卡着了吗？"如老年人点头表示肯定，即可确定发生了呼吸道异物阻塞。如无以上表情，但观察到其不能说话或呼吸，面色、口唇青紫，失去知觉等征象，亦可判断为呼吸道异物阻塞，应立即施行"海姆立克"手法施救。

二、老年人噎食的现场急救

（一）不完全性气道阻塞的老年人

（1）当老年人出现呛咳时，立即协助低头弯腰，身体前倾，下颌朝向前胸。

（2）如果食物残渣堵在咽喉部危及呼吸时，患者应再次低头弯腰，喂食者可在其肩胛下缘快速连续拍击，使残渣排出。如果仍然不能排出，取头低足高侧卧位，以利体位引流：用筷子或用光滑薄木板等撬开其口腔，放置上下齿之间，或用毛巾卷个小卷撑开口腔，清理口腔、鼻腔、咽喉部的分泌物和食物残渣，保持呼吸道通畅。在第一时间尽可能自行去除堵塞气道异物的同时，应尽早拨打"120"电话呼叫医务人员抢救。

（二）完全性气道阻塞的老年人

1.意识清醒的老年人

立即采用海姆立克腹部冲击法（Heimlich Maneuver），利用突然冲击腹部的压力，抬高膈肌，使肺部残留空气形成一股向上的、具有冲击性的气流，快速冲入气管，将阻塞物排出。方法如下。

（1）协助老年人取站立姿势，双足分开与肩同宽。护理人员站于其身后，用双臂环抱其腰部。

（2）护理人员一手握拳，拇指侧紧顶患者剑突与脐的中点处，另一手紧握该拳，快速向内、向上冲击腹部，反复冲击直至异物排出。如图16-10、图16-11所示。

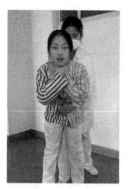
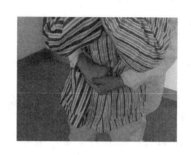

图16-10　海姆立克腹部冲击法站位　　图16-11　快速向内、向上冲击腹部

2.意识丧失的老年人

帮助其躺倒在地，仰面平卧，两腿左右分开。护理人员面对老年人，迅速骑跨在老年人髋部，双膝跪地，两手掌重叠、十指相扣，把手掌根置于老年人剑突下、肚脐上的腹部，用上身发力，向内、向上、快速、反复、有节奏、适当用力地冲击压迫，直至堵塞物排出。当看到堵塞物进入口腔时，迅速弯曲食指抠出。如反复尝试仍无法排出阻塞物，要立即开始CPR，同心肺复苏操作，按30∶2的按压/通气比例操作。如通气时患者胸部无起伏，重新摆放头部位置，注意开放气道，再次尝试通气。

（三）注意事项

（1）采取海姆力克急救法急救时，腹部冲击按压要适当用力，避免损伤肋骨和内脏。

（2）对意识丧失的老年人进行施救，每次开放气道通气时，观察喉咙后面是否有阻塞物，如果发现易于移除的异物，小心移除；如异物移除困难，通气仍未见胸廓起伏，应采取进一步的抢救措施（如环甲膜穿刺/切开术）开放气道。

第三节 老年人骨折的风险和应对

老年人骨骼中的有机物质减少，骨质萎缩，骨量减少，容易导致骨质疏松；且神经传导速度减慢，协调性差，运动障碍，使得老年人对意外事件反应性降低，跌倒或受到牵拉后容易造成骨折。一旦发生骨折，会直接影响老年人的自理能力和活动能力，若发生脊柱或下肢骨折，还会因为限制卧床而增加压疮、坠积性肺炎、深静脉血栓等严重并发症的风险，甚至危及生命。所以，在日常生活中要积极采取措施预防老年人跌倒和骨折。发生骨折后要采取正确的急救措施，防止继发损害。

一、老年人常见的骨折类型和临床表现

（一）股骨颈骨折

以50～70岁者为最多。表现为老年人跌倒后髋部疼痛，移动患肢时疼痛更明显，不敢站立或行走；患肢有短缩，呈45°～60°外旋畸形；髋部有压痛，叩击足跟部或大粗隆部时髋部疼痛，大转子明显突出。因老年人骨质疏松，股骨颈脆弱，轻微跌倒即可发生骨折。该部位血运较差，若骨折处理不及时、不适当，都会导致骨折不愈合或并发股骨头缺血性坏死、创伤性关节炎，严重地影响老年人的生活。

（二）脊椎压缩骨折

此类型骨折通常为跌倒时足、臀部着地，作用力沿脊椎向上传导，造成椎体前半部压缩骨折。主要表现为局部疼痛，翻身和站立困难，伴有脊髓损伤时可出现损伤平面以下部位的感觉、运动和反射功能障碍。

（三）桡骨远端伸直型骨折（Colles骨折）

发生于桡骨远端关节面约3 cm内的骨折，跌倒时前臂旋前，腕关节背伸，手掌着地所致。老年女性多见。主要表现为伤后腕部疼痛肿胀，尤其以掌屈活动受限。典型的畸形表现是骨折部位侧面观"餐叉样"畸形，正面观"枪刺刀"畸形。

（四）肱骨外科颈骨折

肱骨外科颈骨折也是老年人常见骨折类型之一，尤其有骨质疏松者，骨折发生率高。由于暴力作用的大小、方向、肢体的位置及老年人的骨质量等因素，可发生无移位骨折、外展型骨折、内收型骨折和粉碎性骨折。表现为受伤后肩部疼痛、肿胀、瘀斑，肩关节活动障碍。

（五）骨盆骨折

跌倒是导致老年人骨盆骨折的最常见原因。局部表现为肿胀、疼痛、皮肤擦伤或皮下淤血。可出现骨盆分离试验和挤压试验阳性、肢体长度不对称等特有体征。严重者可伴有腹膜后血肿、坐骨神经损伤等并发症。

二、老年人骨折的急救要求

（1）保持镇静，及时拨打"120"电话。

（2）不要轻易移动。发现老年人跌倒骨折，要保持镇静，不要轻易移动老年人。

（3）注意观察意识。观察老年人意识是否清楚，呼吸是否通畅，是否有出血存在。

（4）针对骨折类型采取正确措施，对老年人进行急数。

三、老年人骨折的处理原则

（一）闭合性骨折

即无伤口的骨折。先进行冷敷处理，使用冷水或用毛巾包裹的冰袋敷于骨折部位，以止血、止痛、消肿。

（二）开放性骨折

即有伤口的骨折。可用消毒纱布压迫止血。四肢大出血时可用止血带止血。结扎后要记录扎带的时间，并每隔30~60 min放松1次，每次2~3 min，以防肢体远端缺血坏死。为防止放松时大量出血，可配合局部加压止血。如有骨折端外露，禁止将骨折端压回原处，避免将细菌带入伤口引起组织深部感染。骨折部位禁止进行按摩、揉捏、热敷等处理。

（三）配合固定，方法正确

1.注意夹板长度

现场可迅速使用夹板固定骨折处，夹板的长度至少要超过受伤部位的上、下两个关节。

2.夹板替代物

如果现场没有夹板，也可用木条、硬纸板等物品代替，或者固定于老年人身体上，如肱骨骨折可固定于同侧胸壁，下肢骨折可固定于对侧健腿。

3.松紧度适宜

固定不可过紧或过松，夹板和皮肤之间、患肢和健肢之间可垫棉花或小软垫，以加强固定，避免压疮。

4.配合转运，避免伤害

（1）转运骨折老年人，要先确认全身和局部情况，如有危及生命的并发症，如心脏骤停、气道阻塞、致命性大出血等，应先行进行心肺复苏、开放气道、包扎止血后才能转运。

（2）转运方法正确。上肢和踝关节骨折可用轮椅转运，脊柱和下肢骨折必须用担架转运。搬运时注意保持骨折部位的稳定性，脊椎骨折的老年人，搬运时必须采用三人或四人搬运法，避免造成脊髓损伤。

第四节　老年人烫伤的风险和应对

老年人皮肤脂肪减少，皮肤变薄，感觉减退，皮肤抵抗力差，易受机械、物理、化学刺激而损伤。烫伤一般指由于接触火、开水、热油等高热物质而发生的一种急性皮肤损伤。在日常生活中，老年人烫伤主要是因热水、热汤、热油、热粥、炉火、电熨斗、蒸汽等造成。

一、老年人烫伤的危险因素

（1）生理因素：如皮肤变薄。
（2）病理因素：如糖尿病、脑血管病。
（3）环境因素：如晒伤。
（4）治疗因素：如烤灯。
（5）照顾因素：如暖水瓶、食物。

二、烫伤的分级与临床表现

烫伤一般分为三个等级：

一度烫伤：仅累及皮肤表皮层，表面红斑状、干燥、有烧灼感，3～7 d脱屑痊愈，不留瘢痕。

二度烫伤：又分为浅二度和深二度。浅二度烫伤累及生发层及真皮乳头层，局部红肿明显，有大小不一的水疱形成，水疱皮如剥脱，创面红润、疼痛剧烈，预后色素沉着，无瘢痕；深二度烫伤累及真皮层，表现为小水疱，疱壁厚，基底苍白与潮红相间，湿润，痛觉迟钝，3～4周愈合，有瘢痕增生。

三度烫伤：累及皮肤全层，表现为痛觉消失，创面无水疱，呈蜡白或焦黄色，必须靠植皮而愈合。

三、老年人烫伤的现场急救

（一）一度烫伤的急救

（1）烫伤部位在手足处，局部立即用冷水冲淋或浸泡于冷水中。目的是止痛，减少渗出和肿胀，避免或减少水疱的形成。浸泡时间越早、水温越低，效果越好。但不能低于5℃，以免冻伤。一般情况下，用水龙头水即可。时间为20～30 min。

（2）烫伤部位非手足处，在受伤部位用毛巾覆盖，再在毛巾上浇冷水或用毛巾包裹冰块进行冷敷。

（二）二度烫伤的急救

（1）伤处皮肤水疱未破，按一度烫伤进行"冷却治疗"。

（2）伤处皮肤水疱已破，可用无菌纱布或干净手帕、毛巾包裹冰块，冷敷伤处周围，不可浸泡，注意保护疱皮，以防感染。

（三）三度烫伤的急救

（1）立即拨打120急救电话，呼叫医护人员。

（2）保护好创面，防止污染，尽快送医。

（四）注意事项

（1）保持镇定。发现老年人烫伤不要惊慌、喊叫，避免引起老年人恐惧。也不要急于脱掉贴身衣服，而应迅速用冷水冲洗，冷却后小心脱去，以免撕破烫伤后形成的水疱。

（2）注意保暖。"冷却治疗"期间，要为老年人采取保暖措施，以免受凉。

（3）保持创面清洁。"冷却治疗"后避免再次浸水，注意保持创面清洁和干燥。

（4）禁忌随便涂药。烫伤后用药要在医生指导下进行。不要随便在局部涂擦牙膏、酱油、酒精等，因为这不但没有效果，反而会引起感染、增加刺激或影响医生诊断。

第五节　老年人外伤出血的急救常识

老年人因为衰弱或疾病的影响，活动时容易发生跌倒，导致外伤出血。如止血不及时，可发生失血性休克而危及生命。

一、出血的分类及特点

（一）内出血

受伤后体表看不到出血，但可出现面色苍白、脉搏细数、四肢冰凉、全身大汗、呼吸浅快、精神萎靡、血压下降等休克症状。

（二）外出血

（1）动脉出血。血色鲜红，呈喷射状，与脉搏节律相同。常在短时内引起大量失血，威胁老年人生命。

（2）静脉出血。血色暗红，出血如泉涌状或徐徐外流。

（3）毛细血管出血。血色鲜红，从伤口缓慢渗出。

二、常见出血的急救

（一）内出血的急救

不要轻易搬动老年人，应立即拨打"120"急救电话。监测生命体征，保持气道通畅。

（二）外出血的急救

1. 指压止血法

用手指压迫伤口近心端动脉血管于骨表面，阻断血流，达到止血目的。常见部位如下。

（1）头顶部出血：用拇指将同侧耳屏前方颧弓根部的搏动点（颞浅动脉）压向颞骨。

（2）颜面部出血：用拇指将下颌角处的动脉搏动点（面动脉）压向下颌骨。

（3）头颈部出血：用拇指将同侧气管外侧与胸锁乳突肌前缘中点之间的强搏动点（颈动脉）压向第五颈椎横突。禁止同时压迫双侧颈动脉。

（4）头后部出血：用拇指将同侧耳后乳突下稍往后的动脉搏动点（枕动脉）压向乳突。

（5）肩部、腋部出血：用拇指将同侧锁骨上窝中部的动脉搏动点（锁骨下动脉）压向第1肋骨。

（6）上臂出血：上肢外展90°，用拇指将腋窝中点的动脉搏动点（腋动脉）压向肱骨头。

（7）前臂出血：用拇指将上臂内侧中部的动脉搏动点（肱动脉）压向肱骨干。

（8）手部出血：用两拇指将手腕稍上处的内、外侧动脉搏动点（尺、桡动脉）压向尺、桡骨。

（9）大腿出血：用拳头或双手拇指重叠用力将腹股沟中点稍下的强搏动点（股动脉）用力压向耻骨上支。

（10）小腿出血：用拇指将腘窝中部的动脉搏动点（腘动脉）用力压向腘窝。

（11）足部出血：用双手食指或拇指用力压迫足背中部近脚踝处的动脉搏动点（胫前动脉）和足跟与内踝之间的动脉搏动点（胫后动脉）。

2. 加压包扎止血法

用消毒纱布或清洁布块面覆盖伤口局部，用绷带或宽布条、三角巾等加压包扎。

加压包扎止血法适用于全身任何部位的出血。

3. 止血带止血法

用止血带环扎伤口的近心端止血，用于四肢动脉大出血。以左手的拇指、食指和中指持止血带的头端，将长的尾端绕肢体一圈后压住头端，再绕肢体一圈，然后用左手食指和中指夹住尾端后将尾端从两圈止血带下拉出，形成一个活结。如有条件可使用卡式止血带、气压止血带止血。

（三）注意事项

（1）如果遇到伤口处有刀具或木刺等异物时，可用纱布或其他布类卷成卷在异物四周环形固定，然后再加压包扎。

（2）注意不要将异物拔出，避免造成更大的出血。

（3）使用止血带止血时应注意：

①部位准确：应扎在伤口的近心端，并尽量靠近伤口。

②压力适当：使用气压止血带时，标准压力为上肢250～300 mmHg，下肢300～500 mmHg，无压力表时以刚达到远端动脉搏动消失，出血停止，止血带最松状态为宜。

③下加衬垫：止血带不能直接扎在皮肤上，应先用衬垫垫好再扎止血带，以防勒伤皮肤。切忌用绳索或铁丝直接扎在皮肤上。

④控制时间：上止血带的总时间不应超过5 h。

⑤定时放松：应每隔30～60 min放松1次，放松时可用指压法临时止血，每次松开2～3 min，再在稍高的平面上扎止血带，不可在同一平面上反复缚扎。

⑥标记明显：上止血带要在手腕或胸前衣服上做明显标记，注明上止血带时间，以便后续救护人员继续处理。

思 考 题

1. 简述老年人噎食的临床表现。

2. 简述老年人发生骨折的处理原则。

3. 简述老年人发生烫伤的现场急救方法。

4. 周爷爷，72岁，患高血压18年，冠心病10年。晨起在公园晨练回家后，突感心前区剧烈疼痛，大汗，继而突发抽搐，呼之不应，触摸颈动脉搏动消失。

请回答：

（1）应该立即采取何种急救措施？

（2）简要说出操作流程。

参考答案：

（1）应立即进行心肺复苏术。

（2）判断患者意识→判断患者呼吸→判断患者颈动脉搏动→评估现场环境安全→心脏按压→开放气道→人工呼吸→按压与吹气比例30∶2五个循环→再次判断→安置患者。

5. 王爷爷，77岁，今日中午吃饭过程中出现脸色青紫、不能说话、不能呼吸、不能咳嗽，用一只手呈"V"字状抓住自己的喉咙。

请回答：

（1）王爷爷发生了什么意外情况？

（2）应该立即采取何种急救措施？

参考答案：

（1）王爷爷发生了噎食导致完全性气道阻塞。

（2）立即采取海姆立克急救法。协助王爷爷取站立姿势，双足分开与肩同宽。护理人员站于其身后，用双臂环抱其腰部，一手握拳，以拇指侧紧顶其剑突与脐的中心处，另一手紧握该拳，快速向内、向上冲击腹部，反复冲击直至异物排出。

（郭全荣）

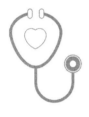

第五篇　社区老年人保健与护理

第十七章　社区老年人及其养老

导学目标

● **基本目标**

1. 掌握老年人、人口老龄化的概念。

2. 了解中国老龄化的特点和主要的养老模式。

3. 了解人口老龄化对社会和经济发展的影响。

● **发展目标**

1. 能够运用所学知识分析各种养老模式的优缺点并提出建议。

2. 能够正确认识人口老龄化的严峻形势，重视养老问题。

随着社会经济的发展，人们生活水平的改善，医疗保健事业的进步，人均期望寿命在不断提高。21世纪人口发展的特点是发达国家高龄人口比例明显增加，而发展中国家的老年人口增长速度最快。人口老龄化、老龄人口高龄化是社会发展的必然趋势。目前，我国人口年龄结构已进入老年型，随着老年人口的增多，老年人的健康问题已经引起了社会的普遍关注，实现健康老龄化不仅是社会问题，也是摆在护理工作者面前的一个严峻的挑战。

1999年国际护士会提出的主题是"发展社区护理"。由于老年人大都生活在社区家庭中，社区护士在照顾老年人的生活方面具有非常重要的作用。开展社区老年保健护理，与其他保健人员密切合作，协助老年人独立生活在社区，提高老年人自我保健的能力，维持老年人良好的生活质量，实现健康老龄化是社区护理工作的重要内容。

第一节　老年人和人口老龄化

一、老年人的定义

世界卫生组织规定：发达国家65岁以上者、发展中国家60岁以上者为老年人。现阶段我国老年人按时序年龄的划分标准为：45～59岁为老年前期（中老年人），60～89岁为老年期（老年人），90～99岁为长寿期（长寿老人），100岁及其以上为寿星（长寿老人），又叫百岁老人。

二、人口老龄化

人口老龄化又称人口老化，指社会人口统计中60岁以上的人口占总人口比重较高的一种趋势。

三、老龄化社会

世界卫生组织规定：一个国家或地区年满65岁的老年人口占总人口数的7%以上，或年满60岁的老年人占总人口数的10%以上，即为老龄化社会。可以用老年人口系数来衡量老龄化社会，老年人口系数=65岁老年人口数/总人口数×100%。

四、人口老龄化发展的趋势和特点

（一）世界范围内人口老龄化的趋势和特点

人口老龄化是21世纪世界各国面临的重大社会问题。据联合国统计，1950年，全世界60岁以上的老年人大约有2.0亿，20世纪后半叶迅速增长，21世纪初已达到6.0亿，预计2025年将达到11.0亿，占世界总人口的13.7%。目前，世界上进入老龄化的国家和地区已经有48个，其中，欧洲27个，大洋洲2个，亚洲4个，非洲1个。世界老年人口的发展趋势及人口老化具有以下特点。

1. 人类平均预期寿命延长

人口平均预期寿命是指通过回顾性死因统计和其他统计学方法，计算出一定年龄组的人群能生存的平均年数。随着社会经济和医疗技术的发展，世界各国的人均预期寿命都有不同程度的增加，目前，全世界的高龄老人占老年人口的16%，其中，发达国家占22%，发展中国家占12%。19世纪许多国家的平均预期寿命仅有40岁左右，20世纪末达60～70岁，日本等部分国家已经超过80岁。

2. 全球人口老龄化发展很不平衡

世界各大洲地区之间生活条件复杂，人口老龄化进展程度不均衡，存在很大差异。在世界各主要地区中，欧洲一直是老年人口比例最高的地区，其次是北美洲和大洋洲，但在撒哈拉沙漠以南的非洲地区，老年人口增长则非常缓慢。据预测，至2030年，亚洲、拉丁美洲及加勒比海地区的老年人口将会增长2倍多。世界65岁以上的老年人口各大洲排列顺序依次为：欧洲占14%，北美洲占13%，大洋洲占10%，亚洲占6%，拉丁美洲和加勒比海地区占5%，非洲占3%。目前，意大利是全球老龄化最严重的国家，其60岁以上的人口达到1 400万，占总人口的25%；而日本为3 100万、德国为2 000万，约占本国人口总数的24%；西班牙为900万，约占22%；法国为1 200万、英国为1 200万、澳大利亚200万，约占本国人口总数的21%。全球老龄化最轻的国家是赤道几内亚、洪都拉斯、玻利维亚和巴拉圭等。

3. 发展中国家老年人口增长速度快

目前世界上65岁以上的老年人以每月80万的速度增长，其中发展中国家占66%，至2000年，发展中国家的老年人口数已占世界老年人口总数的60%。现在发展中国家老年人口增长率是发达国家的两倍，也是全球总人口增长率的两倍。

4. 高龄老人比例增长快

全世界的高龄老人占老年人口的16%，其中，发达国家占22%，发展中国家占12%。我国从1982年到1998年，高龄老人人口平均增长率达到4.79%。预计到21世纪40—50年代，高龄老人增长速度会更快。

5. 女性老人增长快

绝大多数国家男性老年人死亡率高于女性，使得女性老年人成为老年人口中的绝大多数。女性老人的平均预期寿命比男性老人高3~9岁。如美国女性老年人平均预期寿命高于男性6.9岁，日本5.9岁，法国8.4岁，中国3.8岁。

（二）中国人口老龄化的现状和特点

目前，中国已经成为世界上老年人口最多的国家，也是人口老龄化发展速度最快的国家之一。据联合国统计，到21世纪中期，中国将有近5亿人口超过60岁。2020年第七次全国人口普查数据显示，我国60岁及以上的老年人占总人口的18.7%，其中，65岁及以上的老年人占总人口的13.5%。与2010年第六次全国人口普查相比，60岁及以上人口的比重上升5.44个百分点，65岁及以上人口的比重上升4.63个百分点。据预测，到2050年，中国老年人口将达到4.8亿，几乎占全球老年人口的四分之一，届时，每3人中就会有1个老年人。我国的老龄化问题与世界其他国家相比，有其独特之处。

1. 我国是世界上老年人口绝对数量最多的国家

因为我国是世界上人口数量最多的国家，加之人口平均预期寿命日益延长，老年人口在逐年增加，居全球之首。1990年，我国老年人口已占世界老年人口比例的20%，1994年，我国老年人口已达11 697万。

全国老龄工作委员会办公室2006年2月23日在《中国人口老龄化发展趋势预测研究报告》中发布，21世纪中国人口老龄化可划分为三个阶段：快速老龄化阶段、加速老龄化阶段、重度老龄化阶段。①2001年至2020年是我国快速老龄化阶段。这20年里，我国平均每年增加596万老年人口，年均增长率达到3.28%，大大超过总人口年均0.66%的增长速度，人口老龄化进程明显加快。到2020年，老年人口将达到2.48亿，老龄化水平将达到17.17%，其中，80岁及以上老年人口将达到3067万人，占老年人口的12.37%。②2021年至2050年是加速老龄化阶段。到2023年，老年人口数量将增加到2.7亿，与0～14岁少儿人口数量相等。到2050年，老年人口总量将超过4亿，老龄化水平推进到30%以上，其中，80岁及以上老年人口将达到9 448万，占老年人口的21.78%。③2051年至2100年是稳定的重度老龄化阶段。这一阶段，老年人口规模将稳定在3亿～4亿，老龄化水平基本稳定在31%左右，80岁以上高龄老人占老年总人口的比重将保持在25%～30%，进入一个高度老龄化的平台期。

2. 我国是世界上人口老化最快的国家

我国人口老化规模大，发展速度快。据统计，许多发达国家65岁以上人口比重由5%上升到7%一般需要经历50～80年，我国人口结构由成年型转变为老年型国家仅用了18年左右的时间，与发达国家相比，发展速度十分惊人。据1998年联合国卫生组织人口资料统计，65岁以上老年人口比重从7%上升到14%，法国经历了127年，瑞典为85年，美国为72年，英国为47年，日本为24年，我国仅需大约25年的时间。根据联合国预测，21世纪上半叶，中国一直是世界上老年人口最多的国家，占世界老年人口总量的1/5，21世纪下半叶，中国也还是仅次于印度的第二老年人口大国，并且在今后一个很长的时期内都保持着很高的递增速度，属于老龄化增长速度最快的国家之一。我国老年人口系数变化见表17-1。

表17-1　我国60岁以上老年人口系数的变化

普查/年	60岁以上老年人口系数/%	社会类型
1953	7.32	青年型
1964	6.08	青年型
1982	7.64	青年型
1990	8.50	成年型
1994	8.59	成年型
1999	10	老年型
2025	20	超老年型

3. 女性老年人比例高

由于女性平均寿命长于男性，因此老年人口中女性多于男性，随着年龄的增长，女性老年人比例不断上升。中国老年女性的平均预期寿命比老年男性高3.4岁。21世纪下半叶，女性老年人口基本稳定在1 700万～1 900万人；在80岁及以上的高龄老年人中，女性老年人占63%；百岁老年人中，女性比例高达77%。

4. 我国老年人文化素质低

由于历史的原因，我国老年人多数未受过良好的教育，文化素质低，文盲半文盲比例高，占68.28%。尤以农村女性更为突出，文盲高达80%。

5. 我国老年人的婚姻较稳定

与发达国家相比，受中国传统观念的影响，我国老年人的婚姻关系稳定，离婚率较低。

6. 人口老龄化在地区间发展很不平衡

人口老龄化在各地区之间发展具有明显的差异。如上海市在1982年老年人口数已达11.5%，表明上海在当时已进入老龄化城市。1990年全国人口普查结果显示，我国已有上海、浙江、北京、江苏、天津等省市老龄人口系数超过10%，而其他省市正在逐渐进入老龄化行列。另外，人口老龄化通常首先在城市发生，然后向农村地区蔓延，老年人口系数呈市、县、镇依次递减。但由于我国农村人口的基数大，就绝对数而言，农村老年人口数远多于城市。

7. 城乡倒置显著

中国老龄科学研究中心调查显示，中国农村的老龄化水平高于城镇1.24个百分点，这种城乡倒置情况将持续至2040年。全国70%以上的老龄人口分布在农村地区，农村老龄化问题尤为突出。随着城市化进程的加快和人口的迁移流动，多达1.4亿的年轻农民涌向城市，加快了农村人口老龄化的步伐，农村出现了大量的"留守老人"，2013年国务院《关于加快发展养老服务业的若干意见》中，农村留守老人数量已近5 000万。农村人口老龄化的问题日益突出，这是中国人口老龄化不同于发达国家的重要特征之一。

8. 老龄化超前于现代化

中国是在人均收入水平较低、综合国力有限、社会保障体系不健全的条件下提前进入老龄化社会的，人口老龄化超前于经济社会的现代化，"未富先老"和"未备先老"的特征日益凸显，这与发达国家形成了明显的反差。发达国家在进入老龄化社会时，人均国民生产总值基本上在5 000～10 000美元，目前平均达到2万美元左右。而我国进入老龄化社会时人均国民生产总值不足1 000美元。因此，我国老年人的供养、保健、照护等均将面临诸多挑战。

|知|识|链|接|

中国人口四大危机：老龄化、失能化、空巢化、少子化

据全国老龄委预测，2015年—2035年将是我国老龄化急速发展阶段，老年人口年均增长1000万左右，到2035年，我国老年人口比例将占总人口的28.7%。报告指出，中国的人口老龄化与高龄化、失能化、空巢化、少子化"四化并发"，给应对人口老龄化增加了新难度。2014年，我国有失能、半失能老年人4 000万，占老年人总数的19%，其中完全失能达到6.4%。目前，我国老年空巢家庭已达50%以上，大中城市高达70%；80岁及以上老年人口达9.7%。此外，中国的老龄化发展还存在不平衡的问题，出现"农村比城市先老""东部比西部先老""老龄化进程出现阶段性不均衡"的问题。这给照料护理带来了巨大压力。

参考文献：

①中国老龄科学研究中心，清华大学建筑学院.《2015年老龄蓝皮书：中国老年宜居环境发展报告》，社会科学文献出版社，2015.

②全国暨广东省第二届孝文化高峰论坛.全国老龄工作委员会会议报告，广州.

（三）人口老龄化带来的问题

人口老龄化不仅带来老年人自身的问题，还给政治、经济、文化和社会发展诸多方面带来一些问题。从世界发达国家人口老龄化的进程看，老龄化的决定因素是生育率下降，欧美等发达国家生育率伴随着工业化、城镇化和现代化而自然下降，人口老龄化发展速度非常缓慢，是逐步到来的，是先富后老。我国的情况则不同，国家控制人口的政策对生育率下降起着特别重要的作用，因而人口老龄化来势猛，发展快，是未富先老。快速到来的老龄化浪潮，给我国的经济增长和社会发展带来的影响是巨大的，主要表现为如下几方面。

1. 养老保障的负担正日益沉重

老年人口负担系数（60岁以上人口/15～59岁人口的比例）逐年增长，社会养老负担加重，国家支付退休金也逐年增加。2004年，中国基本养老保险的支出总额达到3 502亿元，比2000年增加了65.5%，中央财政对基本养老保险的补贴支出攀升到522亿元。离休、退休、退职费用也呈现连年猛增的趋势。政府、企业、社会都已经感到养老保障方面的压力正在显著加大。

2. 老年人医疗卫生消费支出的压力越来越大

据测算，老年人消费的医疗卫生资源一般是其他人群的3～5倍。2004年，中国基本医疗保险基金支出达862亿元，占基金收入的75.5%，比上年增长31.6%，增长速度比

基金收入快3.5个百分点。基本医疗保险基金支出之所以高速增长，人口迅速老龄化是重要原因之一。

3. "为老"社会服务的需求迅速膨胀

由于我国经济欠发达，社会福利及社会保障体系尚不完善，远远不能满足老龄化社会中老年人口日益增长的需求。调查显示，上海空巢老人家庭占全部家庭的30%，2002年至今，哈尔滨市老龄人口年平均增长速度始终保持在3%左右。目前，由于社会转型、政府职能转变、家庭养老功能弱化，"为老"服务业发展严重滞后，难以满足庞大老年人群，特别是迅速增长的"空巢"、高龄和带病老年人的服务需求。以养老机构和床位数为例，目前，中国共有各类老年社会福利机构3.8万个，养老床位120.5万张，平均每千名老人占有床位仅有8.6张，与发达国家平均每千名老人占有养老床位数50～70张的水平相差甚远。其他生活照料、精神慰藉等许多"为老"服务也都存在发展缓慢的问题，不能满足老年人群日益增长的需求。

4. 解决农村老龄问题的压力更大

中国老年人口的近60%分布在农村。农村老龄化程度比城镇高1.24个百分点。同时，农村绝大部分地区尚未建立社会养老保险制度，农村新型合作医疗制度还处在试点阶段，农民的养老、医疗社会保障有待加强。随着人口老龄化进程加快，农村的养老、医疗等方面的压力相对城镇将更加突出，西部和贫困地区尤为严峻。

5. 家庭养老功能逐渐减弱

进入了老龄化社会，家庭结构发生了新的变化，现在的普通家庭人口结构大多是"421"，既4个老人、2个大人、1个小孩。1个小孩将面临6个老人的赡养问题，是难以维系的。社会化养老是必然趋势，而养老的重点和难点还在高龄老人，因为大多数60～70岁的老年人尚有生活自理能力，而80岁以上的高龄老人最需要照料，他们带病生存甚至卧床不起的概率最高。

6. 社区医疗护理保健体系亟待加强

社会化养老问题能否解决好，关系到整个社会的发展与稳定。老年人随着年龄的增长，各种生理问题、心理问题也相继增多，患病率增高，患有慢性疾病者约占老年人口总数的60%～70%，不少老年人生活不能自理。所以社区老年人的医疗护理卫生体系正面临着巨大的挑战，迫切要求发展以社区为中心的各项社会福利和社会服务事业，以补充家庭养老功能的不足。

除了上述问题，老年人还有一些特殊的需求需要解决，如再婚、合法权益、适合老龄化的住宅和周围环境、殡葬等。

第二节　人口老龄化对社会和经济发展的影响

人口老龄化是社会发展的必然，是社会进步的表现，其结果势必对老年人本身及其家庭和整个社会带来一系列的问题，影响到社会的政治、经济、文化及社会的发展，特别是对于我国这样一个人口众多的发展中国家来说，人口老龄化给社会带来了一系列的影响。

一、人口老龄化对社会经济结构的影响

老年退休人数的增加，加重了社会的经济负担。老年人的退休金是现在正在工作的人们提供的。我国1998年老年人口的负担系数为1∶8.2，即一个退休的人由8.2个工作的人来负担，2000年为1∶6。据预测，到2030年为1∶2.2，即两个正在工作的人要负担一个老年人。这种快速的比例发展会严重地影响整个社会的经济体系。

由于人口老龄化，将会造成老年人从需要消费品开始转向需要公共服务业；社会对面向儿童、青年的物质需求量会相对减少，而适合老年人的物品和各种服务项目的需求量会开始大量增加，因此对现有的产业结构就应该及时调整；城市的规划、市政建设、住宅等公共设施也要考虑人口年龄结构的变化，适应老年人口的某些特殊需求。

二、人口老龄化对社会福利及保障制度的影响

人口老龄化退休人数急剧增加，医疗总费用增加，对医疗保险的影响也较大。在职人员趋于减少，缴费者人数相应减少；退休后平均期望寿命提高，享受医保的时间相应延长；退休人员的平均医疗费用高于在职职工，高龄老年人口的平均医疗费用高于低龄老年人口；需要护理的患者增加，护理费用大幅度上升。老年人口的比例增加，要求社会制定一系列的政策、法规、条例以保障老年人的权益，而我国目前的社会经济发展仍处于发展中国家的水平，整个社会保障体系及福利制度尚不健全，亟待进一步的发展和完善。

三、人口老龄化对社会医疗卫生及护理保健需求的影响

医疗费用高是老年人生活费用支出的一个特点。由于老年人慢性病较多，就诊率高，住院时间长，因此，医疗费用远远高于其他年龄组人口的医疗费用。65～74岁的老年人口的发病率为中年人的两倍左右，为青少年人口发病率的2～5倍。随着经济的发

展，老年人将需要更多、更好的医疗保健服务，大大增加了医疗费用的开支，增加了国民收入中消费基金的支出。

由于计划生育国策的实施，独生子女日益增多，子女在日常生活中对老年人照顾的时间和精力的压力越来越大，迫切需要社区老年护理服务以减轻子女的压力，满足老年人长寿及提高生活质量的要求。

第三节　养老及养老模式

世界卫生组织1990年9月在哥本哈根的第40届会议上正式提出"健康老龄化"的目标；1992年，联合国第47届大会通过了《2001年全球解决老龄化问题的奋斗目标》，强调要"开展健康老龄化运动"。健康老龄化不仅表现为老年人生命的延长，更重要的是提高老年人的生活质量。

一、良好的老年人生活质量

（一）身体健康，生活能够自理

身体健康的老年人一般生活能够自理，保持自己的独立人格和独立的生活方式，同时不受病痛的折磨，保持情绪平静、愉快，对生活充满信心、乐趣及希望。

（二）有良好的自我概念

自我概念即一个人对自身存在的知觉及评价。它包括一个人通过经验、反省和他人的反馈，逐步加深对自身的了解。自我概念是一个有机的认知结构，由态度、情感、信仰和价值观等组成，贯穿整个经验和行动，并把个体表现出来的各种特定习惯、能力、思想、观点等组织起来。自我概念是人格的基础。老年人的自我概念水平高低对老年人的心理健康有着明显不同的影响，最大的影响因素是生理自我和社会自我。

（三）有和睦的人际关系及社会适应能力

人际关系是我们在社会实践中与人产生的交往关系，是人之基本社会需求。老年期生活环境发生了很大的变化，如果能有一个良好和睦的家庭关系和社会关系，会增加老人的生活信心和乐趣，帮助老人应对各种不良刺激，使老人的生活内容丰富多彩，并很好地适应社会环境的变化，提高老年人的生活质量。

（四）有心理上的满足感和幸福感

幸福感是反映一个人个体生活质量的重要参数，是个体生活质量的基数。幸福是主观的，幸福感是一种态度，是一种情感和体验。

老年人心理上的主观幸福感及满意感包括三个方面的内容。

（1）认知评价。是老年人从自己的角度出发对生活质量的总体认知。

（2）正性情感。正性情感是指个体平时的正性的情绪体验，如感到开心、感到快乐、感到满足等，一个人正性情感的多少和发生的频率是个人幸福感的重要标志。

（3）负性情感。包括焦虑、抑郁、悲伤、孤独、厌烦、难受等情感体验。老年人心理上的主观幸福感是生活质量的重要标志之一，主要受个性、婚姻质量、兴趣的广泛性等因素的影响。

（五）有完善的医疗、护理及保健系统

由于老年人随增龄逐渐出现机体活动功能减退，甚至有的老年人丧失了日常生活能力，加之老年人发病率高等因素的影响，老年人生活的依赖性增强，对医疗、护理及保健的需求提高。其中，对护理的需求尤为突出。

（六）被尊重

老年人更多的要求对自己过去成绩的肯定。老年人的自尊心很强，常回忆起过去的成就并引以为豪，对其不尊重的言行很敏感。

（七）满足消费需求

老年人的消费需求主要是方便、保健、舒适，注重简单、经济、实用。

二、养老及养老模式

老有所养是我国《老年人权益保障法》中关于"五个老有"规定的内容之一。首先，什么是养老？它具有两种含义，其一是指奉养老人，指经济供养、生活照顾、精神慰藉三个方面的结合。另一种含义则是指年老闲居休养的状态，这层含义之下，老年人是状态的主体，养老是对老年人生活状态的一种描述。这两种含义是不同的。一般来讲，养老的含义通常是前一种。其次，什么是"养老模式"？是指一切有利于老年人生活和满足老年人需求的方法、途径、形式和手段，都称之为"养老模式"。面对人口老龄化进程的加快，在不断庞大的老年人口数量与养老压力下，许多人呼吁加快兴建养老院、老年公寓等养老设施，并尝试多样化、综合的养老模式，以迎接人口老龄化高峰的到来。在今日之中国，如何实现"老有所养"和"老有所依"，无疑已成为重大而迫切的社会民生问题。除了借鉴其他国家的经验之外，由于中国人口数量庞大，养老模式应多元发展，故急需找到符合中国传统的现代养老模式。目前，家庭养老、机构养老和社区居家养老是我国三种最基本的养老模式，而以房养老、乡村养老、旅游养老等新型养老模式也在不断发展进行中。

（一）家庭养老

中国是崇信儒家文化的国家，养儿防老、家长的主导地位、几代同堂等传统观念根深蒂固，长期以来形成了"家庭养老"的传统模式。家庭养老模式以血缘关系为纽带，由子女、配偶或其他直系亲属为老年人提供经济、生活和精神照顾，以保障老年人基本生活。家庭养老一方面可以促进代际交流，给予老年人"儿女孝顺，含饴弄孙"的精神归属感；另外从社会的角度考虑，不仅可以降低社会成本，更有利于养老尊老的社会风气的形成。然而，随着当代社会家庭养老人力成本的剧增，农村家庭养老压力增大，"421型"家庭的增多，"空巢家庭""代际倾斜""重幼轻老"等一系列现象和问题的出现，家庭养老逐步凸显出其脆弱性和历史局限性，对老年人的心理健康和实际生活质量均产生了严重影响。

（二）机构养老

机构养老是指由专门的养老机构（包括福利院、养老院、托老所、老年公寓、临终关怀医院等）将老人集中起来，进行全方位的照顾。包括提供饮食起居、清洁卫生、生活护理、健康管理和文体娱乐活动等一系列综合性服务。机构养老是一种专业化、效率化、规模化的养老模式，符合规模经济原理，将老人集中起来，实现老有所交，老有所乐，同时子女可以不时探视，实现多方共赢。然而我国目前养老机构仍存在供需矛盾突出（数量较少、质量较差、增速较慢），经营管理困难多，政策措施落实不到位，民办养老机构发展艰难，农村养老机构发展滞后等诸多亟待解决的问题。以北京为例，公立养老院的入住率常年为100%，而民办养老院平均入住率只有2/3左右。全国其他城市状况虽有所不同，但调查表明，各方面条件优越的养老机构，入住率较高。

（三）社区居家养老

社区居家养老是老年人在家庭居住与社会化上门服务相结合的一种养老模式，是指在社区内为老年人提供的包括物质、设施、衣食住行方便以及生活照料、医疗护理、心理保健、文化教育、体育娱乐、法律咨询等方面的服务。1982年，联合国《老龄问题国际行动计划》指出："应设法按一个社会文化价值和家庭的老年成员的需求来资助、保护和加强家庭。"之后1992年，联合国在《全球解决人口老龄化问题方面的奋斗目标》中提出"支持以社区为单位，为老年人提供必要的照顾，并组织由老年人参加的活动"的目标。社区居家养老模式是一个无围墙的养老院，与发达国家近年来逐步推行"就地老化"的养老政策相一致，弥补了家庭养老的不足，可以确保老人、子女、养老服务人员、政府各取所需，促使资源得到充分利用，是目前政府大力倡导的一种新型养老模式。但与发达国家相比，存在基础设施差，养老设施使用率低，专业化水平低，服务内容过于简单等问题。

（四）以房养老

"以房养老"是发达国家提出的一种"倒按揭"金融养老方式，即老人将自己的产权房抵押或者出租出去，以定期取得一定数额的养老金或者接受老年公寓服务的一种养老方式。以房养老模式目前已经受到社会的极大关注，在美国、英国、新加坡和加拿大运行较为成熟，我国也于2014年6月23日正式试点运行。在当前养老金改革的大背景下，"以房养老"作为社会养老补充的模式能否广为接受并推广仍然面临许多操作问题。传统"养儿防老"观念的深植，很多老年人宁可去世之后留给子女继承，也不愿意抵押养老。因此，"以房养老"的模式在目前看来，只适合少数无子女或失独的老人。

（五）乡村养老

在养老服务业加快发展的当下，城市尤其是中心城区公办机构养老床位一床难求与郊区、农村的民办机构床位利用不足的尴尬并存。乡村的空气新鲜，生态环境优越，生活成本低廉，吸引了众多的退休老人前去养老，所以催生了乡村养老这一养老模式。有的城市老人家乡在农村，退休后叶落归根；有的老人收入低，居住城市生活成本昂贵，在农村养老更经济实惠；有的老人注重养生，喜欢贴近大自然，农村食物更加原生态，自由空间大，没有城市养老机构的"圈养"感。尽管农村养老有不少优势，但也面临着不少问题，尤其是对于高龄老人而言，医疗保健和冬季取暖都是绕不过去的难题。因此，如何让农村有能力、有条件吸引、接纳有意愿的城市老人前来养老，缓解养老资源不均衡的困局，仍是目前乡村养老待解决的课题。

（六）农村社会互助养老

在农村，传统农村养老模式受到人口老龄化、农村劳动力转移、家庭结构核心化、土地被征用等的冲击，农村老人养老在物质供养、精神照料和生活照顾等方面均面临巨大挑战。农村社会互助养老一般采用"村级主办、群众参与、互助服务、政府支持"的方式。"村级主办"指由村委会利用集体资金、闲置房产或租用农户闲置房产设施，村集体量力而行地承担水、电、暖等日常运转费用；"群众参与"就是由村集体组织，动员和鼓励村民、社会力量和志愿者，为互助幸福院提供经济支持或服务；"互助服务"就是由子女申请、老人自愿入住，衣、食、医由本人和子女保障，院内老人年轻的照顾年老的，身体好的照顾身体弱的，互相帮助、互相服务，共同生活；"政府支持"就是由各级政府从政策、基础设施建设、资金、管理培训等方面给予支持、指导。该模式既体现传统居家养老习俗，又促进了家庭和睦，较好解决了老人的生活照料、精神慰藉、文化活动等需求问题。

（七）其　他

其他养老模式，如旅游养老，城市中部分经济条件较好的退休老年人，他们身体健康状况颇佳，乐于游览祖国的大好河山来充实自己的晚年生活，旅游养老便悄然产生。它主要是将养老服务和旅游活动结合起来，老年人可以根据季节、气候的变化而选择到环境更舒适的地方进行度假养老。此外，还有租房入院养老、基地养老、合居养老、钟点托老、遗赠扶养、招租养老、货币化养老等十几种新兴养老模式。

总之，城市老年人可供选择的养老方式不断增加，但当前我国处于急剧的社会转型时期，快速的社会变化和人口老龄化、高龄化。专家指出，中国需要建立"三位一体"的中国式养老模式，即"居家养老+社区养老服务+社区医疗服务"，在理念上与"加快社会养老服务体系建设"一脉相承，在方式上兼顾中国人恋家心理以及社会力量介入需要。简言之，建立多渠道、多元化、多层次的养老保障体系迫在眉睫，以利于城乡更快、更好地发展。

小 结

本章从人口老龄化现状、人口老龄化对社会和经济的影响、养老模式等三个方面对人口老龄化和养老问题进行了全面的阐述。我国人口老龄化进程加快，存在老年人口多、人口老化快、女性老年人比例高、文化素质低、婚姻关系稳定、地区发展不平衡、城乡倒置显著、老龄化超于现代化的特点。人口老龄化造成社会养老负担加重，对社会经济增长和社会发展带来了巨大影响，社会保障体系及福利制度有待进一步发展和完善。目前家庭养老、机构养老和社区居家养老是我国三种最基本的养老模式，而以房养老、乡村养老、旅游养老等新型养老模式也在不断发展进行中。

思 考 题

1. 简述我国人口老龄化的特点。
2. 简述人口老龄化对我国社会和经济发展造成的影响。
3. 简述我国目前存在哪些养老模式，各有何优缺点。

（郝习君　李小寒）

第十八章 社区老年人保健

导学目标

● **基本目标**

1. 了解联合国老年人保健原则。

2. 了解老年人的生理、心理及社会特征。

3. 了解老年人生理、心理需求和保健指导内容。

● **发展目标**

1. 能够应用所学知识对老年人进行针对性保健指导。

2. 体会社区老年人保健的重要意义，培养健康意识，关爱老年人。

社区老年保健即在平等享用卫生资源的基础上，充分利用现有的人力、物力，以促进和维持老年人健康为目的，发展老年保健事业，使老年人得到基本的医疗、护理、康复、保健等服务。其目标是最大限度地延长老年期独立生活自理的时间，缩短功能丧失及在生活上依赖他人的时段，延长健康预期寿命，提高老年人生活质量，实现健康老龄化。

第一节 老年人的生理变化特征

衰老是随着胚胎发育，个体生长、成熟而必然的连续变化过程，是人体对内外环境适应能力减退的表现。老年人随着年龄的增长通常发生以下变化。

一、身高与体重

随着年龄的增长身高缩短。这是由于椎间盘的萎缩性变化，脊柱弯曲度增加；另外，老年人骨代谢异常，骨质疏松而发生脊柱后凸，在站立时，髋及膝部弯曲，身材变矮。老年人多伴有细胞和脏器组织脱水，皮下脂肪减少、萎缩而致体重下降。

二、器官功能下降

（一）循环系统

动脉血管粥样硬化逐渐加重，故老年人易患高血压、心肌梗死等疾病。

（二）呼吸系统

由于老年人机体抵抗力和气道防御功能减退，病毒和细菌易于入侵、繁殖，因此，老年人易发生肺部感染、肺气肿，严重者发生呼吸衰竭。

（三）消化系统

胃肠蠕动减慢，胃排空减慢，胃排空延缓，因此，老年人易出现食欲减退、消化不良、便秘。

（四）内分泌系统

对胰岛素反应能力降低，释放胰岛素敏感降低，甲状腺功能降低，此时老年人易患糖尿病、骨质疏松等病。

（五）泌尿系统

肾小球滤过率下降；肾小管的稀释与浓缩能力减退使夜尿增多；肌张力减低及膀胱容量减少，使膀胱排空能力下降，残余尿增加，使尿路感染的机会增多，女性尿失禁的现象增加。

（六）神经系统

老年人脑的体积减小，重量减轻，脑回缩小，脑沟增宽，脑侧室扩大，脑脊液增多，脑灰质变硬及萎缩，脑的水分也减少20%左右。脑内的神经细胞缺失，神经细胞变性，传导速度减慢，神经反射变弱或消失。

（七）生殖系统

男性睾丸萎缩和纤维化，生精能力逐渐下降，精子数量和活力降低，雄性激素分泌减少，性功能下降；女性生殖器官老化，阴道黏膜干燥，雌性激素分泌减少阴道抗感染能力减弱，性功能减退。

三、感觉系统的变化

（一）视力的变化

由于老年人视细胞感光性降低，视野宽度缩小，瞳孔缩小，晶状体弹性减退，使老年人视力下降，辨色能力也减退。

（二）听力的变化

由于老年人鼓膜和听小骨活动迟钝，感觉声音的内耳退化，出现听觉障碍。

（三）嗅觉的变化

由于嗅黏膜变性，部分或完全的消失，嗅神经的数目随着年龄的增加而减少、萎缩、变性，老年人的嗅觉迟钝。

（四）味觉的变化

由于味蕾及舌乳头的明显减少以至消失，味阈提高，对酸、甜、苦、辣等味觉的敏感性降低。

（五）皮肤感觉的变化

由于皮肤的感觉敏感性降低，阈值升高，皮肤感觉迟钝，主要表现在触、痛、温觉减弱。

第二节　老年人的生理变化特征

一、影响老年人心理的因素

（一）生理功能减退

随着年龄的增加，各种生理功能减退，并出现一些老化现象，如神经组织，尤其是脑细胞逐渐发生萎缩并减少，导致精神活动减弱，反应迟钝，记忆力减退，尤其表现在近记忆方面。视力及听力也逐渐减退。皮肤出现老年斑、毛发变白并减少。由于骨骼和肌肉系统功能减退，运动能力也随之降低。

（二）社会地位的变化（角色）

由于社会地位的改变，可使一些老年人发生种种心理上的变化，如孤独感、自卑、抑郁、烦躁、消极等，这些心理因素均会促使身体老化。

（三）家庭影响

离退休后，家庭成为老年人主要活动场所，家庭对老年人的身心健康起着重要的作用，对老年人的情感寄托、经济补偿、生活照顾都有重要影响。如老年丧偶属自然规律，但对配偶的打击却不可忽视，往日互相关心、体贴照顾、相互依存，一旦失去，将使老年人出现心理障碍，须经很长时间才能好转。另外，家庭成员之间的关系，对老年人影响也很大，如子女对老人的态度、代沟产生的矛盾等，老年人都十分敏感。

（四）文化程度

文化程度、思想意识、道德伦理观念、理想与信仰等，都会影响心理状态。文化水平高、信念坚定、事业心强，可促进良好的心理，推迟老化，并保持身体健康。

（五）营养状况

为维持人体组织与细胞的正常生理活动，需营养充足，如蛋白质、糖、脂肪、水、盐类、微量元素、维生素等都是必需的营养物质。尤其是神经组织及细胞对营养物质的需要更甚。当营养不足时，常可出现精神不振、乏力、记忆力减退、对外界事物不感兴趣，甚至发生抑郁及其他精神及神经症状。

（六）体力或脑力过劳

体力及脑力过劳均会使记忆力减退、精神不振、乏力、思想不易集中，甚至产生错觉、幻觉等异常心理。

（七）疾　病

有些疾病会影响老年人的心理状态，如脑动脉硬化，使脑组织供血不足，脑功能减退，促使记忆力减退加重，晚期甚至会发生老年性痴呆等。还有些疾病，如脑梗死等慢性疾病，常可使老年人卧床不起，生活不能自理，以致产生悲观、孤独等心理状态。因此，为了使老年人的心理状态保持良好，应加强锻炼以减慢各种生理功能老化，经常保持心情舒畅，坚定信念，培养情操，合理安排生活等都可促进良好的心理状态。

（八）生活事件的影响

生活事件是指与年代、社会变革、社会文化、历史事件等因素相关并对人们的生活产生重大影响的事件。如独特的家庭命运、搬迁、先天缺陷、生理创伤、疾病、重大事故、离婚、亲朋死亡等，加剧负性心理变化。

二、老年人的心理变化及特征

（一）老年人认识过程的改变

1.感觉及知觉功能降低

由于生理功能的改变，各种感觉功能降低，包括视觉、听觉、味觉、嗅觉、皮肤感觉、位置觉、震动觉等。整体的感知能力衰退，表现为对事物的感觉迟钝、模糊、分辨不清。并会出现感知错觉或偶然产生幻觉。

2.学习和记忆能力减退

由于与学习和记忆有关的神经递质随增龄而减少，使得学习新事物困难、记忆力差成为老年人的特点。老年人学习的错误多属遗漏性质，对于要求在很短时间内做出反应的学习，要求先在记忆仓库里贮存然后提取的记忆，老年人与年轻人的差距较大。

3.智力改变

老年人的神经系统变化的特征主要是脑组织的重量和脑细胞的数量减少，脑组织逐渐萎缩，脑血管也有不同程度的硬化，脑血流减少，引起老年人脑力劳动能力的降低。

4.思维的改变

老年人出现思维的弱化和障碍，主要表现为：①思维迟钝，联想困难，反应迟钝，语言缓慢；②逻辑障碍，对推理和概念的混乱，思维过程复杂曲折；③思维奔逸，表现为对年轻时期的事情联想迅速，说话不着边际等。

（二）情绪改变

老年人由于大脑皮质和皮质下神经组织细胞的衰老，供应神经组织细胞的血管硬化，大脑功能减退，对情绪活动的抑制减退、情绪不稳定、容易激动。

（三）意志的改变

老年期的意志力因人而异，但大多数老年人由于体力及精力的不足，社会关系、人际关系及生活范围、社交范围的缩小，会出现信心不足、意志消沉等变化。

（四）个性的改变

老年人的自我控制能力下降，言行比较急躁，记忆力减退，说话缺乏逻辑性，重复啰唆，对新事物的兴趣降低，情感脆弱，情绪易出现不稳定。若患上某些疾病，会加重老年人的个性改变。如皮质下动脉硬化症和老年痴呆症，会出现显著的人格改变。

第三节　老年人的社会特征

一、从职业角色转入闲暇角色

老年人在退休后，在角色上的显著变化就是从职业角色进入了闲暇角色。其中，城市中绝大部分老年人在退休后即与原工作单位脱离关系而进入闲暇角色，即使有少数仍在谋职，但其职业角色只是他们生活中极其微弱的部分，主要仍表现为闲暇角色；农村老年人由于其经济条件和劳动习惯的限制，处于职业角色和闲暇角色双层角色中，但最终仍要进入完全的闲暇角色。

这种角色转换对老年人生理和心理是一次很大的冲击，表现在三个方面：首先，工作是生活的主要来源，离退休意味着老年人的收入减少；其次，职业历程是人们获得满足感、充实感、成就感的重要形式，是实现自我价值的重要途径，而老年人正在丧失这一体验；最后，离退休还打破了老年人在工作时养成的特定的生活方式和生活习惯，常使老年人不知所措。例如，每天都以工作为己任的上班的老同志，突然退休回家，每天面对柴米油盐、儿女孙婿，一时间难以适应，会产生焦虑、烦躁的心情。

二、从主体角色演变为依赖角色

老年人在退休前是家庭的主体角色，退休后逐渐从主体角色演变为依赖角色，年龄越大，对儿女的依赖程度越高。在家庭中原有的主体角色和权威感随之丧失，失落感和自卑感也由此产生。

三、从配偶角色变为单身角色

人到老年期，失去配偶的可能性日益增大，一旦配偶逝去，剩下的一方即进入单身角色。

老年社会角色的变化是一种必然，因而老年人应根据角色变化的时间、事件、环境等调适自己的心理和行为，变被动为主动，找到恰当的释放不良情绪的方法，如画画、听音乐、与人交谈、旅游等，这样角色的转换对老年人身心健康影响不大；反之，就可能产生角色压力，出现角色偏离，发生身心方面的障碍。所以社会和家庭成员要多关心老年人的生活，了解老年人的需求，使其尽快适应角色转变，保持良好的心理状态。

第四节　老年人保健原则与重点

一、我国老年人保健原则

（一）全面性原则

对老年人的健康保健包括躯体、心理、社会三个维度。即老年人保健不仅重视躯体健康，还要重视老年人心理卫生和精神健康，以及老年人在社会适应性和生活质量等方面的问题；还包括疾病或障碍的治疗、预防、康复及健康促进。

（二）区域化原则

区域化原则是指以社区为中心组织实施老年保健服务。主要体现在通过家庭、邻居与社区建立医疗保健和生活照料服务，便于帮助老年人克服困难，更好地生活。同时，老年保健要从老年群体的健康水平出发，将治疗、护理、康复、保健融为一体，并充分发挥老年人的主观能动性，以预防为主实施健康教育。

（三）费用分担原则

老年保健的关键环节是老年保健的费用筹集。解决这一问题的原则是"风险共担"，即政府、保险公司的保险金与个人分别承担一部分。

（四）功能分化原则

老年保健的功能分化，是在对老年人健康有全面性认识的基础上，对老年保健的各个层面有足够的重视，具体体现在老年保健的计划、组织、实施及评价方面。

（五）个体化原则

老年保健的实施个体化体现在采用多学科的不同方法，对老年人的健康进行多方面、个体化的综合评估，在此基础上提出适合个体的治疗和长期监护计划。

二、联合国老年人保健原则

（一）独立性原则

（1）老年人应能通过提供收入、家庭和社会支持以及自助，享有足够的食物、水、住房、衣着和保健。

（2）老年人应有工作机会或其他创造收入的机会。

（3）老年人应能参与决定退出劳动力队伍的时间。

（4）老年人应能参加适当的教育和培训。

（5）老年人应能生活在安全且适合个人选择和能力变化的环境。

（6）老年人应能尽可能长期在家居住。

（二）参与性原则

（1）老年人应始终融于社会，积极参与制定和执行直接影响其福祉的政策，并将其知识和技能传给子孙后代。

（2）老年人应能寻求为社会服务的机会，并以志愿工作者身份担任与其兴趣和能力相称的职务。

（3）老年人应能组织老年人运动或协会。

（三）照顾性原则

（1）老年人应按照社会的文化价值体系，享有家庭和社区的照顾和保护。

（2）老年人应享有保健服务，帮助他们保持或恢复到身体、智力和情绪的最佳水平并预防或延缓疾病的发生。

（3）老年人应享有各种社会和法律服务，以提高其自主能力并使他们得到更好的保护和照顾。

（4）老年人居住任何住所、安养院或治疗所时，均应能享有人权和基本自由，包括充分尊重他们的尊严、信仰、需要和隐私，并尊重他们照顾自己和抉择生活品质的权利。

（四）自我充实性原则

（1）老年人应能寻求充分发挥自己潜力的机会。

（2）老年人应能享用社会的教育、文化、精神和文娱资源。

（五）尊严性原则

（1）老年人的生活应有尊严、有保障，且不受剥削和身心损害。

（2）老年人不论其年龄、性别、种族或族裔背景、残疾或其他状况，均应受到公平对待，而且不论其经济贡献大小均应受到尊重。

三、社区老年人保健的工作重点

社区老年人保健的工作重点是针对老年人独特的需要，确保能在要求的时间和地点，向需要服务的老年人提供社会援助。老年人社区护理机构应当提供以下护理援助。

（1）由受过老年学训练者提供家庭保健和家庭帮助。

（2）具有照料精神损害的老年人的日间医院。

（3）为家中没有照顾者的老年人提供日间护理。

（4）为家中照顾人员提供日间服务以使他们能够稍事休息。

（5）提供交通和护送服务。

（6）为老年人制订饮食和营养方案。

（7）与以上社会援助配套的社会、文娱、咨询、治疗和健康教育开展活动等。

此外，健全社区卫生服务网络、服务制度和服务内容，与医院建立良好的合作关系，形成合理的双向转诊运行机制，为老年人享有"社区–医院"保健服务提供保障。提高社区护理人员的职业素质和独立解决问题的能力，培养一批受过专门训练的人员是非常重要的，因为对疾病的早期发现、早期治疗、营养、意外事故、安全和环境问题及精神障碍的识别，全部依赖于社区医生和护士所受过的老年学和老年医学方面的训练。

四、社区老年护理的重点人群

（一）高龄老人

高龄老人指75岁以上的老年人。这个时期的老年人体质脆弱，对医疗保健的需求量大，同时患有多种疾病，易出现多系统功能衰竭，住院时间也较其他人群长。

（二）独居老人

随着社会的发展，家庭趋于小型化，只有老年人自己组成的家庭越来越多。独居老人的增多，对社区医疗保健的需求也增多，特别是广大的农村，由于交通不便，独居老人很难外出看病。因此，定期巡诊、送医送药上门、开展老年人社区保健有重要的意义。

（三）丧偶老人

据世界卫生组织报告，丧偶老人的孤独感和心理问题发病率均高于有配偶者，这对老年人的身心健康是有害的，尤其是近期丧偶者，易导致原有的疾病复发。

（四）新近出院的老年人

新近出院的老年人因疾病未完全恢复，身体状况差，常需要继续治疗和调整，社区护理是其主要支持力量。

第五节　老年人健康需求与保健指导

案例18-1

王爷爷，75岁，脑出血后半年，遗留右侧肢体感觉、运动障碍，言语不利。现每天基本卧床，或是在床旁度过，除了家属以外，与他人交流的机会减少。

请回答：

1. 王爷爷存在哪些健康问题？

2. 如果您作为社区护士，如何对王爷爷进行保健指导？

一、老年人的生理需求与保健指导

社区护理人员在从事促进老年人的健康及疾病的预防时，也包括支持和鼓励老年人自我照顾，并对自己的健康负责。这就需要护理人员在饮食、睡眠、运动、环境等多方面给予老年人以辅导。

（一）饮食与营养

随着年龄的增长，老年人对食物的消化和营养成分的吸收能力逐渐减退，因此，合理的营养是减少疾病发生和延缓衰老、保持生理功能和心理功能健康，延长人类寿命的重要条件。指导老年人合理的饮食结构，促进老年人的身体健康。

1. 老年人的饮食卫生指导

指导老年人注意饮食卫生，饭前、便后要洗手，预防肠道传染病；饮用清洁的水；食用瓜果蔬菜要洗净，防止细菌和农药的污染；食物要新鲜，不食霉变腐败的食物；餐具要清洁干净，定期消毒。

2. 老年人的饮食习惯指导

指导老年人饮食均衡，不偏食，充分吸取丰富的营养物质；科学合理地安排进餐的时间和次数；进餐定量，不暴饮暴食，有利于食物的消化和吸收，发挥营养素的最佳作用；进食要细嚼慢咽，使食物和消化液充分混合、分解、消化、吸收，被人体利用；食物要保持温度适中，不可过冷或过热，以免口腔和食管黏膜受损伤；在两餐之间可以饮水和吃水果，避免饭后立即吃水果和饮水，防止腹胀和稀释消化液。

3. 老年人饮食的种类

（1）预防性饮食　饮食的结构主要以延缓衰老，增长寿命为目的。

（2）适合老年人身体的饮食　如软食，保持身体健康。

（3）针对老年人疾病的饮食　可以起到辅助药物治疗的作用，如高血压、高脂血症、糖尿病、痛风、肾功能衰竭、心力衰竭的老年人，均应给予相应的饮食疗法。健康饮食应具备全部营养成分，即蛋白质、脂肪、糖类、纤维素、无机盐、微量元素、维生素和水。

|知|识|链|接|

老年人服用膳食补充剂（保健品）是否安全？

据统计，大约有50%的老年人规律地服用保健品，而且同样约50%的老年人在服用保健品的同时服用处方药物。美国食品与药品管理局（FDA）对膳食补充剂作出如下规定：一种旨在补充膳食的产品（而非烟草），不仅指维生素和矿物质，还包括如草本（草药）或其他植物、氨基酸、酶制剂、动物提取物等。膳食补充剂可以帮助老年人获取适量的营养，但也可能对健康不利，很多膳食补充剂中的活性成分在体内会产生强大的生物效应。FDA建议老年人应在医生或注册营养师的指导下正确使用膳食补充剂。同时，老年人在服用中药或膳食补充剂前应了解其组成成分，弄清其组成成分与正在使用的处方药或非处方药物是否有配伍禁忌和药物的相互作用。

参考文献：

美国食品与药品管理局.膳食补充剂健康与教育法（Dietary）

（二）休息与睡眠

睡眠是休息的重要方式，休息与睡眠可以解除人体疲劳，缓解人精神上的压力，恢复精神与身体活动的平衡，保证健康。促进老人睡眠的一般措施如下。

1. 生活规律

按作息时间养成良好的生活习惯，到就寝时便可条件反射地自然进入睡眠状态。

2. 劳逸结合

老年人应该合理安排休息与活动，因老年人闭目养神、坐、卧时间较多，而睡眠相对较少一些，故老年人要劳逸结合，睡前最好做舒缓的活动30 min，能有效地促进睡眠。

3. 合理安排饮食时间

晚餐时间最好在睡眠前2 h，饮食宜清淡，减少消化道负担，有利于睡眠。

4. 睡眠的卫生

安排良好的睡眠环境，居室宜安全、安静、清洁、温湿度适宜、光线柔和，睡前避免饮茶、咖啡以及服用兴奋中枢的药物，养成刷牙、漱口、温水泡脚等习惯，被褥要柔软，床铺宽敞，床垫弹性适中，枕头高矮、软硬适宜，有利于促进睡眠。

（三）活动与安全

生命在于运动。运动与机体的新陈代谢、生理活动、生化反应等密切相关。老年人经常参加锻炼，可以促进老年人生理和心理功能的提高，提高老年人的生活质量，促进老人健康长寿。社区护士应该根据老年人的身体特点开展适宜的活动，保证老年人的身心健康和生活质量。

1. 运动对老年人健康的影响

（1）心血管系统。运动可促进血液循环，有助于改善心肌的营养代谢，改善心肌的缺氧情况，促进冠状动脉的侧支循环，降低血液胆固醇、低密度脂蛋白，增加高密度脂蛋白，预防和延缓老年心血管疾病的发生和发展。

（2）呼吸系统。运动可以改善呼吸功能，提高胸廓活动度，增加肺活量，改善肺功能，减慢肺组织纤维化过程。

（3）消化系统。运动有助于促进胃肠蠕动，改善胃肠道血液循环，促进胃肠道消化液分泌，有利于食物的消化和吸收。

（4）泌尿系统。运动可增加肾脏的血液供应，提高肾脏的排泄能力。

（5）神经系统。运动可以增加脑血流，增进大脑代谢，增加脑细胞供氧，从而延缓脑萎缩进程。

（6）肌肉骨骼系统。运动有助于减慢骨密质的丢失，增强骨强度，延缓骨质疏松的发生，运动还能增强和维持肌肉的张力，增进关节的灵活性，预防和减少骨关节炎的发生。

（7）其他方面。运动可以提高机体抵抗力和免疫力，合适健康的运动有助于保持老年人的心理健康，维持老年人积极乐观的情绪，减轻老年人的孤独和寂寞。

2. 老年人运动的护理

（1）选择适合老年人的运动项目。选择温和、运动强度适中的项目，如散步、慢跑、太极拳、游泳、跳舞、健身操、骑车。适当地控制运动量，另外，运动前做适当的热身，预防肌肉的损伤和跌倒。

（2）选择适合老年人的运动方式。一般情况下，应是老年人全身都参与运动，不宜采用局部某一器官或肢体的运动，运动量应由小到大，动作由简单到复杂，切忌急于求成。

（3）选择适合老年人的运动时间。老年人的运动时间每次至少在20 min以上，才能达到促进血液循环，增进肌肉强度等功能。老年人运动以每天1～2次，每次30 min左右为宜，但应根据个体的实际情况，一天运动的总时间以不超过2 h为宜。

（4）选择适合老年人运动的场地。一般要求在室外，空气新鲜，运动中要求自然呼吸。因此，可选择公园、树林、湖畔、海滨等开阔地段。

（5）选择适合老年人运动的强度。运动锻炼要求有足够和安全的运动量，运动量太小达不到锻炼的目的，运动量太大，不利于身体。运动时的最高心率可以反映机体的最大吸氧量，是机体对运动负荷耐受程度的一个指标，因此，可以通过最高心率来掌握运动量。最简单的监测方法是以运动后心率作为老年人最佳运动量衡量标准，即：运动后最适宜心率（次/min）=170-年龄；身体健壮者可用180作为被减数，即：运动后最高心率（次/min）=180-年龄；计算运动时心率应采用测10 s心率乘以6的方法，不能直接用测量1 min心率的方法。根据这个衡量标准，还应结合个体的自我感觉，如运动后出现胸闷、气喘、心律失常，应立即停止运动，并给予治疗。

（6）老年人运动时的注意事项。饭后不宜立即活动；注意天气变化，高温炎热或严寒冰冻时应减少户外活动，以防中暑和感冒；身体状况不佳时不宜活动，等恢复后再开始锻炼；运动时选择平缓地带，防止跌倒、受伤等意外发生。

（四）性生活保健

随着年龄的增长而步入老年，性要求有所降低，但大多数老年人仍有性要求和性行为能力，应当对老年人进行性生活保健指导。适度的性生活不仅对老年人无害，而且还会给老年人带来精神上的愉快，增加生命活力，是十分有益的。

1.性保健指导的内容

老年人要防止肥胖，保持适当体型和体重，保持乐观情绪，生活愉快，积极参加体育锻炼，保持良好的体质，戒烟戒酒，去除不良嗜好，注意饮食，多吃新鲜蔬菜和水果、牛奶、芝麻、燕麦等，注意避免药物的不良反应，以免成瘾而影响性功能。

2.指导老年人学习性知识

让老年人认识到老年期生殖系统衰老的变化，老年期性功能障碍的有关问题，指导老年人合理有效地使用有关的药物和工具，使老年人认识到健康、和谐的性生活有益于健康。

3.注重性安全

提醒身体患病如高血压、冠心病的老年人在进行性行为之前服药或备药，环境要适宜，保持适当的温度、湿度和私密性。

（五）家居环境

老年人外出减少，大多数时间在自己的小居室里活动，居室与老年人的健康有很大的关系。老年人的生活环境应以方便、安全、舒适、整洁为标准。

1.居室应温度、湿度适宜

房间内的温度夏季要保持在26～28℃，冬季要保持在18～20℃，湿度要保持在

50%～60%。温度过高或过低对老年人都有不利的影响。当室温过高时，神经系统受抑制，呼吸和消化功能受到干扰，不利于体热的散发，影响体力的恢复；室温过低时，则因冷的刺激可使人畏缩，缺乏动力，在护理和治疗时又容易使患者着凉。湿度过高或过低对老年人也有不利的影响。湿度过高蒸发作用减弱，抑制出汗，感觉潮湿、气闷，尿液排出量增加，加重肾脏的负担，同时湿度过高也使细菌繁殖增加，导致医院内感染的可能性增加；湿度过低，空气干燥，人体蒸发大量水分，引起口干舌燥，咽痛、烦渴。

2. 居室光线充足，通风好

居室光线明亮，可使老年人心情开朗、精神愉快，房间的照明设备要调节，以适应老年人的不同需要。走廊、卫生间、楼梯、照明要有一定亮度，防止老人因视力障碍而跌倒，夜间室内也要保留一定亮度，便于老年人起床如厕。

3. 居室环境布置要安全

居室布置要简单，房间要保持清洁平坦，无障碍，室内留有空地，以方便老人在室内行走和活动；居室地面要防滑，防止老人跌倒，不要铺地毯，以免绊着老年人；必要时为老年人备好拐杖、床栏；使用热水袋时要防止烫伤，水温要在50℃；注意防火、防电。

4. 保持环境的安静

老年人喜静，噪音会使老年人焦虑、烦躁，引起心理上和生理上不舒适，所以要注意保持环境的安静。

二、老年人的心理需求与保健指导

（一）老年人的心理健康标准

良好的心理素质有益于增强体质，提高抗病能力。老年人怎样的心理状态才算是健康呢？美国心理学家马斯洛和密特尔曼综合提出了心理健康的十项标准，得到了广泛的认可。

1. 充分的安全感

安全感需要多层次的环境条件，如社会环境、自然环境、工作环境、家庭环境等，其中，家庭环境对安全感的影响最为重要。家是躲避风浪的港湾，有了家才会有安全感。

2. 充分地了解自己

充分地了解自己就是指能够客观分析自己的能力，并作出恰如其分的判断。能否对自己的能力作出客观正确的判断，对自身的情绪有很大的影响。如过高地估计自己的能力，勉强去做超过自己能力的事情，常常会得不到想象中的预期结果，而使自己的精神遭受失败的打击；过低地估计自己的能力，自我评价过低，缺乏自信心，常常会产生抑郁情绪。

3. 生活目标切合实际

要根据自己的经济能力、家庭条件及相应的社会环境来制定生活目标。生活目标的制订既要符合实际，还要留有余地，不要超出自己及家庭经济能力的范围。道家的创始人老子曰："乐莫大于无忧，富莫大于知足"。

4. 与外界环境保持接触

这样一方面可以丰富自己的精神生活，另一方面可以及时调整自己的行为，以便更好地适应环境。与外界环境保持接触包括三个方面，即与自然、社会和人的接触。老年人退休在家，有着过多的空闲时间，常常产生抑郁或焦虑情绪。如今的老年活动中心、老年文化活动站以及老年大学为老年人与外界环境接触提供了条件。

5. 保持个性的完整与和谐

个性中的能力、兴趣、性格与气质等各个心理特征必须和谐而统一，生活中才能体验出幸福感和满足感。例如，一个人的能力很强，但对其所从事的工作无兴趣，也不适合他的性格，所以他未必能够体验到成功感和满足感；相反，如果他对自己的工作感兴趣，但能力很差，力不从心，也会感到很烦恼。

6. 具有一定的学习能力

在现代社会中，为了适应新的生活方式，就必须不断学习。例如：不学习电脑就体会不到上网的乐趣；不学健康新观念就会使生活仍停留在吃饱穿暖的水平上。学习可以锻炼老年人的记忆和思维能力，对于预防脑功能减退和老年痴呆有益。

7. 保持良好的人际关系

人际关系的形成包括认知、情感、行为三个方面的心理因素。情感方面的联系是人际关系的主要特征。在人际关系中，有正性积极的关系，也有负性消极的关系，而人际关系的协调与否，对人的心理健康有很大的影响。

8. 能适度地表达与控制自己的情绪

对不愉快的情绪必须给予释放，或称为宣泄，但不能发泄过分，否则，既影响自己的生活，又加剧了人际矛盾。另外，客观事物不是决定情绪的主要因素，情绪是通过人们对事物的评价而产生的，不同的评价结果会引起不同的情绪反应。例如，有一位老太太，大儿子是晒盐的，小儿子是卖伞的。老太太总是发愁，阴天她为大儿子担心，晴天为小儿子担心。一位心理医生对老太太说："您真有福气，晴天您的大儿子赚钱，雨天您的小儿子赚钱。"老太太一想很有道理，便高兴起来。

9. 有限度地发挥自己的才能与兴趣爱好

一个人的才能与兴趣爱好应该对自己有利，对家庭有利，对社会有利。否则只顾发挥自己的才能和兴趣，而损害了他人或团体的利益，就会引起人际纠纷，而增添不必要的烦恼。

10.在不违背社会道德规范的情况下，个人的基本需要应得到一定程度的满足

当个人的需求能够得到满足时，就会产生愉快感和幸福感。但人的需求往往是无止境的，在法律与道德的规范下，满足个人适当的需求为最佳的选择。

结合我国老年人的实际情况，老年人心理健康的标准基本可以从以下五个方面进行界定。

1.有正常的感觉和知觉，有正常的思维，有良好的记忆

就是说在判断事物时，基本准确，不发生错觉；在回忆往事时，记忆清晰，不发生大的遗忘；在分析问题时，条理清楚，不出现逻辑混乱；在回答问题时，能对答自如，不答非所问；在平时生活中，有比较丰富的想象力，并善于用想象力为自己设计一个愉快的奋斗目标。

2.有健全的人格

情绪稳定，意志坚强。积极的情绪多于消极的情绪，能够正确评价自己和外界的事物，能够控制自己的行为，办事较少盲目性和冲动性。意志力坚强，能经得起外界事物的强烈刺激。在悲痛时能找到发泄的方法，而不至于被悲痛所压倒。在欢乐时能有节制地欢欣鼓舞，而不是得意忘形和过分激动。遇到困难时，能沉着地运用自己的意志和经验去加以克服，而不是一味地唉声叹气或怨天尤人。

3.有良好的人际关系

乐于帮助他人，也乐于接受他人的帮助。在家中与老伴、子女、儿媳、女婿、孙子、孙女、外甥等都能保持情感上的融洽，能得到家人发自内心的理解和尊重。在外面，与过去的朋友和现在结识的朋友都能保持良好的关系。对人不求全责备，不过分要求于人，对别人不是敌视态度，而从来都是以与人为善的态度出现。无论在正式群体内，还是在非正式群体内，都有集体荣誉感和社会责任感。

4.能正确地认知社会，与大多数人的心理活动相一致

如对社会的看法，对改革的态度，对国内外形势的分析，对社会道德伦理的认识等，都能与社会上大多数人的态度基本上保持一致。如果不是这样，那就是不接纳社会，与时代前进的步伐不能同向同步。

5.能保持正常的行为

能坚持正常的生活、工作、学习、娱乐等活动。其一切行为符合自己在各种场合的身份和角色。

以上这五个方面只是界定老年人心理健康的基本标准。因为许多国内外专家学者从自己研究的角度提出了许多具体标准。但无论多少标准，最重要的一条是"基本正常"，即说话办事、认识问题、逻辑思维、人际交往等都在正常状态之中。只要不偏离

"正常"的轨道，那么其心理健康就是达标的。

（二）老年人心理保健指导

1. 引导老人应正确评价自我健康状况

由于老年人对健康状况的消极评价，对疾病过分忧虑，更感衰老而无用，对老人心理健康十分不利。因此，在老人身心健康的实践指导和健康教育中，应实事求是，正确评价自身健康状况，对健康保持积极乐观的态度。

2. 帮助老人正确认识退休问题

退休阶段的特点如下。

（1）期待期。老年人即将离开工作的岗位和同事，没有了工作内容的生活该如何度过？此期老年人表现出焦虑的心情。

（2）退休期。老年人从工作岗位回到家庭环境中，心理上还不能割断对工作岗位的眷恋，情绪上易出现抑郁、消沉。

（3）适应期。在离退休后的半年至一年开始适应家庭生活，但由于退休后心理不适，导致血压升高。

（4）稳定期。伴随着时间的流逝、家人的呵护，老年人适应了离退休后的家庭和社会生活，适应了新的角色，情绪稳定，心情愉快。

老年人退休后生活内容和生活方式的改变，容易产生诸多心理问题，影响身体健康，社区护士应该做到：

（1）开展心理咨询。针对不同时期的退休老年人的心理变化，开展心理护理和咨询，鼓励老年人积极参加到社区的活动中来，建立起新的社会关系。

（2）指导制订生活计划。合理安排退休后的生活，进行饮食、睡眠、体育锻炼等方面的指导，使老年人保持身心健康。

3. 充分认识老有所学的必要性

用脑可以防止脑力衰退，因此，老人根据自身的具体条件和兴趣，学习和参加一些文化活动，如阅读、写作、绘画、书法、音乐、舞蹈、园艺、棋类等，不但可以开阔视野、陶冶情操，丰富精神生活，减少孤独、空虚和消沉之感，而且是一种健脑、健身的手段，有人称之为"文化保健"。

4. 科学认识性行为

老年人的性行为除受年龄的影响外，还受社会和文化的影响。老年人的性功能衰退，但不会完全丧失，他们大多有性行为的能力，对解决自身性行为异常和困扰的要求也是非常迫切的，所以社区护理人员要对他们给予亲人的关心和理解、并给予科学的帮助。

（1）动员社区各种力量关心老年人的生活，引导老年人将主要精力寄托在社会和家庭的事务中，创造一个充实、和谐的生活氛围。

（2）采用多种形式开展性健康教育，使老年人了解到不良生活方式和行为方式对性功能的影响，如酗酒、吸烟、滥用药物，科学地认识性行为，提高老年人的生命质量。

5. 死亡教育

老年人面临的突出问题是"如何面对死亡"。尽管人们的生死观不同，但对死亡普遍存在着恐惧、焦虑心理，尤其在老年期，对生活的留恋达到高峰。老年人对待死亡的类型有：

（1）接受型。有较深的宗教信仰，对死亡无恐惧和压力。

（2）计划型。对待死亡观念正确，意识成熟，在临终前做好各项准备。

（3）恐惧型。对待死亡缺乏正确认识，无心理准备。

（4）解脱型。视死亡为长眠，多见于患不治之症及长期被疾病困扰者及身边无人照顾者。

（5）超然型。对死亡不在意，没有复杂的心理活动，对待死亡常伴有顺其自然的意思。

为减少老年人对死亡的恐惧和忧虑，在社区对不同老年人的健康、心理问题进行专题的教育，使老年人正确认识衰老过程，减少心理负担，增强战胜疾病的信心，以乐观的心态、健康的生活方式，安享晚年。

小　结

本章从老年人生理特征、心理特征、社会特征以及老年人保健原则、保健需求与保健指导等方面进行了全面的阐述。老年人随着年龄的增长，机体各个系统和器官的功能均有所减退，认知能力下降，自我控制能力下降，出现意志和个性的变化。此外，由于退休、丧偶等原因，容易出现角色转变困难，适应不良，甚至发生身心障碍。因此，老年人社区保健具有重要意义。社区护理人员要关心爱护老年人，从生理、心理各个方面提供保健指导，使老年人正确认识衰老过程，减少心理负担，增强战胜疾病的信心，以乐观的心态、健康的生活方式安享晚年。

思 考 题

1. 简述老年人生理变化特征。

2. 简述联合国老年人保健原则。

3. 案例分析

张爷爷，70岁，退休10年。既往体健，与老伴儿感情好，经常外出旅游。2个月前老伴儿因心梗突然离世，张爷爷难以接受现实，目前情绪消沉，不思饮食，整日待在家里不愿外出。

请回答：

如果你是社区护士，应如何对张爷爷进行保健指导？

案例分析参考答案：

（1）对张爷爷开展心理护理和咨询，鼓励其积极参加社区活动。

（2）指导张爷爷运用合适的方法调适自己的心理和行为，找到恰当释放不良情绪的方法，如画画、听音乐、与人交谈、旅游等，保持良好的心理状态。

（3）支持和鼓励张爷爷自我照顾，对自己的健康负责，并在饮食、睡眠、

（郝习君）

第十九章　老年人常见的健康问题与护理

导学目标

● **基本目标**

1. 了解老年人常见的健康问题和疾病种类。

2. 了解老年综合征、老年人衰弱、阿尔茨海默病的概念。

3. 掌握老年综合征、老年人衰弱、老年人跌倒、阿尔茨海默病的危险因素和护理要点。

4. 掌握老年人常见疾病的护理要点。

● **发展目标**

1. 能够运用所学知识对老年人进行全方位的护理。

2. 能够关爱和尊重老年人，培养服务老年人的职业情怀。

第一节　老年综合征

老年综合征（geriatric syndrome，GS）是指老年人由于多种疾病或多种原因造成的同一种临床症状或问题的综合征，包括日常活动能力下降、认知功能障碍、抑郁、谵妄、痴呆、沮丧、跌倒、骨质疏松症、头晕、感觉丧失、营养不良和体重减轻、疼痛、药物滥用、尿失禁和医源性问题等。老年综合征与以往单一疾病或原因导致的多种症状不同，强调的是多种疾病或原因导致同一症状。例如：谵妄可以出现在泌尿系感染的老年人中，也可以在脱水和水电解质失调的老年人中出现。

|知|识|链|接|

老年医学的三大核心

1.老年综合征（geriatric syndrome，GS）　指老年人由多种病因共同作用而引起同一种临床表现或问题的症候群。有痴呆、跌倒、（大小便）失禁、抑郁、谵妄、多重用药、睡眠紊乱、压疮等。

2.老年综合评估（comprehensive geriatric assessment，CGA）　指全面关注与老年人健康和功能状态相关的所有问题，从医学问题、躯体和认知功能、心理状态和社会支持等多层面对老年患者进行评估。

3.老年医学多学科团队（geriatric interdisciplinary teams，GITs）　多学科整合管理，即应用"生物-心理-社会-环境-工程"的医学模式，组成由全科医师、老年病医师、康复师、护士、心理师、营养师、临床药师、综合评估师、社会工作者、护工、宗教工作者、患者本人及其家属等构成的多学科团队。

参考文献：

邓宝凤，王艳艳，罗昌春，等.对老年综合征护理的认识与思考［J］.中国护理管理，2014，14（5）：485-488.

一、危险因素

GS与高龄、中枢功能退化、肢体功能下降等相关，也与环境和社会因素密切相关。研究表明，家庭环境中的整洁情况、照明度、地面平坦度等与老年人跌倒的患病率显著相关，独居、家庭不和谐是老年人群痴呆、抑郁发生的重要危险因素。此外，某种危险因素可能与多种GS的发生有关，如高龄和中枢功能退化是跌倒、痴呆、抑郁等多种GS的重要危险因素。一种GS也会引起其他GS的发生或加重其后果，如慢性疼痛导致睡眠障碍、意识模糊、抑郁等，营养不良导致跌倒、意识模糊、痴呆、谵妄等。

二、常用评估工具

老年综合评估（comprehensive geriatric assessment，CGA）是在20世纪40年代由英国米德尔塞克斯医院的Marjory首次提出，是对临床没有治疗希望的脆弱老年人做详细评估后，给予适当地照护，使其恢复活动功能并重返家庭。CGA的概念逐步被临床所接受并得到推广应用。CGA是将患者作为社会中的一员，全面关注与老年人健康和功能状态相关的所有问题，对老年患者的疾病、体能、认知、心理、社会和经济等多层面进行全面评估。常见评估工具如下。

（一）SPICES量表

目前针对单个GS的评估量表较多，但系统、全面地评估多种GS的量表较少。

SPICES量表是由美国哈特福德老年护理研究所、纽约大学护理系Terry Fulmer博士设计，是需要护理干预的GS评估量表。虽然尚未对其量表的有效性和可靠性进行测试，但其已被广泛用来作为一种有效的对老年人进行评估的方式。SPICES是需要护理干预的常见老年综合征的英文缩写，其中，S代表睡眠障碍（sleep disorders），P代表进食问题（problems with eating or feeding），I代表失禁（incontinence），C代表意识模糊（confusion），E代表跌倒问题（evidence of falls），S代表皮肤破损（skin breakdown）。将这些内容制成表格，印在3×5英寸（1英寸≈2.54厘米）的卡片上，可用于对健康及虚弱老年人的初步评估，简单易行。

（二）美国老年人资源和服务操作功能评估（Older American Resources and Services，OARS）

问卷内容全，使用时间长，范围广，常用的有ADL量表、MMSE评估、全面衰退（global deterioration scale，GDS）量表、简易营养评估（mini nutritional assessment，MNA）量表等。

（三）综合评估量表（comprehensive assessment and referral evaluation，CARE）

含4个核心方面，1500个项目，覆盖了老年人生理、心理、营养、社会、经济等问题。

（四）LEIPAD量表

依据现实的环境特点和老化过程中生物社会因素的变化来制定。从老年人身体、社会、认知功能、经济状况、环境、性功能等方面来衡量。

（五）生活质量量表（老年版）

分3种：完整版、缩略版和简洁版，各包括111个、54个、24个项目，涵盖个人生理、心理、精神三方面，对社区生活、社会的归属性、老化、休闲实践的演变过程都有评估。

由于CGA内容繁多，临床应用受到限制，因此，目前CGA的主要评估对象限制在衰弱老年患者中，主要评估的内容基本一致，略有不同。目前尚没有全球标准化CGA的相关共识或指南，国内老年综合评估报道较少，主要集中在社区老年人健康问题及其危险因素分析，以医院为基础的老年综合评估还属空白，也没有针对我国老年人特点的普适性的CGA评估量表。

除量表外，也常用到一些简单的测试方法，如TUG实验（time up to go test）、简易体能状况（short physical performance battery，SPPB）、画钟实验（clock drawing test，CDT），反复唾液吞咽测试（repetitive saliva swallowing test，RSST）等。

三、护理措施

老年综合征患者除急性期需要到医院接受处理外，大多在社区卫生服务中心接受治疗和护理。护理重点是全面关注老年人的功能状态和生命质量。

（一）社区医务人员的多学科整合管理

老年病的多学科整合管理是一种以人为本、以患者为中心的服务模式，能够为老年患者提供综合性的医疗、康复和护理服务，在老年病管理中发挥着越来越重要的作用。其团队成员由全科医师、老年病医师、康复师、护士、心理师、营养师、临床药师、社会工作者、护工、宗教工作者、患者本人及其家属等组成。

社区护士作为其中重要的成员，主要负责对老年病患者进行护理评估，识别现存的或潜在的护理问题；参加多学科管理的会议，汇报所掌握的资料，整合来自医疗、康复、营养等多学科成员的意见，针对护理问题设计和制定护理方案，落实护理措施，使患者得到连续的、全方位的、高质量的医疗护理。

（二）中医辨证施治

老年综合性评估的提出强调了综合审视、整体评价，这与中医的整体观念、辨证论治、个体化的治疗原则不谋而合，因此运用中医理论治疗老年综合征具有很大优势。老年综合征是指能够影响老年患者发病率和死亡率的特定的症状，从中医辨证来看其主要病机为脏腑虚损，痰瘀互结，阴阳失调，情志致病几方面，治疗要点主要为补虚，活血祛痰，疏肝调畅情志，调和阴阳，临床中综合应用以上治疗要点，对于老年综合征的治疗可获良效。

（三）心理护理

社区老年综合征患者，病症多，病情重，久病后的老年人出现孤独、焦虑、抑郁等心理情绪，因此社区护士也要注意心理问题的评估，并实施心理护理。有研究证明，心理护理越早，精神状态向正向改变的可能性越大，越早能建立良好的医患关系。良好的医患关系和精神状态，是病患产生安全感和对医护的信任感，以及对疾病康复信心的基础。心理护理能使患者情绪平稳，愿意配合治疗，及时给予疾病治疗及康复信息的反馈，进一步促进疾病的稳定和康复。

第二节　老年人衰弱

案例19-1

李某，男，70岁。退休前是公务员，没有慢性病，血糖、血压、血脂都控制得很好。可退休这10年，体力逐渐下降。近1年来，体重莫名其妙轻5 kg，睡眠不好，总觉得乏力，可住院检查又没有问题。请问：

1.该老人衰弱的影响因素有哪些？

2.老年人衰弱的评估方法有哪些？

3.如何治疗和预防老年人衰弱？

词典上对衰弱（frailty）的定义是指身体处于缺乏力量和健康而容易受到伤害的状态或特质。学者们的定义不同，目前各个领域最常用的衰弱的概念是Fried等提出的，是一种由于多个生理系统累积功能下降而导致的生物学症状，表现为储备能力和抵御能力下降，最终对于不良结局的易感性增加。衰弱是一种功能稳态失衡导致的病理生理状态，其特点是各器官系统分子、细胞和组织损伤的积累。其特征包括消瘦、耐力减低、平衡和运动功能下降、动作减慢、相对活动度降低，还可能伴随认知功能的下降。衰弱发生率在4.0%～59.1%之间，在高龄老年人中常见，且女性高于男性。

一、影响因素

（一）自我感知健康状况差

衰弱认同危机（frailty identity crisis）理论认为，衰弱是老年人由完全自理过渡到自理能力完全丧失的过程，老年人可感知到这一过渡阶段中的身心变化。随着自我感知到的健康和功能状况发生改变，老年人会采取不同的应对策略，自我感知到健康状况越差，越容易采取消极的自我保护行为，反而加快健康状况的恶化，出现各种衰弱问题。提示在社区护理中，护理人员应评估老年人对健康状况的自我评价情况，协助老年人采用积极的应对策略。

（二）抑　郁

衰弱与老年人的精神心理状态有关。有抑郁倾向的老年人衰弱及衰弱前期发生率高，生物学研究发现，衰弱与抑郁的老年人都存在炎性细胞因子水平升高的情况。

（三）认知障碍

存在认知障碍的老年人发生衰弱的可能性增加。衰弱与认知障碍之间的相互作用机制尚不清楚，但二者之间可能存在相似的病理基础。

（四）睡眠障碍

睡眠形态紊乱是老年人常见的健康问题，表现为失眠、入睡困难、早醒等。睡眠质量好的老年人发生衰弱及衰弱前期的风险较低。可能机制是二者之间的作用是通过其他因素引起或调节的，睡眠不佳可引起一些健康问题和疾病，从而引发衰弱。

（五）尿失禁

没有尿失禁问题的老年人发生衰弱的风险较低。衰弱和尿失禁在老年人群常同时出现，可能与二者有共同的病理基础有关，衰弱的核心问题是肌肉力量下降，而尿失禁是由于盆底肌肉力量下降。另外，尿失禁会造成老年人的自卑心理，使其主动减少户外活动或锻炼机会，避免各种社交往来，进而加重衰弱。

二、发病机制及病理过程

衰弱是一种全身性改变，为多系统的功能减退，各脏器生理储备功能及应激适应能力的下降。机制尚不明确，多数人认为衰弱是由多因素导致，其中，慢性炎症引起的炎性衰老在衰弱中发挥重要作用。慢性炎症能通过对肌肉骨骼系统、内分泌系统、心血管及血液系统病理生理的直接和间接影响，导致衰弱的发生。而引起慢性炎症的潜在危险因素包括遗传、代谢、环境和生活方式应激、急慢性疾病等，见图19-1。

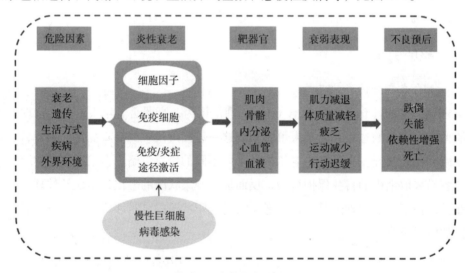

图19-1　衰弱的发病机制

（一）慢性炎症与炎性衰老

衰老进程中的一个主要特征是促炎症反应慢性、进行性升高，这一现象称为"炎性衰老"。炎性衰老是一种低度的、无症状的、系统性的、慢性的炎症状态。如中枢系统的炎性反应导致痴呆，炎症累及肌肉骨骼引起肌少症和骨质疏松；系统性炎症可以导致衰弱、动脉粥样硬化、心脑血管疾病和肿瘤的发生。

（二）肌少症

由于虚弱和运动下降是衰弱的基本特点，所以肌少症是衰弱的主要病理生理改变。肌少症是一种在50岁以后快速出现的肌肉质量减轻、肌力下降。疾病可以加速这一过程，最终导致失能。增龄可以引起肌少症，如运动神经元、Ⅰ型肌纤维、生长激素和性激素水平下降，躯体运动减少，肌肉萎缩，营养不良等。此外，慢性炎症也是引起肌少症的重要原因之一。

（三）内分泌系统

性激素和IGF-1是骨骼肌代谢所必需的。更年期后女性雌激素下降及老年男性睾酮水平降低均可导致肌肉质量减少和肌力下降。衰弱人群血中性激素硫酸脱氢异雄酮（DEAH）和IGF-1水平显著低于健康老年人。夜间皮质醇、24 h皮质醇平均值的升高及昼夜节律迟钝与衰弱正相关。一项前瞻性队列研究结果显示，老年男性维生素D的缺乏与衰弱的发生密切相关。

三、常用评估工具

衰弱的评估在临床护理、临床研究、政策规划等方面都有重要的意义。不同的测量工具在效度、临床适用性、死亡预测效能等方面存在很大的差别，并且适用人群也不同。学者们对衰弱的操作性定义不统一。一般来讲，衰弱的测量维度包括生理、心理、社会、功能等四个方面，而各维度又有多个测量分类。目前使用最广泛且评价最多的测量工具是衰弱表现型和衰弱指数。

（一）衰弱表现型

衰弱表现型将衰弱视为多系统功能衰退累积导致的一种病理生理综合征。是Fried等提出的5个躯体功能指标，即过去1年非意向性体重下降（＞4 kg）、自诉疲惫、无力（握力下降）、步速缓慢、身体活动量减低。在评估时，上述5项中没有任何1项，为强健；若存在1~2项，为衰弱前期；存在3项及以上，为衰弱。可用于老年人衰弱风险筛查和评价，最适用于非残疾老年人。由于衰弱表现型的评估是依据临床症状体征，因此可更好地反应年龄相关的系统生物学状态。

（二）衰弱指数（frailty index，FI）

FI将衰弱视为可以定量测量的多维度风险状态，是基于多种功能障碍的累积，而功能障碍可以是任何的症状、体征、疾病、残疾，以及伴随增龄或不良健康事件而出现的异常等。FI是2002年 Rockwood 和 Mitnitski 在"老年人累积健康缺陷"的概念上开发的衰弱测量工具，可以对衰弱度进行逐级描述。该量表涵盖了生理健康、行为风险、认知功能、精神卫生四个方面，70个可能的缺陷，如症状、体征、实验室指标异常、疾病和残疾等。通过构建虚弱指数，可反映个体目前潜在的所有健康测量指标中不健康指标所占的比例。该评价是从整体的角度进行衰弱描述，健康缺陷累积得越多，则个体越衰弱，出现健康危险的可能性就越大。常用于流行病学的大规模人群调查，用于人群整体的健康状况评估和预期寿命的计算。

还有一个44项是基于综合性老年评估（comprehensive geriatric assessment，CGA）的FI量表（FI-CGA）。FI中包括了大部分FI-CGA中的项目，评分方法：每项0~1分，0分表示无此功能障碍，1分表示完全的功能障碍。FI得分的计算方法是用存在功能障碍的项目数除以测评项目总数，评分>0.25则代表存在衰弱。由于FI中包括对功能性残疾的测评，因此区分衰弱与残疾的效果并不好。此外，FI的适用人群广泛，且易于理解，预测能力强，目前已广泛应用于多个领域。

（三）临床衰弱水平量表（clinical frailty scale，CFS）

临床衰弱水平量表是加拿大 Rockwood 等在2005年开发的，对70个月后老年人发生死亡有较高的预测能力。该量表适用于临床医生对老年人全面健康评估，根据老年人进行日常生活功能进行分级，级别为1~7级，级别越高，衰弱程度越重。在CFS的基础上，有中国台湾学者开发了电话版的CFS量表，以电话调查的方式，对社区老年人的健康状况进行筛查。

（四）爱特蒙特衰弱量表（Edmonton frail scale，EFS）

是加拿大 Rolfson 等于2006年开发的简易筛查量表。包括10个维度11个条目：认知（画钟试验2分），总体健康状况（去年住院次数2分，自评健康状况2分），功能依赖［8个工具性日常活动能力（IADL）2分］，社会支持（是否能够顺利求助2分），用药（至少5种处方药物使用1分，忘记服药1分），营养（体重下降1分），情绪（抑郁1分），失禁（1分），功能表现（起立行走试验2分）。总分17分，0~4分健壮，5~6分明显脆弱，7~8分轻度衰弱，9~10分中度衰弱，11~17分严重衰弱，分数越高，衰弱程度越高。

四、护理措施

积极预防和治疗衰弱将会对老年人、家庭和社会产生很大的益处，尤其衰弱早期或衰弱前期的干预，可有效逆转和阻止衰弱。

（一）进行基础疾病的治疗，去除诱因

关注那些潜在的、未控制的、终末期疾病继发的衰弱，积极治疗基础疾病，如心衰、糖尿病、慢性感染、恶性肿瘤、抑郁和痴呆等。即使无基础疾病，也要去除可纠正的因素，如药物、住院、手术、其他应激。

（二）营养支持

营养干预可以改善衰弱老年人的营养不良和体重减轻，减少并发症。补充蛋白质可以增加肌容量，改善肌力。营养补充与抗阻力训练有协同作用。补充维生素D可减少跌倒和髋关节骨折的发生，减少死亡率。维生素D还能改善肌肉功能。

（三）抗阻力训练和有氧运动

至今为止，锻炼被证实是衰弱最有效的干预方式。适当的有氧运动可以改善机体器官的功能，尤其是骨骼肌、内分泌系统、免疫系统、心血管系统等。衰弱老年人进行抗阻力训练（如每周进行3次锻炼，每次45~60 min），能够产生明显的积极效果，改善他们的运动能力，如步速提高、平衡能力增强、跌倒发生减少等。

（四）用药护理

衰弱治疗药物有激素类似物、性激素受体调节剂、血管紧张素转化酶抑制剂（ACEI）、中药、抗氧化物、维生素E、维生素D、类胡萝卜素、硒、多不饱和脂肪酸、脱氢表雄酮（DEHA）等。规范高分解代谢药物（如茶碱、优甲乐）的使用。多重用药被认为可能是衰弱发生的原因之一。因此，减少不必要的药物既可以降低医疗费用，又能避免药物的不良反应。

（五）康复护理

衰弱是老年综合征的核心，制定衰弱患者的专业康复护理计划是预防不良事件非常有效的方法。康复锻炼的抗阻训练，可增加肌量、增强肌力和提高步速，太极拳可提高柔韧性和移动平衡能力。衰弱前期和早期患者是防失能的最大获益人群。

第三节　老年人跌倒

案例19-2

张某，男，85岁，帕金森病，于2日前在家突感头晕，双下肢无力向左侧跌倒。跌倒时左侧面部着地，致左侧眉弓处皮下血肿。请问：

1.该老年人跌倒的危险因素有哪些？

2.应采取哪些护理干预措施？

跌倒（fall）是指突发、不自主的、非故意的体位改变，倒在地上或更低的平面上。按照国际疾病（ICD-10）对跌倒的分类，跌倒包括以下两类：从一个平面至另一个

平面的跌落；同一平面的跌倒。

跌倒是我国伤害死亡的第四位原因，是65岁以上老年人中的首位原因。老年人跌倒死亡率随年龄的增加急剧上升。老年人跌倒可致残疾，影响身心健康。跌倒后的恐惧心理可降低老年人的活动能力，使其活动范围受限，生活质量下降。估计每年有4000多万老年人至少发生1次跌倒。严重威胁着老年人的身心健康、日常活动及独立生活能力，也增加了家庭和社会的负担。

一、危险因素

（一）内在危险因素

1. 生理因素

随着年龄的增长，步态的稳定性下降和平衡功能受损是引发老年人跌倒的主要原因。视觉、听觉、触觉、前庭及本体感觉减退，中枢神经系统的退行性变影响智力、肌力、肌张力、感觉、反应能力、平衡能力、步态及协同运动能力，使跌倒的危险性增加。骨骼、关节、韧带及肌肉的结构、功能损害和退化是引发跌倒的常见原因。

2. 病理因素

凡是能导致老年人步态不稳、平衡功能失调、虚弱、眩晕、视觉或意识障碍的急、慢性疾病均可诱发跌倒。

（1）心血管疾病：如椎基底动脉供血不足、直立性低血压、高血压等。

（2）神经系统疾病：如痴呆症、帕金森病等。

（3）骨、关节疾病：如颈椎病、骨质疏松症等。

（4）感官系统疾病：如白内障、青光眼、梅尼埃病等。

（5）其他：如昏厥、眩晕、惊厥、偏瘫、足部疾病及足或脚趾的畸形等，均可增加老年人跌倒的危险性。

3. 药物因素

很多药物可以影响人的神智、精神、视觉、步态、平衡等引起跌倒。可能引起跌倒的药物包括：

（1）精神类药物：抗抑郁药、抗焦虑药、镇静催眠药、抗惊厥药等。

（2）心血管药物：抗高血压药、利尿剂、血管扩张药。

（3）其他：降糖药、非甾体抗炎药、镇痛剂、多巴胺类药物、抗帕金森病药。

4. 心理因素

沮丧、抑郁、焦虑、情绪不佳及其导致的与社会的隔离均增加跌倒的危险。沮丧可能会削弱老年人的注意力，导致其对环境危险因素的感知和反应能力下降。另外，害怕跌倒也使行为能力降低，行动受到限制，从而影响步态和平衡能力而增加跌倒的危险。

（二）外在因素

1. 环境因素

（1）地面：潮湿、不平、过道有障碍物等。

（2）家具及设施：室内光线过暗或过强，楼梯缺少扶手，台阶高度不合适、边界不清晰，座椅过高或过低，睡床高度不合适或床垫过于松软，坐便器过低、无扶手，家具不稳，摆放不当等。

（3）着装：鞋的尺寸不合适，鞋底不防滑，裤腿或睡裙下摆过长等。

（4）其他：如拐杖等辅助用具不合适。

2. 社会因素

老年人的教育和收入水平、卫生保健水平、享受社会服务和卫生服务的途径、室外环境的安全设计，以及老年人是否独居、与社会的交往和联系程度都会是跌倒影响因素。

3. 与老年人活动状态有关的危险因素

大多数老年人跌倒发生于行走或变换体位时，少数发生在从事重体力劳动或较大危险性活动（如爬梯子、骑车）。

二、临床表现

老年人跌倒后可并发多种损伤，如软组织损伤、骨折、关节脱位和内脏器官受损等。跌倒时的具体情况不同，表现则不同。若跌倒时臀部先着地，易发生髋部股骨骨折，表现为剧烈疼痛、不能行走或跛行。若跌倒时向前扑倒，易发生股骨干、髌骨及上肢前臂骨折，出现局部肿胀、疼痛、破损和功能障碍。若跌倒时头部先着地，可引起头部外伤、颅内血肿，当即或在数日甚至数月后出现出血症状。

三、护理措施

发现老年人跌倒，不要急于扶起。要全面进行护理评估，首先检查其意识和生命体征，随后进行全身检查，包括头部、胸部、腹部、脊柱、四肢和骨盆、皮肤及神经系统，尤其应重点检查着地部位、受伤部位。

（一）意识不清

立即拨打急救电话。

（1）有外伤、出血，立即止血、包扎。

（2）有呕吐，将头偏向一侧，并清理口、鼻腔呕吐物，保证呼吸通畅。

（3）有抽搐，移至平整软地或身体下垫软物，防止碰、擦伤，必要时牙间垫较硬物，防止舌咬伤，不要硬掰抽搐肢体，防止肌肉、骨骼损伤。

（4）如呼吸、心跳停止，立即进行胸外心脏按压、口对口人工呼吸等急救措施。

（5）如需搬动，保证平稳，尽量平卧。

（二）意识清楚

（1）询问老人跌倒情况及对跌倒过程是否有记忆，如不能记起跌倒过程，可能为晕厥或脑血管意外，应立即护送老人到医院诊治或拨打急救电话。

（2）询问是否有剧烈头痛，观察有无口角㖞斜、言语不利、手脚无力等，如有，立即扶起可能加重脑出血或脑缺血，使病情加重，立即拨打急救电话。

（3）有外伤、出血，立即止血、包扎并护送老人到医院进一步处理。

（4）查看有无腰、背部疼痛，双腿活动或感觉异常及大小便失禁等提示腰椎损害情形。查询有无肢体疼痛、畸形、异常关节，肢体位置异常等提示骨折情形。发生上述情况不要随便搬动，以免加重病情，立即拨打急救电话。

（5）如老人试图自行站起，可协助老人缓慢起立，坐、卧休息并观察，确认无碍后方可离开。

（6）如需搬动，保证平稳，尽量平卧休息。

四、护理措施

（一）家庭护理

有一半以上老年人跌倒是在家中发生的，因此家庭内部的干预非常重要。家庭环境的改善和家庭成员的良好护理可有效防止老年人的跌倒。

1. 家庭环境评估

（1）地面是否平整，地板的光滑度和软硬度是否合适，地板垫子是否滑动。

（2）入口及通道是否通畅，台阶、门槛、地毯边缘是否安全。

（3）厕所及洗浴处是否合适，有无扶手等借力设施。

（4）卧室有无夜间照明设施，有无紧急时呼叫设施。

（5）厨房、餐厅及起居室安全设施。

（6）居室灯光是否合适。

（7）居室是否有安全隐患。

2. 家庭成员预防老年人跌倒的措施

（1）居室环境。合理安排室内家具高度和位置，家具的摆放位置不要经常变动，日用品固定摆放在方便取放的位置。①坚持无障碍观念；②居室内地面设计应防滑，保持地面平整、干燥，过道应安装扶手；③卫生间的地面应防滑，可放置防滑橡胶垫，保持干燥，最好使用坐厕，浴缸旁和马桶旁应安装扶手；④室内光线应充足，床边应放置容易伸手摸到的台灯。

（2）日常生活。①为老人挑选适宜的衣物和合适的防滑鞋具；②如厕时要有人看护；③不能自理的老人，帮助老年人选择必要的辅助工具，需要有专人照顾。

（3）心理护理。家人应多关心老年人，多与老人交流，保持家庭和睦，给老年人创造和谐快乐的生活状态，避免情绪有大的波动。帮助老人消除如跌倒恐惧症等心理障碍。

（二）社区护理

1.跌倒风险评估

全面准确评估社区老年人跌倒危险因素。关于跌倒评估的方法较多，包括平衡功能量表、坐立或站立功能量表、体能测评工具等。

2.建立跌倒防护方案

针对不同类型危险因素建立跌倒防护方案，采取综合预防措施，进行连续性、综合性、个性化的护理指导。

（1）有跌倒史的老年居民，视为跌倒重点防护对象，社区护士给予心理疏导，增强家庭、社会支持。

（2）服用镇静安眠类药物、血管活性药物、降糖药物、利尿剂、激素类和抗过敏类药物等重点防护对象，给予安全用药指导。

（3）"依从性差"或存在"怕麻烦别人"心理的老年人，给予正确的心理护理。

（4）日常活动中陪护不固定或无陪护者，社区护士与居委保持沟通，建立社区居民之间一对一"平安出行"互助组织。

3.社区环境干预

关注社区公共环境安全，及时消除可能导致老年人跌倒的环境危险因素。①小区道路要平整，地面应铺设防滑砖，保持社区内地面的卫生；②路灯要亮，路灯损坏应及时维修；③有条件的在台阶处安装扶手，保持楼道扶手干净；④及时清理楼道内堆放的杂物及垃圾；⑤雨、雪天注意及时清理路面；⑥加强社区养犬户的登记及管理，方便老年人安全出行；⑦设立预防跌倒警示牌。

4.社区健康教育

（1）老年人。利用健康讲座或开发、制作图文并茂的折页，宣传个人预防跌倒的知识和技能，提高其知晓率并采取健康行动；宣教资料的印制应考虑老年人特点，以"形式多样、图文结合"为宗旨，"漫画为主、文字为辅"为特点，采用宣传单、手册、固定展板和宣传栏相结合的方式，在健康教育的过程中耐心解答老年人的疑问。

（2）老年人的照顾者。培训家庭环境的评估方法；对老年人跌倒后的处理和家庭护理技术等.

（3）社区卫生服务人员。培训老年人跌倒风险的综合评估方法和社区伤害预防的综合干预方法和服务技能等。

（4）社区管理人员。提高社区管理人员在降低老年人跌倒预防工作中的社区管理技能等。

第四节　阿尔茨海默病

案例19-3

李大爷，76岁，男，4年前开始出现捡铁丝、塑料绳回家，把手纸塞到枕头套里等行为。3年前迷路过2次，感觉与别人交谈困难，自己想说什么却不能表达出来，常忘记现在是什么时间，自己现在在什么地方，早饭吃什么，也不能正确说出自己的年龄。1年前出现对着镜子自言自语，尚能认出家人，可自行用餐，但穿衣出现困难，内外衣服顺序颠倒，有时睡觉不脱鞋。2个月前病情加重，连老婆、女儿都认不出来，经常产生幻觉，攻击家中镜子中的影像，不知主动进食、穿衣、洗脸，还随意大小便。子女送他到医院检查后，颅脑MRI显示：双侧额、颞叶萎缩，双侧海马体积缩小，无实验室检查异常，确诊为阿尔茨海默病。请问：

1.阿尔茨海默病患者有哪些临床表现？

2.怎样对阿尔茨海默病患者进行护理？

阿尔茨海默病（Alzheimer's disease，AD）又称老年性痴呆，是一种中枢神经系统原发性退行性疾病，起病隐匿，病程呈慢性、进行性，是老年期痴呆最常见的一种类型。主要表现为渐进性记忆障碍、认知功能障碍、人格改变及语言障碍等神经精神症状，严重影响社交、职业与生活功能。《世界阿尔茨海默症2015年报告》指出，全球约有990万例新发痴呆患者将被诊断——每3秒钟就有1例。随着世界人口老龄化程度加快，老年痴呆症患者人数成倍增长。到2050年，全球患有老年痴呆症的人数将从目前的4 600万人增加到13 150万人。

一、危险因素

（一）年　龄

年龄是常见型阿尔茨海默病的主要诱发因素。阿尔茨海默病或痴呆症极少见于30岁以下人群。

（二）遗传因素

双胞胎的阿尔茨海默病的遗传性作用大约为70%～80%。迅速进展性家族型阿尔茨海默病会在一个相对较早的年龄段发病，也就是说患者会在30～55岁时发病。与早发性家族型阿尔茨海默病相关的有三种基因缺陷，分别位于1号、14号、21号染色体。

（三）神经生化改变

神经递质如乙酰胆碱、去甲肾上腺素等减少，影响记忆和认知功能。

（四）疾病因素

研究发现，老年性痴呆与脑血管供血差、甲状腺功能减退等有关。脑外伤、叶酸和维生素B_{12}缺乏、酒精中毒、一氧化碳中毒、金属铝中毒等对脑功能也有一定的损害和影响。

（五）心理-社会因素

包括丧偶、受教育年限不足12年、独居、经济窘迫者等。

二、临床表现

（一）症 状

1. 日常生活能力（activity of daily living，ADL）下降

包括基本生活能力（大小便、吃饭、穿衣、个人卫生、洗澡、步行）和使用日常生活工具的能力（打电话、购物、管理钱财、烹调、整理家务、洗衣、吃药、坐车）都下降。

2. 精神行为异常（behavioral and psychological symptoms of dementia，BPSD）

包括知、情、意三个方面，知即知觉、思维内容的错乱，有妄想、幻觉、错认等。情即情感、情绪症状，有皮质背外侧损害所致的阳性精神症状（激越、焦虑、躁狂）和皮质内侧损害所致的阴性精神症状（抑郁、淡漠）。意即意志力、人格改变，是指攻击、抱怨、脱抑制、侵扰、违拗、漫游等症状。BPSD多以认知损害为基础，如被窃妄想常因记忆障碍，找不到所放的东西，而怀疑被人偷窃。

3. 认知功能障碍（cognitive impairment）

认知功能障碍于是阿尔茨海默病的基础症状。包括：①失忆。指记忆障碍，常为AD的首发症状，早期累及近期记忆，表现为学习新知识困难，易忘事，丢三落四，不记得刚做过的事、刚说过的话、刚吃过的饭。随着病情的进展，远期记忆逐渐受损，不能回忆自己的生活工作经历，严重时记不清家人的名字。②失认。指定向障碍，早期以时间定向障碍为主，不知道年月日，逐渐发展为地点定向障碍，不清楚自己所处的地方，熟悉的地方也迷路。晚期不认识家人甚至自己，面容失认。③失语。指语言障碍，早期出现找词困难、语义障碍，表现词不达意或赘述。随病情进展可表现出各种类型的

失语，到痴呆晚期患者可以表现为言语不能或缄默状态。④失算。计算能力下降。⑤视空间感觉障碍。表现为对空间结构的辨认障碍，如在熟悉的家中找不到自己的房间，外出常迷路等。⑥执行功能障碍。包括动机、抽象思维、复杂行为的计划和组织等高级认知功能，痴呆老人常表现日常工作能力，组织、协调和管理能力的下降。

（二）体　征

病程早、中期查体一般无神经系统阳性体征，但部分患者早期即可出现病理征。晚期逐渐出现锥体系和锥体外系特征，如肌张力增高、运动迟缓、拖曳步态、姿势异常等，最终患者可呈强直性或屈曲性四肢瘫痪。晚期也常出现自动症、刻板动作、口面部不自主动作、下颌反射、强握反射及吸吮等原始反射。

AD根据病情演变，可分为三期：

第一期：遗忘期（病程可持续1~3年），早期。记忆力下降，学习新知识困难，判断力下降，定向障碍，交往被动但能保持日常生活能力。

第二期：混乱期（起病后2~10年），中期。此期痴呆持续加重，病情急转直下。远记忆障碍明显，认知功能进一步减退，人格改变，生活需他人部分帮助。

第三期：极度痴呆期（起病后8~12年），晚期。严重痴呆，个人生活完全不能自理，卧床不起，大小便失禁，处于完全缄默，成为植物人状态。生活完全需他人照顾。常因吸入性肺炎、压疮、泌尿系统感染等并发症死亡。

三、护理措施

为老人建立健康档案，根据每位老人病情制定相应的干预措施，并定期进行病情监测，观察病情变化，及时采取有效干预措施。

（一）精神行为异常的护理

AD患者行为异常和精神症状的总发生率多达70%~90%，其中出现妄想或幻觉的比例为30%~50%。应尽量满足患者的生理需要，减少生理因素对患者行为的影响。对有幻觉、妄想、焦虑、抑郁，特别是迫害妄想症的患者，应及时预测心理问题，引导和帮助其诉说内心感受，并给予适当的安慰和良性感官刺激，尽量帮助患者回到现实；除给予语言抚慰外，应采取暗示和诱导等方法转移其注意力。对痴呆老人不能用禁止、命令语言，更不能在患者存在激越行为时将其制动或反锁。

（二）日常生活护理

1. 饮食

患者一日三餐应定时、定量，尽量保持患者平时的饮食习惯。对于吞咽困难者，以半流质或软食为宜。对于少数食欲亢进患者，要适当限制饮食的量，防止因消化吸收不良而出现呕吐、腹泻。

2. 起居

帮助患者养成良好、规律的作息习惯和时间，保证每天6~8 h的睡眠。白天，鼓励做一些有益的活动及适当的运动，尽量减少睡眠时间；晚上，为患者创造良好的入睡条件，夜间应有人陪伴，以免发生意外。

3. 梳洗和沐浴

帮助患者养成按时梳洗、规律沐浴的好习惯。给患者讲解、示范梳洗的步骤和方法，鼓励患者自己梳洗；定期协助、陪伴患者进行沐浴，要防止水温过高，同时防止滑倒及其他意外发生。

4. 穿衣

患者应选择简单、纽扣较少的衣服为宜，选择不系带的鞋子。照顾者可将衣服按穿着顺序依次摆好，耐心向患者讲解穿衣步骤，必要时给予示范，然后鼓励患者自行穿衣。

5. 排泄

由于患者的认知功能逐渐减退，照护者应定时提醒患者排尿、排便，特别是在外出前、临睡前及夜间。如果患者将大小便排在裤内或床上，及时帮助清洁、更换，一定不要责备、讽刺，以免患者自尊心受到伤害。

6. 预防压疮的护理

对卧床不起的患者，要进行全身和局部管理。

（1）全身管理。包括原发病的治疗，全身状态的改善，保持体内水电解质的平衡，预防感染等。

（2）局部管理。应2~3 h变换一次体位，注意观察皮肤的颜色，保持皮肤清洁，对容易发生褥疮的骨突出部位，可以垫棉垫、枕头、气垫等。

（三）认知功能训练

认知功能训练对患者尤为重要，照护者要利用一切机会帮助患者用脑、健脑，以延缓症状加重。

1. 保证其居住环境的稳定、规律

尽量减少变化，如少变换家具的位置或更换新家具等。

2. 增强患者的识别能力

可以将居室不同房间加上鲜明的标识，以强化患者识别方向、分辨事物的能力。

3. 提高患者的语言和记忆能力

分类物品、排列数字顺序、简单的计算等思维训练都可以达到提高患者语言和记忆能力的目的。

4. 强化患者的时间感

将挂历、时钟挂在居室内明显的地方，最好每个房间都有钟表，以增加患者的时间感。

（四）安全护理

家里地面不宜过于光滑，必要时在盥洗室等处安扶手，防止患者跌倒；行动困难患者如厕、洗浴要有人陪伴，以防意外发生；家中锐器物品、药品妥善放置，避免患者自伤或误服；易走失的患者，随身携带与家人联系的卡片，避免单独外出，防止丢失迷路。

（五）用药护理

AD患者多伴有其他疾病，需要同时服用多种药物，如照护者疏忽，则会造成漏服、少服、用药过量，甚至中毒等情况的发生。

（六）心理护理

AD由于情感障碍引起的抑郁可高达70%～90%，首先要尊重患者，掌握接触患者的技巧，态度和蔼，语调要平缓，措辞要简单易懂；应鼓励家人和亲友多与患者沟通与交流，以减少患者的孤独感。也可采用非语言沟通技巧，如微笑、触摸、握手等，使患者的身心处于最佳的自然状态。

（七）中医综合干预

当前AD社区中医适宜干预技术主要有中药内服疗法，针灸推拿疗法，药膳食疗，气功、太极拳等运动疗法，情志疗法，五音疗法等。AD患者的认知功能全面受损，记忆减退尤为明显，那么AD患者的日常康复护理就显得尤为重要，除了必要的记忆力、定向力、逻辑思维、生活能力等康复训练外，加以中医四诊观察病情，指导患者及家属进行生活调理，运用情志致病学说调适患者情绪，不同中药的服用方法、饮食宜忌和调护等有中医特色的护理方法也是必不可少的。

（八）照料者的健康教育

由于AD患者住院治疗是短暂的，出院后居家的治疗和护理更为重要，因此，家庭成员的精心护理对于巩固疗效、延缓病程具有重要意义。由于我国照顾痴呆患者的医疗保健措施缺乏，特别是护理技能的缺乏，长期繁重的日常生活护理给照料者身心带来颇大影响。因此应抓紧做好健康教育及保健指导，指导家属关心、关怀孤寡、独居高龄的患病老人。可以请人陪伴，每日可以下棋、读报、聊天，进行体育锻炼等。有条件的可以通过社区将老年人集中活动，切勿将老年人关在家里拒绝人际交往。

第五节 其他常见的健康问题与护理

一、便 秘

便秘即排便次数减少，每2～3天排便一次，伴有排便费力、粪便干硬，肛门坠胀、疼痛、腹胀，全身可有头晕、头痛、乏力、食欲不振、焦虑等。

（一）原 因

1.肠蠕动缓慢

老年人的活动量减少，肠蠕动频率降低，肠道中的水分相对减少，粪便干燥导致大便秘结。

2.肛周疾病所致排便疼痛

一些肛周疾病致排便疼痛，从而使粪便长时间滞留肠道内引起便秘。

3.精神体质欠佳

精神紧张、心情抑郁的老年人多数有便秘症状，这是因为神经调节功能紊乱的缘故。一些慢性病，如甲状腺功能低下、糖尿病等可出现便秘症状。

4.药物因素

许多老年人患心脑血管疾病，需要长期服药治疗。而一些抗高血压药物如地奥心血康及利尿药等都可引起便秘。

5.体内缺水

老年人口渴感觉功能下降，在体内缺水时也不感到口渴，这使得老年人肠道中水分减少，导致大便干燥。

6.饮食因素

饮食中缺少纤维素含量高的食物，尤其是缺少粗粮和水果，导致大肠内水分减少和菌群失调，引起便秘。

（二）护理措施

上述6种因素可以单独引起便秘，也可以是几种因素共同作用引起便秘。老年人应针对便秘的原因，采取不同的治疗方法。

1.加强宣教

向就诊老人及家属做好卫生宣教，说明老年人易便秘原因，

指导家属如何防止老人便秘，嘱咐他们不要忽视便意，努力养成定时排便习惯，以加强排便反射。

2. 加强心理护理

向老年人讲述情绪与便秘的关系，帮助他们解除抑郁及恐惧心理，保持良好的心理状态及自主神经功能的相对平衡。

3. 饮食指导

老年人应多吃富含纤维素的蔬菜和水果，如牙齿不好，不能进食较硬粗纤维蔬菜水果的老年人，指导其将蔬菜切成细末煮烂，将水果切成小薄片。每日冲服蜂蜜2～3次可起润肠通便作用。

4. 加强锻炼

老年人久坐少动者容易便秘，鼓励老年人适当做如下运动。

（1）按摩腹部。平卧放松，按顺时针方向按摩腹部，每次20～30 min。

（2）收腹鼓腹运动。平卧时深吸气将腹部鼓起，吸气时缩腹，反复做10 min左右。

（3）提肛运动。坐位时，进行收缩肛门运动。

（4）散步。使肠蠕动增强。

5. 肛门栓剂或缓泻剂

采用甘油栓、开塞露或使用口服的润肠片（果导片）。中草药番泻叶具有缓泻作用，用开水冲泡代茶饮，每日用量2 g。

6. 低压灌肠

根据患者便秘情况及病情，必要时可采用低压灌肠或少量油剂灌肠，以促进排便。

|知|识|链|接|

老年人慢性便秘药物治疗时应注意的问题

老年人慢性便秘应用药物治疗时，应以生活方式调整（足够的水分及纤维素摄入、合理运动、建立良好的排便习惯等）为基础，遵循梯度用药，依次为容积性泻药或渗透性泻药、促分泌药、刺激性泻药，在此基础上，可视病情需要联合用药：慢传输型患者可加用促动力药物，出口梗阻型便秘以及粪便干结、粪便嵌塞者加用或首用灌肠剂等；对轻度和中度慢性便秘患者，尤其是合并有高血压、心肾功能不全及虚弱的老年患者，应慎用含镁、磷酸、钠、钾等的渗透性泻盐，宜选用温和、安全的乳果糖等泻药，一种药物疗效不佳时，可联合应用通便药；注意识别粪便嵌塞所致的假性腹泻，常发生于粪便嵌塞的老年虚弱患者，粪块长久嵌塞在直肠壶腹部，导致直肠壶腹部扩张、直肠括约肌松弛，粪块上部稀便自粪块周围间断或持续下泻。

参考文献：

中华医学会老年医学分会.老年人慢性便秘的评估与处理专家共识［J］.中华老年病研究电子杂志，2017，4（2）：7-15.

二、排尿异常

排尿异常是指老年人泌尿系统可出现夜尿增多、尿频、尿急、尿潴留、尿失禁等症状。

（一）原　因

（1）老年妇女由于生理功能的退化，膀胱肌层变薄、萎缩、纤维组织增生，膀胱肌力减退，当尿量稍微增多时即引起膀胱收缩，产生尿频、尿急、尿失禁等现象。

（2）由于病情或治疗的需要，体位的改变使患者不适应床上排尿而造成的尿潴留。

（3）局部病变引起的排尿困难，如老年男性前列腺肥大。

（4）中枢性疾病引起的尿潴留、尿失禁。

（二）护理措施

（1）注意局部卫生护理，每次排便后，用温水清洗外阴部和肛门周围的皮肤，保持局部清洁、干燥。

（2）养成规律的排尿习惯，晨起、饭前、睡前排尿，形成条件反射。

（3）适当饮水，减少尿路感染和尿路结石的机会，足够的尿量可引起排尿反射。一般情况下，每天可摄入2 000～2 500 mL的水分，白天可分次摄入，晚餐后应适当摄入水分，减少夜尿的次数，使老年人有良好、安静的睡眠。

（4）对于外科择期手术的老年人，术前可训练患者床上排尿，以防止术后由于体位的改变而发生尿潴留。

（5）对于尿失禁的老年人应避免大笑、咳嗽等导致腹压增加而出现尿失禁。老年人不要憋尿，如有尿意应及时排尿。适当增加全身运动和盆底肌肉锻炼，有助于预防尿失禁，对咳嗽、打喷嚏引起的尿失禁，有缓解作用。

（6）严重的尿潴留或尿失禁的老年人可采用留置导尿解决。使用留置导尿时要严格无菌操作，注意观察尿管引流是否通畅，每日清洗外阴，预防尿路感染，每周更换导尿管一次，每两周做尿常规检查一次。

（7）维护老年人的尊严，不谈论老年人尿失禁或其他排尿不利的情况，不责难老年人，尽可能为老年人提供方便，让老人适时的排尿。

三、压　疮

压疮又称压力性溃疡，是指局部组织长时间受压，致血液循环障碍，持续缺血缺氧，营养不良而发生软组织的溃烂和坏死。压疮可发生于各年龄段的人群，且年龄越大发生率越高。调查显示，71%的压疮见于70岁以上的老年人，瘫痪、昏迷、年老体弱、消瘦、有活动障碍、卧床的老年人最易发生。

（一）原　因

1. 内因

（1）老年性改变。老年人随年龄的增加，皮肤变得松弛干燥，缺乏弹性，出现皱褶，皮下脂肪变薄，血流缓慢，对压迫的耐受力下降，而易发生压疮。

（2）营养不良。老年人常因吸收摄入不足、低蛋白血症、患慢性病、恶性肿瘤等原因出现消瘦、全身营养障碍，造成皮下脂肪减少，肌萎缩，对压迫的缓冲力降低，而发生压疮。

（3）感觉、运动功能减退。老年人常因年龄大，合并瘫痪、老年痴呆症、意识障碍及关节炎等，出现感觉、运动功能减退，对压迫的感受性和躲避功能降低，而发生压疮。

（4）其他。大小便失禁、骨折固定、使用镇静剂、心理精神障碍等各种原因引起的长期卧床，均可诱发压疮。

2. 外因

机体受到压力、剪切力、摩擦力使局部组织抵抗力下降，压疮不是一种力的作用引起的，通常是2～3种力联合作用而发生软组织的溃烂和坏死。

（二）护理措施

预防压疮是指通过减少患者身体局部与他们所接触物体表面压力的大小及缩短压力对局部组织作用的时间来防止压疮的发生。具体措施如下。

1. 体位变换

解除压迫是预防压疮的主要原则，又是治疗压疮的先决条件，尽管各种坐垫、床垫及支具已不断改进，各种翻身床、气垫床的应用已取得较好的效果，但是最基本的、最简单有效的预防措施还是护理人员或家属给患者翻身，或是患者自己定时变换体位。体位变换可防止患者同一部位受到长时间的持续压力。一般交替地利用仰卧位、俯卧位、侧卧位。体位变换的间隔时间不应超过2 h。必须严格按要求去做。

护理时做到：翻身前后要对压疮好发部位的皮肤认真检查并记录结果；翻身严格按时间进行，不得随意更改；翻身动作轻柔，不可拖拽；翻身前后要注意整理床面，使之平整无杂物；对排泄物污染的褥单，要及时更换清洗，保持皮肤清洁干燥；在骨突部位垫好软枕，避免压力过于集中；减轻骨突出部位的压迫，用软枕、泡沫塑料、海绵等物品架空骨突部位；每天最少一次检查全身皮肤，特别是压疮好发部位，急性期患者可由医生、护士、家属进行，慢性期患者可自己用手镜检查，当发现皮肤有异常时应立即采取减轻措施，防止病情发展；长期依靠轮椅生活的患者，为了减轻臀部的压力，应练习双手支撑床面、椅子扶手等将臀部抬起，如双手无力，可先向一侧倾斜上身，让对侧臀部离开椅面，再向另一侧倾斜。

2. 避免外伤

缺乏神经支配或营养不良时即使是很轻的皮肤损伤，也会发生感染，演变成与压疮相似的创面，因此要特别注意清除床面、座椅上的异物。训练中也要防止外伤。

3. 皮肤护理

受压部位的皮肤常因出汗、分泌物、尿液等污染，尤其是大小便失禁的患者，床单下常铺有防湿用的通气性差的塑料垫，这些都易引起皮肤浸润和感染。因此，要注意每天早晚擦洗受压部位，保持皮肤的清洁和干燥。

4. 加强营养

营养不良的患者，因皮肤对压力损伤的耐受力下降，容易发生压疮，而且愈合困难。所以要注意增加蛋白质、高热量饮食，防止患者出现贫血和低蛋白血症。

5. 压疮的治疗

要注意创面局部处理和患者全身情况相结合的综合治疗。首先要解除压疮区域的压迫，否则任何治疗都将无济于事。其次要控制影响压疮愈合的全身因素，如改善营养，纠正贫血及低蛋白血症，治疗水肿，控制糖尿病等。在综合治疗的基础上，压疮治疗可分为保守疗法和手术疗法。

（1）保守疗法：Ⅰ、Ⅱ度创面原则上采用保守疗法。主要包括解除压迫、创面处理、全身管理三方面。对于创面，除用常规无菌技术清创换药处理以外，应充分利用物理疗法，如紫外线、红外线照射等促进创面愈合。

（2）手术治疗：经长期保守治疗不愈合，创面肉芽老化，创缘疤痕组织形成，合并有骨关节感染或深部窦道形成者，应考虑手术治疗。术前要做好充分的准备工作，包括改善全身营养状况，纠正贫血，控制感染和术前两周冲洗创面等。术中彻底切除压疮，然后，根据创面部位和大小，设计不同的皮瓣。

四、皮肤瘙痒

皮肤瘙痒是多种皮肤病共有的一种症状，如果仅有皮肤瘙痒而无明显的原发皮损时称为瘙痒症。老年人因皮肤腺体功能减退，皮肤萎缩、干燥、粗糙可致全身性瘙痒，本病季节性较明显，以冬季发病为最多。

（一）原　因

本病发病原因较为复杂，瘙痒最强的部位是表皮和真皮连接处，表皮中部亦有痒点。本病致病因素包括内因和外因。

1. 内因

与患者身体患病引起瘙痒有关。

（1）肝脏疾病。痒是肝脏病中胆管阻塞的一种症状，常为全身性瘙痒。

（2）内分泌和代谢性疾病。如糖尿病、甲状腺功能亢进、甲状腺功能减退症。

（3）神经及精神瘙痒。带状疱疹在发病前有一时性瘙痒，少数多发性硬化症和脑动脉硬化症也可引起瘙痒；精神紧张、情绪激动、焦虑、忧郁、条件反射等引起或加重瘙痒者颇为常见。

（4）肾脏疾病。见于慢性肾盂肾炎和慢性肾小球肾炎。

（5）感染性疾病。肠寄生虫病、盘尾丝虫和病灶感染有关。

（6）自身免疫性疾病。如风湿热、干燥综合征等，亦可出现全身瘙痒。

（7）网状细胞增多症、血液病以及其他恶性病变也常发生瘙痒。

（8）其他。药物或食物过敏、酗酒、自身中毒等，均可导致全身性瘙痒。

2. 外因

与生活习惯有关的因素，如肥皂的使用、毛织物和化纤织物穿着、季节、温度、湿度和工作环境均可导致瘙痒，由于个体的差异，皮肤干燥和皮肤萎缩也是引起皮肤瘙痒的因素之一。

局部瘙痒的症状同全身瘙痒的症状：阴囊瘙痒症，考虑与局部多汗及内裤刺激有关；女阴瘙痒症，应考虑与滴虫、真菌、阴虱、蛲虫及白带等因素有关，此外，女阴瘙痒症大多数见于绝经期前后的妇女，此乃与内分泌失调性激素水平低下及更年期自主神经紊乱等有关；肛门瘙痒症多与痔疮、蛲虫、肛瘘、前列腺炎有关。

（二）护理措施

1. 注意皮肤清洁

协助老年人保持皮肤卫生，每日应用温水洗涤，避免碱性肥皂的刺激，应选择柔和中性的沐浴液，清洗时要注意皮肤皱褶处，如腋下、乳房下、外阴、腹股沟和肛门的清洗，保持皮肤酸碱度（pH）在5.5左右。保持头发的清洁，定期洗头，选择中性的洗发液，在选择化妆品和护肤品时，应注意老年人的皮肤耐受性及敏感度，避免过敏反应的发生。对长期卧床的老人，应保持皮肤的清洁干燥，保持床单的干燥、平整，若床单因汗液、分泌物污染时应及时更换，以免压疮发生。

2. 衣着卫生

老年人的衣着不仅应符合美观要求，更应符合老年人的实际特点和生理学需要，在选择衣物时，应考虑衣物的透气性、透温性、吸水性和保暖性，尽量避免选用会对皮肤造成刺激的化纤物。

老年人选择衣着应注意：①尊重老年人的习惯，注重社会性；②选择质地优良的布料，一般选择柔软、保暖性强、吸水性强、对皮肤无刺激的自然织物，如棉布、丝绸、毛料等；③衣物的裁剪、加工要根据老年人的特点，容易穿脱、宽松、大小适中；

④应考虑老年人自理能力，选用易穿脱的衣服，以促进其自理能力。

3. 保证营养，饮食宜清淡，经常少量、多次饮水。

4. 如出现瘙痒症状应到医院就医，在药物镇静、止痒的基础上积极治疗原发病。

五、疼　痛

疼痛是临床上十分常见的自觉症状，是一种令人不快的感觉和情绪上的感受，伴随现有的和潜在的组织损伤。常见的有头痛、神经痛、晚期癌症患者的疼痛。头痛通常指局限于头颅上半部，包括眉弓、耳轮上缘和枕外隆突以上的疼痛。神经痛包括三叉神经痛和坐骨神经痛。三叉神经痛是面颊部三叉神经分布区内的一种特殊的阵发性剧烈疼痛，本病多发于40岁以上的中年人或老年人，女性略多于男性，大多数为单侧，少数为双侧性。坐骨神经痛是指坐骨神经通路及其分布区域的疼痛综合征，这种疼痛往往从腰、臀部经大腿后、小腿后外侧向足跟部放射，男多于女。

（一）原　因

（1）颅脑病变。如感染、血管病变、占位性病变、颅脑外伤及偏头痛、丛集性头痛等。

（2）颅外病变。如颅骨疾病、颈椎病及其他颈部疾病、腰椎间盘突出、椎管内肿瘤等，以及各种关节炎、风湿或其他骨关节病。

（3）癌症。由癌症引起的癌性疼痛。

（4）其他。如带状疱疹、多发性风湿性肌痛、外周血管粥样硬化都可以引起特异性疼痛综合征，此外还有神经痛及眼、耳、鼻、牙疾病所致的疼痛。

（二）护理措施

（1）避免精神刺激，保持平稳心态，可减轻发作次数和减轻发作程度。

（2）避免环境的不良影响，要求室内空气新鲜、整洁、安静，能保证老年人得到足够的睡眠和休息。

（3）有规律的饮食起居，适当加强体育锻炼，增强体质，有助于疾病恢复。

（4）积极治疗原发病，避免和去除原发疾病因素。

（5）避免腰部突然用力、扭伤和闪挫，对已有腰椎间盘突出的患者平时可用腰围护腰。

（6）对晚期癌症患者，要注意消除心理因素对癌症患者疼痛的影响，转移患者的注意力，对患者关怀体贴，使患者感到温暖，从而使其情绪稳定，增强信心，增加对疼痛的耐受能力。中枢性疼痛或晚期癌症患者疼痛，是患者最为难以忍受的疼痛，对晚期癌症患者，多采用目前WHO建议的三阶梯疗法。

第一步：用于轻度疼痛。给予非麻醉性止痛药，如阿司匹林、对乙酰氨基酚（扑热息痛）、保泰松、安替比林、布洛芬等。

第二步：用于中度疼痛。给予弱麻醉性药物，如可卡因、氨酚待因等与非麻醉性止痛药合用，可增加疗效。

第三步：用于重度疼痛。给予强麻醉性药物，如吗啡、哌替啶或加辅助药物如氯丙嗪等。

（7）药物止痛时注意观察药物的疗效和用药后的不良反应。

六、焦 虑

焦虑是个体受到威胁时的一种紧张的、不愉快的情绪状态。经常处于明显的焦虑状态，对心身健康有很大影响，容易焦虑的老人衰老过程可加快，助长高血压、冠心病的发生；当急性焦虑发作时，可引起脑卒中、心肌梗死、青光眼眼压骤升而头痛、失明，或发生跌伤等意外事故。

（一）原 因

（1）生理功能下降。体弱多病，行动不便，力不从心。

（2）疑病性神经症。

（3）各种应激事件。离退休、丧偶、丧子、经济窘迫、家庭关系不和、搬迁、社会治安以及日常生活常规被打乱。

（4）疾病的影响。如抑郁症、痴呆、甲状腺功能亢进、低血糖、直立性低血压等。

（5）某些药物不良反应。如抗胆碱能药物、咖啡因、皮质类固醇等均可引起焦虑反应。

（6）退休后经济收入减少，生活水平下降。

（二）护理措施

1. 关心老年人

指导和帮助老年人及其家属分析焦虑的原因和表现，对生活中出现的困难要及时帮助解决，如为疾病所致要及时寻医问药，对心理原因引起的要给予心理疏导。

2. 慎用可致焦虑的药物

积极治疗原发病，但应尽量避免使用或慎用可引起焦虑症状的药物。

3. 保持良好的心态

指导老年人学会自我疏导和自我放松，心存随遇而安、知足常乐的心态，认识到生理功能的减退势必带来身体机能的降低，要知老、服老，适应老年人的生活。

4. 重视睡眠质量

老年人要建立规律的睡眠，保证身体精力充沛，减少由于身体不适带来的焦虑。

七、抑　郁

老年抑郁症是老年期最常见的功能性精神障碍，以持久的抑郁心境为主要临床特征，表现为情绪低落、焦虑、躯体不适为主，多发50～60岁，80岁后少见。表现为情感障碍、思维活动障碍、精神活动障碍、意志行为障碍及躯体症状。是一种以持久（至少2周）的情绪低落或抑郁心境为主要临床表现的精神障碍。国内研究资料表明，社区人群中老年期抑郁症的患病率为0.16%，在精神科门诊初诊病历中，老年期抑郁症占7.36%～7.56%。老年期抑郁症成为影响老年人精神卫生的重要疾病。

（一）原　因

1. 遗传因素

本病有明显的家族遗传倾向。情感性精神障碍患者亲属中，本病的患病率较一般人群高10～30倍，且血缘关系越近，患病率越高。但遗传因素在发病中的作用随年龄增大而减少。

2. 大脑组织结构改变

有学者认为，器质性脑损害，如脑室扩大，可能对老年期抑郁症具有显著的病因学意义，并认为老年抑郁症期有基底神经节结构异常。但有研究认为，脑形态及病理的改变与本病发病及结局的研究尚不成熟，应进行长期地追踪观察。

3. 生化代谢异常

随着增龄和老化过程的影响，单胺类及神经介质其活性和代谢产物发生了改变，其中包括去甲肾上腺素系统、5-羟色胺系统和多巴胺系统。这些生化方面的异常并非是本病的特异性改变，可能是一个重要的易感因素。

4. 心理-社会因素

在本病的发病中越来越受到重视。老年人由于人生漫长，遭受的心理打击时间相对较多，有的老年人因生活单调、失去配偶、独居、内心空虚、产生焦虑和抑郁，有的则因慢性疾病的侵扰及死亡的威胁，产生恐惧、抑郁心理，由于社交往往减少，易产生被社会抛弃的感觉，造成心情抑郁苦闷、遇事灰心、悲观失望。

5. 病前的人格特征

患抑郁症的老年人与正常老年人相比，具有突出的回避和依赖性人格特征，常常有明显的孤僻、被动、依赖和固执等人格特征，导致对事物的反应常为消极的认知应对方式。

（二）护理措施

老年人的抑郁症防护原则是：减轻抑郁症状，减少复发，提高生活质量，促进健康状况，降低医疗费用和死亡率。

1. 减轻心理压力

正确评估导致老年人抑郁的不良事件，帮助其正确认识对待，为老年人创造一切机会增加社会交往，协助其改善以往消极被动的生活方式，逐步提高老年人健康的人际交往能力。帮助老人认识生存的价值，克服已成为"废人"的想法。

2. 阻断老年人的负性思考

社区护理人员应该设法改变患病老年人的消极心理，鼓励和支持患病的老年人恢复生活的信心，帮助老年人提高自身的心理素质，乐观对待生老病死及生活中的负性事件，设法阻断老年人的一些负性思考，护理人员可帮助老年人回顾其优点、长处及成就，来增加正性看法。鼓励老年人采用宣泄、自我安慰、转移注意力、遗忘等措施和方式调节情绪，使其以积极乐观的心理克服消极悲观的情绪，并尽可能地解决老年人生活中的实际困难，增强其应对心理压力的能力。

3. 建立有效的沟通方式

老年人常有思维迟钝、言语减少或减慢，在沟通时要鼓励抒发内心感受，允许有足够的反应和思考时间，并耐心地倾听。交谈时避免简单生硬的语言或一副无所谓的表情，尽量不使用"你不要……""你不应该……"等直接训斥的语言，以免增加其自卑感。避免强化老年人的抑郁情绪，要给予实事求是的评价。交流中应努力使用一些老年人感兴趣、较为关心的话题，鼓励引导老年人回忆以往愉快的经历和体验。采用讨论的方式激励老年人对美好生活的向往。在语言交流的同时，运用非语言沟通的作用。有时静静陪伴、关切爱护的目光注视、轻轻地抚摸等非语言沟通方式，往往能使严重的抑郁症患者从中感受到关心和支持，起到很好的安抚作用。

4. 改善睡眠状态

睡眠障碍是老年人抑郁最常见的症状之一，以早醒为多见，护理人员白天应安排或陪伴老年人从事多次短暂的活动，尽量减少白天睡眠的时间，睡前不做剧烈的活动，不观看紧张刺激的电视节目和不阅读刺激性的书籍，晚上睡前给予温热的牛奶，洗温水澡，温水泡脚等，必要时按医嘱给予安眠药，并创造一个安静、舒适的环境。清晨应加强巡视，对早醒者给予安抚。

5. 加强营养

老年人食欲减退，加之老年人体质较差，睡眠不好，容易出现营养缺乏，故应保证营养摄入。对于进食少或执拗的老年人要耐心地规劝、喂食，必要时行鼻饲或静脉营养，特别注意补充钠盐。

6. 督促自理

抑郁者常无力料理自己的生活，护理人员应督促、协助完成自理，并使之养成良好的卫生习惯。对于危重、木僵、生活不能自理者，要悉心照料，做好老年人的清洁卫生工作。长期卧床不动者，需防止压疮的发生。

7. 严防自杀

抑郁的老人情绪消极，悲观厌世，易出现自杀的观念和行为，护理人员要高度重视，注意观察老年人的举止行为，严防自杀。对有强烈自杀倾向者，要专人看护，不离视线，必要时用约束措施，在深夜、开饭、交接班时尤应引起重视。凌晨是抑郁患者发生自杀的最危险时期，故对早醒者要劝其继续入睡，否则要严加看护，不要让抑郁老人单独活动，每10～15 min巡视一次。做好药品和危险物品的保管，如刀、剪、玻璃、绳索、铁器等，并及时带老年人就医，使老年人得到及时的治疗。

8. 疏导与宣泄

告诫老年人要丰富自己的日常生活，多学新知识，培养新的兴趣和爱好，有自己的交往朋友，学会倾诉心中的想法，增强自我防卫能力和对环境的适应能力。

9. 健全人格

精神分析疗法认为抑郁症患者缺乏基本的安全感，把挫折转化为针对自己的愤怒，产生抑郁、颓丧情绪。运用精神分析疗法通过挖掘潜意识的欲望、隐蔽的动机、尚未明了和解除的情结，让患者对自己的心理动态和病情有所了解与领悟，认清自己对困难的反应模式，促进健康人格的形成，不断完善自我。

10. 健康指导

向老年人及其家属介绍抑郁症的相关知识与预防的常识。指导老年人克服不良的生活习惯，少看情节过于激烈的电视，多看使人心情愉悦的电视剧，减少负面刺激；有条件者，多旅游，增加老人的生活情趣和视觉范围，鼓励老年人积极参与到家庭和社会生活当中来，克服性格弱点，指导老年人及家属服药和管理药物，对老年人的进步给予及时的表扬和鼓励。

八、孤　独

（一）原　因

（1）老年人由于身体日渐衰老，心理状态也随着生理和社会环境发生变化，对环境的适应能力减低，孤独和寂寞常在失去重要的生活依靠时产生，特别是在失去配偶时更加明显，孤独和寂寞的程度受个人性格及过去家庭生活形态是否和谐幸福等因素的影响。

（2）由于老年期病理和生理的变化，如脑萎缩、脑动脉硬化等，可使老年人性格变得孤独、怪癖。

（3）老年人由于退休、家庭及社会地位的改变、人际交往的减少、独居、丧偶，生活中空闲增多，使老年人感到空虚寂寞，产生孤独感。因孤独而产生的烦躁无聊，在老年人中更为严重。

（二）护理措施

1. 尽量为老年人创造接触社会的合适机会

社区护理人员对老年人的情感也应给予重点关怀，主动与他们沟通，帮助他们通过各种方式走向社会，保持与人交往，从社会生活中寻找生活的动力，摆脱孤独。例如，介绍同年龄、同爱好的人一起组织活动小组，一起谈话、娱乐和活动，使老年人的精神心理得到满足，愉快幸福地安度晚年。

2. 保持好与家人的亲密关系

老年人身边亲近的人越多，生活越充实，心情越好。因此老年人要注意维护好家庭的和睦关系，使家庭成员之间相互适应。社区护士在护理中要与老人的家庭保持联系，与家属一道关心体贴老人，做好安慰、开导工作，使老人心胸开阔，乐观向上，减少孤独心理，促进早日康复。

3. 帮助老年人调整情绪

社区护理人员对老年人应给予特殊的关怀和照顾，减少其精神刺激。除了用语言交流外，还应运用非语言的交流方式与老年人交流，如搀扶老人走路、轻抚老人、帮助老年人做一些他们喜欢的事情，增加老年人的愉悦心情，减少孤独。

4. 做好老年人的躯体护理，帮助老年人正确地对待疾病

老年人患病时会增加他们的内心孤独和焦虑，社区护理人员热情的服务、和蔼的态度、友善的关心会增加老年人对生活的向往，使老人树立生活的信心。

5. 帮助鼓励老人保持积极乐观的生活态度

护理人员在社区工作中应经常鼓励、提醒老年人保持积极乐观的生活态度，培养其生活情趣，教给老年人调节生活的方法，如情绪宣泄、转移话题、知足常乐，使老年人摆脱不良的心态，常有乐观、健康的心境。

6. 积极开展老年人的娱乐活动

社区护士在老年人身体适合的情况下，开展适应老年人身心健康的活动，要让他们认识到积极参加活动能保持机体代谢平衡，促进身心健康，如唱歌、下棋、听音乐、打太极拳、做气功等，帮助老年人做好退休后的自我心理调整，鼓励老年人参加力所能及的工作，为社会进步发挥余热。

九、健 忘

（一）原 因

老年人由于增龄衰老，引起智力水平逐渐下降，近期记忆力减退，常出现健忘。如老年人经常忘记吃药及医嘱。由于老年人远期记忆衰退不明显，故经常唠叨自己年轻

时的往事，留恋过去，对新鲜事物却不感兴趣，难以接受。

（二）护理措施

1. 安排有规律的生活

老年人有时会将日常用品一放就忘，因此应指导老年人有规律地安放日常用品，形成固定的位置，或制定日程安排，以便于加深记忆。例如，将每日服用的药品固定摆放、安排合理的日程表，保持有规律的日常活动。

2. 加强健康教育和护理

社区护士应告知老年人，健忘是正常的衰老现象，不要过分担心。同时要经常提醒老年人，减少因健忘所带来的麻烦和影响。

3. 加强健脑锻炼

健忘虽然是一种衰老的表现，老人们仍不应放弃健脑的锻炼。护士应教育和鼓励老年人经常做加强记忆的思维活动锻炼，如背诵诗词、英文单词、下棋、唱歌等，有条件的可以学习计算机。

十、离退休综合征

离退休综合证是指在离退休后出现的适应性障碍。退出家庭的主角地位，退出社会的工作岗位，这是社会为老年人创造的安享晚年的大好机会，是社会进步的重要标志。然而，离退休前后往往在一些老同志中引起一些心理变化。有相当一部分人难以适应，主要表现为坐卧不安、行为重复、犹豫不决，不知所措；烦躁、敏感、失眠、心悸，称为"离退休综合征"。这种应激因素对心理、心身方面的干扰，使一些老年人在一个时期内难以适应现实生活，并且出现一些偏离常态的行为，甚至由此而引起其他疾病的发生或发作，严重地影响了健康。这是一个不可忽视的老年群体现象，应当引起全社会的高度重视。

（一）原 因

1. 失落感

刚退休的老年人自觉若有所失却又无所适从，无所事事，特别是原来职务较高、权力较大的人，这种感觉尤为明显。

2. 孤独感

老干部退休后从原来以社会为中心转到以家庭为中心，各种信息大大减少，加之与子女分居、亲友亡故、家庭矛盾等变故极易诱发孤独、寂寞、空虚、无聊等不良心理。

3. 自卑感

随着退休后社会地位的改变和人事关系的改变，有些老同志认为事情较原来难办

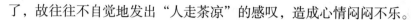

了，故往往不自觉地发出"人走茶凉"的感叹，造成心情闷闷不乐。

4. 抑郁感

离开了工作岗位，随之带来了人际关系和工作内容的改变，每天面对的是家人、邻居、买菜、做饭、散步、闲聊，不再有工作的充实，心里会有不适应，个别人会牢骚满腹、怨天尤人，造成抑郁。

（二）护理措施

1. 做好预防

离退休是每一位公职人员必经之路，所以，每一位工作着的人都应该有足够的心理准备，尤其是职务高、权力大的老同志。应在接近离退休之前做好离退休之后的准备，培养个人的兴趣爱好、运动，从事社会公益事业，以平常的心态对待离退休，不要对事物期望不切实际，心理要平和，想法要实际，防止离退后失落感、不适应。

2. 培养丰富的生活情趣

离退休后，可以参加一些内容丰富的活动，如上老年大学、读书写作、练拳舞剑、种花养草、弹琴下棋、旅游访友、做社会调查等，把工作时想做而又没有时间做的事情付诸实践，人生重又精彩。

3. 适应环境，忘掉年龄

鼓励老年人面对现实，忘掉过去，活在当下。像普通人一样生活，做力所能及的劳动，安心养老，发挥余热，伴随有效的劳动和平静的心情而延长生命。

4. 开展心理健康宣传教育

普及心理卫生知识，加强自我心理训练，合理安排离退休后的生活，做一些力所能及的社会工作，培养学习兴趣，开拓"第二人生"，使退休后的生活充实而有意义，预防"离退休综合征"的发生。

十一、空巢综合征

"空巢"是指无子女或子女成人后相继离开家庭，形成老年人独自生活的家庭，包括单身老年人的家庭和夫妇两人的家庭。由于孤单寂寞、缺乏精神慰藉，特别是老人单身家庭，老年人出现适应不良，便会产生"老年空巢综合征"。

（一）原　因

1. 老年人独居的时间增多

年轻人外出打工、经商、出国等人口流动增多，子女无法与老年人居住在一起生活；聘请保姆照顾，老年人对保姆难以适应；住房紧张，子女不能与老年人生活在一起；年轻人喜欢自由的生活，不愿与老年人同住；社会竞争激烈，子女顾不上老年人。

2.传统观念冲击

老年人从内心深处对子女的依恋感很强，认为养儿防老，当子女由于各种原因不能满足老年人的需要时，导致老年人内心失落、心情郁闷、沮丧、孤寂、空虚、凄凉、伤感、精神萎靡，尤其是老年人体弱多病、行动不便时，上述消极感觉会加重。

3.社会化养老设施不健全

由于我国经济还不发达，社会化养老还很不成熟，使许多老年人无法到养老院养老或在社区安度晚年。

（二）护理措施

1.正确认识

老年人对子女离家独立要有一个正确的认识，要有思想准备，注意调整自己的生活节奏，不要总是围着孩子转，应在子女独立生活前注意调整日常生活的格局、模式和规律，以便适应即将临近的"空巢"家庭生活。

2.培养老年人的爱好

老年人要注意培养自己的爱好，如养鱼、种花、习字、听音乐、体育锻炼等。使自己的生活多姿多彩，有助于排解心中的孤独和思念情绪。

3.建立起新的生活方式

老年夫妇间要给予更多的关心、体贴、安慰，建立新的生活规律和情感支持系统，经常和亲友们联系。

4.子女的安慰

子女要了解老年人的心情，常回家看看，并在生活上给予照顾，使独处的老年人获得安慰。

5.尽早治疗

对于较严重的空巢综合征，如有严重的失眠、抑郁，存在多种的躯体症状、有自杀行为者，应及时寻求心理和精神科医生的帮助，切不可讳疾忌医，延误病情。

十二、高楼住宅综合征

高楼住宅综合征是指长期居住在城市的高层闭合式住宅里，与外界很少交往，也很少到户外活动，所引起的一系列生理和心理上的异常反应的一组症状。多发生在长期居住于高楼而深居简出的高龄老年人。高楼住宅综合征容易引起老年肥胖症、糖尿病、骨质疏松症、高血压及冠心病等疾病的发生。主要表现为精神空虚、无所事事、烦躁不安、性情孤僻、身体虚弱、失眠、不愿与人交流等。

（一）原　因

随着城市里的高楼大厦越来越多，人们纷纷搬进高楼里居住。老年人最怕孤独，但由于天长日久地居住在高楼里，找不到聊天的对象产生了孤独寂寞感，久之引起了身体上的不适甚至疾病。

（二）护理措施

1. 保持乐观的情绪

社区和家庭要努力为老年人创造一个良好的休养环境，指导老年人善于调节自己的情绪，对生活中不如意的事情要理智、冷静、正确对待。面对离退休、空巢、衰老、疾病、家庭冲突等事件，以平常心积极对待，保持良好的心境。

2. 心理支持

理解、尊重老年人，尽可能陪伴老年人，善于倾听，给予充分理解，遇事主动与老年人商量，尊重其成就感和权威感，帮助老年人转化角色。

3. 保持充实的生活

促进老年人与外界的交往；适当的体育锻炼与活动；培养广泛的兴趣爱好；鼓励老年人勤用脑。

4. 家庭支持

维护老年人自尊；促进老年人与家庭成员的沟通；建立和睦家庭；支持丧偶老人再婚；帮助老年人适应老年机构的生活。

5. 营造良好的社会支持系统

完善社区服务网络，丰富精神文化生活，登记健康状况，建立各种老年机构，探索建立老年人的互助组织。

6. 增加人际交往

为老年人创造接触外界的机会，有利于老年人调适心理，消除孤寂感。

第六节　老年人常见的疾病与护理

一、常见的老年慢性疾病

（一）心血管疾病

包括高血压、脑血管疾病、冠心病、肺心病、动脉粥样硬化、充血性心力衰竭。

（二）呼吸系统疾病

包括慢性阻塞性肺部疾病，如气管炎、肺气肿。

（三）消化系统问题

由于老年人牙齿脱落、消化液分泌减少、胃肠蠕动减慢等产生相应的问题。

（四）骨关节疾病

如关节炎、骨质脱钙、易发生骨折。

（五）感觉系统的问题

视力减退、听力减退、青光眼及白内障。

（六）恶性肿瘤

肺癌、结肠癌、胃癌等。

（七）器质性脑病综合征

包括记忆力、定向力、判断力等方面的改变。

（八）其　他

如骨质疏松、前列腺增生、外伤性骨折、增生性关节炎等。

二、老年人慢性疾病的特点

（一）发病率高，症状不典型

老年人患病时易出现与病变无直接关系的异常改变，其中多以情绪异常、精神不振为首发症状。患病初期症状往往不典型。如老年人常见的疾病心肌梗死就较少有剧烈的心绞痛，或者疼痛的部位不典型，可以在牙、腰背部或手臂等处，通过心电图检查才能发现，因此往往延误病情，耽误治疗。

（二）自我感觉迟钝，主诉不多

由于随着衰老机体器官的退行性改变，老年人变得自我感觉迟钝，不易发现自己患病，因而主诉不多，当出现明显症状时，往往已十分严重。

（三）调节及应激能力差，患病后病情容易急剧加剧

由于老年人体内调节及应激能力差，机体防御功能减弱，往往容易同时患几种疾病，因此当某种疾病发作时，原来处于相对稳定状态的其他疾病开始出现问题，轻者症状不明显，严重时可发展为脏器的衰竭，出现并发症而死亡。

三、老年慢性疾病的社区护理

社区老年护理是通过社区对老年人慢性疾病的社区管理手段帮助社区老年人掌握慢性病的防治知识，保持健康的生活方式，监控危险因素，达到预防老年人慢性疾病的目的，避免或推迟老年人慢性疾病的发生。临床调查显示，通过管理可使老年人慢性病的发病率下降55%，它强调的是以健康的生活方式为主要内容的健康教育和健康促进活动。

（一）养成健康的生活习惯

良好的个人卫生是预防疾病发生的重要手段之一。如每日定时排便、勤换内衣

裤、热水泡脚，每日早晚坚持刷牙做到"3个3"，即每天刷牙3次，每次3 min，饭后 3 min之内刷牙等，每天早晚定时开窗通风，同时，健康的饮食也是减少老年人患病的重要方面。老年人在饮食方面应做到定时定量，粗细粮搭配，低盐低脂，多进食蔬菜、水果和粗纤维食物。坚持自己能做的事情自己做，不仅有利于身体活动，而且还能增强老年人对生活的信心，充分发挥自身的潜能。

（二）自我监测和观察

自我监测和观察是早期发现疾病的一种重要手段。可及时发现某些疾病的早期症状而及早就医，防止疾病恶化。如教会老年妇女对阴道异常分泌物的量、颜色和气味观察，或是发现痰中带血、大便异常等情况而发现疾病的早期症状。另外，我们还可以学习一些自我检查的方法，如查乳腺肿块：面对镜子双手下垂，先看乳房的大小，乳房的高低，两侧是否对称。然后双手叉腰观察乳房皮肤有无改变，最后仰卧于床上，双手平压乳房的各个部位，仔细检查有无肿块，从而发现乳房的早期病变及早诊断治疗。

（三）保持愉快的情绪

愉快的心情对预防老年人常见的疾病的发生是非常有效的。可以让老年人结合自己的爱好、兴趣，找一些有益于提高身心健康的事来做，以提高自己的生活情趣。如绘画、跳舞、编织、学习厨艺等。通过扩大社会交往改变自己平淡刻板的生活方式，尽可能使自己的生活变得多姿多彩，对保持老年人的健康具有积极的作用。

（四）适当的运动

通过运动改善机体的生理机能，但要注意运动的量和强度。老年人由于年岁已高，生理机能衰退，运动量不宜过大，以免造成损伤，需采取动作轻柔的运动方式，如打太极拳、慢走、骑自行车、做体操等。通过运动可使老年人的大脑皮层充分休息，接触更多的新鲜空气和阳光，使老年人感到心情舒畅、食欲增强、睡眠良好、体质增强，减少老年人慢性疾病的发生。

四、社区护士在老年慢性疾病防治中的作用

（1）配合全科医师及各级医疗保健人员，通过流行病调查了解社区老年慢性疾病的流行情况，制定防治措施。

（2）组织、管理社区老年人的周期性体检，督促、指导老年慢性疾病的患者积极治疗。

（3）通过多种形式开展老年人健康生活方式的指导。

（4）通过家庭方式评估老年人健康状况，早期发现慢性疾病症状，早期督促检查、治疗。对老年慢性患者需要的健康支持信息，如保健品使用方法、治疗用药资料等给予科学的指导和帮助。

（5）慢性病除对患病的个人外对家庭也会造成一定的影响，家人在鼓励和参加治疗上扮演着举足轻重的角色。社区护士在提供家庭的照顾同时，应使家庭成员了解和掌握相关疾病的护理知识与技能，减少家庭中影响老年人健康的各种因素，对老年人进行心理和生活上的帮助。协助全科医师做好社区老年人慢性病的治疗、复查、转诊及追踪管理工作。

五、社区对老年慢性病的健康教育

（一）讲解相关疾病的知识

社区应该为每位老年人建立健康档案，对每位老年人的身体健康情况都有明确的判断，让老年人了解自己所患的疾病，并向老年人讲解疾病的相关知识，包括患病或复发的因素，治疗的目的、方法及注意事项，使老年人能主动地给予配合。

（二）找出发病的诱因

针对发病的诱因，采取预防措施。树立正确对待疾病的态度，积极有效的防病、治病。

（三）做好治疗的准备工作

治疗前向老年人说明治疗的目的和注意事项，取得老年人的合作，经常与老年人交流，缓解老人的紧张情绪。

（四）观察用药反应

社区护士应明确老年人的疾病诊断和用药原则，准确掌握药物的药理作用、观察项目和可能发生的不良反应，达到合理用药，增加疗效，减少不良反应，促进疾病恢复。

（五）观察病情

及时掌握病情变化的信息，积极处理。

（六）安全用药

对老年人要注意提醒服药的时间和药量，交代服药的方法，社区护士要做到督促患者服药到位，保证老年人合理、安全用药。

第七节　老年人常见急症的家庭紧急救护

案例19-4

　　王女士，61岁，高级工程师，退休在家多年。春节过后，自觉头晕、心悸、恶心、视物旋转感，未呕吐，但有口渴、尿多，自认为劳累所致，增加休息。但持续1月余不见好转，来医院就医。经检查，医生诊断陈女士患"糖尿病""冠心病""脑供血不足"，收入院治疗。请问：

请回答：

1. 老年人患病有哪些特点？

2. 王女士可能存在的心理问题有哪些？

3. 如何提高王女士的自我护理能力？

4. 王女士出院后，社区护理人员应该如何开展护理？

一、急性冠脉综合征

　　急性冠脉综合征（ACS）是指冠状动脉内不稳定的动脉粥样斑块破裂或糜烂引起血栓形成所导致的心脏急性缺血综合征，起病急、危险程度不均衡。急性冠脉综合征（ACS）包括不稳定型心绞痛、急性心肌梗死（AMI）和猝死，是国际公认的急性心血管疾病。因有时在临床上难以鉴别，且治疗上并不需要严格区别，故合并为一个概念提出。同时也有助于公众、百姓认识这类疾病的变化、发展并能及时识别，从而采取有效救护以保护健康。

　　（一）诱　因

　　常常在运动、情绪激动、饱餐、气温变化等情况下诱发，这是因为此时心脏需要更多的血液以保证跳动的速度和力度，而狭窄的血管供血却"力不从心"。

　　（二）主要症状和表现

　　心绞痛发作性胸痛持续时间较短，可为数分钟，用药易缓解，好转后可复发或休息时发作。而心肌梗死时胸痛发作时间可持续数小时乃至数天，舌下含服硝酸甘油无效；发作时患者面色苍白，表情焦虑，出冷汗；血压变化不大，可有升高或降低；严重时患者会出现心律失常。

　　（三）家庭紧急救护

　　（1）立即卧床，保持安静，不要随便搬动患者，迅速拨打"120"电话通知急救中心或医院、社区门诊部。然后取出硝酸甘油片让患者含化，1~2 min即发挥药效，切记不要吞服。同时口服1~2片安定片，使患者镇静下来。在医生到来之前，如果患者突然意识丧失，瞳孔放大，呼吸和心跳停止，要立即采取胸外心脏按压术。抢救中每4~5 min检查一次患者的心跳和呼吸，如心跳已恢复，可停止按压；如未恢复自主心跳，应继续按压，并检查操作方法是否正确，必要时应在抢救同时，迅速送往医院救治。

（2）帮助患者处于疼痛最轻的体位，解开患者的衣领和腰带，并安慰患者。

（3）有条件者可给予吸氧，注意通风，保持空气清新。

（4）若舌下含服硝酸甘油片后症状无缓解，则10 min后可再舌下含服1片，如仍无效，15 min左右还可服1片。多次舌下含服硝酸甘油片不见效且症状在不断加重，就怀疑有心肌梗死的发生。

（5）密切观察患者的意识、呼吸、脉搏、心率、心律、血压等变化，待医生到达后，按医嘱处理。

二、高血压危象

高血压危象是指在原发性或继发性高血压的病程中，由于某些诱因的作用，使血压在短时间内突然急剧明显上升，疾病急剧恶化的一种紧急状态。患者常会出现头痛、烦躁、心悸、气急、恶心、呕吐、视力模糊等恶性高血压和高血压脑病症状。这种发作一般历时短暂，血压控制后病情可迅速好转。但如果救治不及时，将会导致严重的后果，甚至死亡。

（一）高血压危象的诱发因素

（1）创伤、情绪变化、寒冷刺激和过度疲劳等因素。

（2）高血压患者突然停服或漏服某些降压药。

（3）吸烟、酗酒、经期或绝经期的内分泌紊乱。

（二）症状表现

突然起病，病情凶险，患者先出现剧烈头痛、眩晕、视力模糊，如不及时处理，病情将进一步恶化，进而发生神志改变、恶心、呕吐、腹痛、呼吸困难、心悸等。重症者又出现抽搐、昏迷、心绞痛、心力衰竭、肾衰竭、脑出血等严重后果。主要特征如下。

（1）血压显著升高

收缩压可达200 mmHg，舒张压在140 mmHg以上。

（2）自主神经功能失调征象

发热感、多汗、口干、寒战、手足震颤、心悸等。

（3）靶器官急性损害的表现

①出现视物模糊、视力丧失、眼底检查可见视网膜出血、渗出；②胸闷、心悸、

老年生活护理与康复劳动实践教程

气急、咳嗽甚至咳泡沫痰；③尿频、尿少、血肌酐和尿素氮增高；④一过性感觉障碍、偏瘫、失语，严重者出现烦躁不安或嗜睡。

（三）家庭紧急救护

（1）高血压患者一旦出现头痛、恶心、意识模糊、烦躁不安等症状，要以头高脚低的姿势卧床休息，若出现左心衰竭时取坐位或半卧位，双腿下垂，以减少回心血量。

（2）尽量避光，家人要宽慰患者，尽量使其心身安静。

（3）立即请来社区医生对血压和病情给予监测，对意识模糊的患者要给予吸氧，患者若神志清醒，可立即服用氢氯噻嗪2片、地西洋（安定）2片或复方降压片2片，少饮水。

（4）头痛严重可针刺百会穴（两耳尖连线在头顶正中点）使之出血，以缓解头痛。如果发生抽搐，可手掐合谷、人中穴。注意保持昏迷者呼吸道通畅，让其侧卧，将下颌拉前，以利呼吸。

（5）病情较重或症状仍未缓解时，需呼叫救护车，尽快送往就近医院诊治。护送患者去医院的路上，行车尽量平稳，以免因过度颠簸而造成脑出血。

（四）高血压危象的预防

高血压患者要坚持服药治疗，经常到社区门诊监测血压变化，及时调整药物剂量。平时要合理安排工作和休息，不宜过劳，保证充足睡眠。戒烟酒及高脂肪食物，保持情绪稳定，根据血压的变化增减降压药物。

三、低血糖昏迷

凡是某种原因使血糖下降至2.8 mmol/L以下，引起以交感神经兴奋和中枢神经系统功能障碍为突出表现的一组临床表现，称为低血糖症。本病严重时可导致昏迷。

（一）低血糖的诱发因素

（1）进食较少或较长时间未进食而降糖药物未减，非常态时未调整降血糖药剂量。

（2）糖类的吸收减少，如急慢性腹泻。

（3）误服降糖药物。

（4）对胰岛素过度敏感。

（5）老年患有肿瘤者。

（二）症状表现

患者先有饥饿感，乏力、四肢麻木，情绪不安，面色苍白，头晕，呕吐，心慌，胸闷等。严重时，大汗淋漓，皮肤湿冷，吐字不清，注意力不集中，有时出现抽搐，惊厥，不省人事，大小便失禁，昏迷等。

（三）家庭紧急救护

（1）立即呼救，拨打"120"急救电话或就近医疗单位、社区门诊部电话请求救护。

（2）如果糖尿病患者突然出现意识丧失，家人应立即将患者的衣服解开，并让患者平卧体位，保持呼吸道通畅，在救护车到来之前最好不做其他处置。

（3）如有条件立即检查血糖，鉴别昏迷的性质，明确是高血糖性昏迷还是低血糖性昏迷。对于判断困难者不要贸然采取措施，因为二者的抢救方法相反。

（4）急救低血糖患者的最有效方法是让患者喝糖水。而对于高血糖昏迷患者则让患者喝加有食盐的茶。如果患者意识清楚，能区分两种昏迷的话，那就可以进行适当的处理。

（5）在专业人员到达后迅速将患者送往医院抢救。

（四）预防措施

（1）加强自我保健，注意热量摄入。饮食中对糖类的限制要适当，每餐要保证有一定量的主食。进食减少时，要及时减少降糖药的剂量，同时加强血糖监测。

（2）注意休息和保持足够的睡眠，并通过适宜的活动增强机体抵抗力，预防和避免呼吸道和消化道的感染，若有感染应早诊断、早治疗。

（3）运动量恒定。

（4）随身携带糖果。

（5）老年患者在发生胃肠炎、感冒等类似小病时，应尽快到医院就诊，不可大意。

（6）老年患者晚间服用降糖药必须非常慎重，防止夜间或凌晨发生低血糖反应。

小　结

本章对老年综合征、老年人衰弱、跌倒、阿尔茨海默病等老年人常见的健康问题及急性冠脉综合征、高血压危象、低血糖昏迷等常见急症的急救和护理措施进行了全面的阐述。老年综合征与高龄、中枢功能退化、肢体功能下降等相关，护理重点是全面关注老年人的功能状态和生命质量。老年人衰弱与自我感知和认知障碍、睡眠障碍、抑郁等有关，护理重点包括积极治疗基础疾病，进行营养支持和适当运动，并进行康复锻炼。老年人跌倒可由生理、病理、药物、环境等因素诱发，家庭环境的改善和家庭成员的良好护理可有效防止老年人的跌倒。阿尔茨海默病是中枢神经系统原发性退行性疾病，主要表现为渐进性记忆障碍、认知功能障碍、人格改变及语言障碍等，要根据每位老人病情制订相应的护理计划，并定期进行病情监测，观察病情变化。对老年人常见急症要以预防为主，家庭急救时要保持冷静，不要随便搬动患者，迅速拨打"120"电话，保持气道通畅，采取恰当的急救措施，为医院急救争取时间。

思 考 题

1. 简述老年人衰弱的护理措施。

2. 简述阿尔茨海默病的危险因素和护理措施。

3. 简述急性冠脉综合征的家庭紧急救护措施。

4. 刘奶奶，78岁，高血压病史26年，长期服用降压药。凌晨2点起床如厕时在卫生间跌倒，诉左侧髋部剧痛，左下肢缩短、外旋，不能坐起。

请回答：

（1）刘奶奶跌倒后如何处理？

（2）分析刘奶奶跌倒的原因，如何防止再次跌倒？

案例分析参考答案：

（1）立即拨打"120"急救电话；查看刘奶奶体表有无伤口、出血，询问有无腰、背部疼痛，从刘奶奶症状、体征来看高度怀疑有左侧股骨颈骨折，应让刘奶奶原地平卧，不要搬动，为老人保暖，等待"120"人员到来一起转运到医院处理。

（2）刘奶奶跌倒可能与夜间血压搏动、服用降压药物、卫生间环境设施、无家人陪同等有关。可采取以下预防措施。

①居室环境。合理安排室内家具高度和位置，家具的摆放位置不要经常变动，日用品固定摆放在方便取放的位置；居室内地面设计应防滑，保持地面平整、干燥，过道应安装扶手；卫生间的地面应防滑，可放置防滑橡胶垫，保持干燥，最好使用坐厕，浴缸旁和马桶旁应安装扶手；室内光线应充足，床边应放置容易伸手摸到的台灯。

②日常生活。为老人挑选适宜的衣物和合适的防滑鞋具；如厕时要有人看护；不能自理的老人，帮助老年人选择必要的辅助工具，需要有专人照顾。

③心理护理。家人应多关心老年人，多与老人交流，保持家庭和睦，给老年人创造和谐快乐的生活状态，避免情绪有大的波动。帮助老人消除如跌倒恐惧症等心理障碍。

（郭全荣）

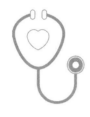

第六篇　老年人社区康复

第二十章　社区老年人康复概述

导 学 目 标

●基本目标

1. 能够解释社区康复、社区康复护理的基本概念。

2. 能够说明社区康复、社区康复护理的工作内容及特点。

3. 能够比较运动疗法、作业疗法、言语疗法的不同及护理配合。

4. 能够归纳心理治疗及康复工程的常用方法。

●发展目标

1. 举例分析社区常见疾病的康复护理目标，并能为社区常见疾病患者制订康复护理计划，实施康复护理。

2. 通过本章内容的学习，建立学生"以患者为中心"的意识。

第一节　　社区康复概述

案例20-1A

刘爷爷，男性，62岁。半个月前散步时突然摔倒，送某三甲医院诊断为脑梗死，行溶栓治疗，在该院神经内科病房住院10天后出院，出院时右侧肢体活动障碍。出院后患者在家属陪同下，主动到社区卫生服务中心就诊，咨询康复护理服务相关问题。社区护士小王接待了刘爷爷及其家属。

请回答：

社区护士应如何为刘爷爷及其家属介绍和解释社区康复护理服务内容呢？

一、社区康复的概念

（一）社区康复的定义

社区康复（community-based rehabilitation，CBR）的定义是随着人们对康复医学的认识和工作开展的不断深入，而不断更新和完善的。根据自身实际和国情，各国以及各专业组织机构对社区康复的定义及内涵，有着不同的理解。

1994年世界卫生组织、联合国教科文组织、国际劳工组织联合发表的《社区康复的联合意见书》中将社区康复定义为：社区康复是社区发展计划中的一项康复策略，其目的是使所有残疾人享有康复服务、实现机会均等、充分参与的目标。社区康复的实施，要依靠残疾人、残疾人亲友、残疾人所在的社区，以及卫生、教育、劳动就业、社会保障等相关部门的共同努力。

根据我国国情和社区资源，结合国际对社区康复的定义，目前我国将社区康复定义为：在政府领导下，相关部门密切配合，社会力量广泛支持，残疾人及其亲友积极，参与采取社会化方式，使广大残疾人得到全面康复服务，以实现机会均等，充分参与社会生活的目标。

对于老年人来讲，社区康复不仅可以帮助其维持日常生活活动能力，还可以促进其工具性日常生活活动能力，同时由于社区的便利性，老年人参加社区康复可极大地提高效率。

（二）老年社区康复的内容

（1）依靠基层力量，普查社区老年人的基本情况（人数、分布、常见疾病、共病状况等）作为制订康复计划的基础。

（2）依靠基层力量，积极开展预防老年人出现功能障碍的工作，包括开展预防接种、营养卫生、环境卫生、精神卫生、安全防护等健康教育工作。

（1）开展康复训练，改善老年人的生活自理能力和劳动就业能力。

（4）加强教育、转变观念，提高社区对老年人的关爱、关怀，帮助老年人在社会中地位进行稳固。

案例20-1B

听了社区护士的介绍后，刘爷爷决定在老伴的陪同下，在社区卫生服务中心进行功能锻炼。小王把康复医生、康复治疗师、心理治疗师和中医师等康复团队成员逐一向患者进行了介绍，并鼓励刘爷爷一定要长期在社区卫生服务中心进行功能训练，达到最大限度的功能恢复。

请回答：

除以上工作以外，护士小王还应做哪些康复护理相关工作？

二、老年社区康复护理

（一）定　义

世界卫生组织在1990年已提出"健康老龄化"的概念。国际老年学会指出，老年人活到75～80岁时，保持生理、心理功能同以前基本一样是完全有可能的，但应有老年保健和康复工作的介入。康复护理可使老年人达到身心健康、生活自理并参与社会活动，在延长寿命的同时尽可能缩短余寿中的重残期及需要护理的时间，有利于健康老龄的实现。

社区康复护理（community-based rehabilitation，CBRN）是指在康复过程中，根据总体康复计划，在社区层面上，以家庭为单位，以患者为中心，充分利用社区及家庭资源，对社区病、伤、残者进行适宜的功能促进护理，最大限度地恢复其功能，以平等的资格重返社会。社区康复护理是社区护理的重要内容。

（二）老年社区康复护理的工作内容

1. 社区康复护理调查

护理人员通过社区观察、访谈、调查以及资料分析、体格检查以及康复评定等方法，对社区康复资源、康复对象以及居民的康复护理需求进行调查、整理分析，为制订康复护理计划提供依据。

2. 社区康复护理服务

在康复医师指导下，社区护士与其他康复专业人员配合，参与社区康复全过程。

3. 参与残伤预防工作

护理人员通过预防接种、健康教育等途径，预防老年功能障碍的发生。

4. 协助社区康复转介服务

掌握社区康复转介服务的资源和信息，了解康复对象的转介需求，按照相关规定提供针对性的社区康复转介服务。

（三）社区康复护理的特点

1. 服务层面

社区康复护理工作面向社区，依靠社区的人力、财力开展工作，体现了"为社区所有，在社区进行，为社区服务"的原则。

2. 服务对象

老年社区康复护理主要以年龄≥60岁的健康及有功能障碍的老年人为主。

3. 服务对象的参与程度

康复对象及其家属积极参与制定康复护理计划、实施康复训练等的全过程，使其树立自我康复的意识，由"替代护理"转变为"自我护理"。

4.技术内容

社区康复护理技术重在简单实用，更加注重功能训练及日常生活活动能力训练。

5.康复的目的

社区康复护理的目的是：在各部门的支持配合下，通过包括患者躯体、精神、教育、职业、社会生活等方面的全面康复训练，使康复对象能恢复参与家庭和社会生活，提高生活质量。

6.康复的效益

通过健康教育和防残措施，社区康复护理可大大减少和控制残疾的发生，降低医疗费用，具有良好的社会效益和经济效益。

7.康复训练器材

社区康复护理注重简单易行，易学易会，因地制宜，就地取材。

第二节 社区常用康复治疗技术及护理配合

案例20-1C

社区刘医生带领康复团队对患者目前的功能状态进行了评估，发现刘爷爷右侧上肢完全不能活动，右侧下肢髋关节和膝关节为共同运动模式，不能独立站立和行走；能听懂医生的问话，说话时言语不清；喝水有呛咳发生。结合功能评估刘医生给刘爷爷制订了详细的社区康复训练计划。

请回答：

1.刘爷爷需要进行哪些功能训练？

2.社区护士应如何对其进行指导？

一、运动疗法

（一）定　义

运动疗法（kinesiotherapy，therapeutic exercise）是指利用器械、徒手或患者自身力量，通过某些运动方式（主动或被动运动等），使患者获得全身或局部运动功能、感觉功能恢复的训练方法。运动疗法已经成为患者康复的核心治疗手段。

（二）社区常用的运动疗法

1.被动关节运动

指完全在外力的帮助下完成的运动，即在社区康复护士、患者本人的健侧肢体或他人帮助下，或由器械代替进行的一种运动形式。被动关节运动适用于各种原因引起的肢体功能障碍，可起到缓解肌肉痉挛、牵伸挛缩肌腱和韧带、恢复或维持关节活动度、防止肌肉萎缩、防止关节粘连和挛缩等作用。

2. 辅助主动运动

指凭借患者健肢、器械装置（如滑轮）、水浴等方法的辅助或消除重力的影响下，引导和帮助患者主动完成的运动。

3. 主动运动

指患者在没有任何辅助的情况下，独立完成的运动。包括等张训练、等长训练和等速训练，目的是增强肌力、改善局部和全身机能。

4. 抗阻运动

指肌肉在克服外来阻力时进行的主动运动。患者在做主动运动过程中，除克服自身重力外如无其他负荷，称随意主动运动；如需克服某些外加阻力，则称抗阻主动运动。抗阻运动所对抗的外力可以来自哑铃、沙袋、弹簧、橡皮筋等。抗阻运动能恢复和增强肌力，广泛用于各种原因所致的肌肉萎缩。

5. 牵伸运动

指用被动或主动的方法，对身体局部进行强力牵拉的活动。被动牵伸时，牵引力由康复治疗师或器械提供；主动牵伸时，牵引力由拮抗肌群的收缩来提供。

6. 神经生理学疗法（neurophysiological therapy，PNT）

又称神经发育疗法（neurodevelopmental therapy，NPT），或神经发育学疗法（neurodevelopmental therapy, NDT）或易化技术（facilitation technique）。是一类改善脑损伤后运动控制障碍的治疗技术。它是根据神经解剖学、生理学和神经发育学的理论，采取各种康复治疗手段和方法，刺激运动通路上的各级神经元，调节它们的兴奋性，以获得正确的运动输出，即可控制的、协调的随意运动，达到神经运动功能重组的一类方法。

7. 现代康复治疗技术

随着康复医学不断发展和信息技术的不断利用，出现了一系列针对中枢神经系统损伤的新技术，如强制性运动疗法、运动想象、全自动康复机器人、虚拟现实技术等。

（三）运动疗法的护理配合

（1）社区护士要明确运动疗法的适应证和禁忌证。

（2）社区护士需要向患者介绍康复治疗项目的名称、作用、目的及注意事项。

（3）治疗结束后，社区护士应询问患者的感受，有无不良反应，如有不适或其他问题，应及时与康复治疗组其他成员沟通。

（4）社区护士向患者及其家属进行有关运动治疗的指导、监督康复计划的实施并适当评价和及时反馈。

二、作业疗法

（一）定 义

作业疗法（occupational therapy，OT）是采用有目的、有选择性的作业活动（工作、劳动以及文娱活动等各种活动），使患者在作业中获得功能锻炼，以最大限度地促进患者身体、精神和社会参与等各方面障碍的功能恢复。

（二）社区常用的作业疗法

1.日常生活性作业活动

活动训练是为了使患者获得最基本的生活能力，而每天必须重复进行的最基本的、最具有共同性的活动，如穿脱衣服、使用餐具进食、整理个人卫生、洗浴、如厕等。还可训练患者使用辅助器具和家用设备，适应新的生活方式。

2.创造性技能训练

在完成日常生活活动训练后，逐步进入有一定难度的创造性技能训练，包括：木工作业、纺织作业、机械装配作业、缝纫作业、雕塑和编织作业（如泥塑、陶器、藤器、竹器、绳器等）、办公室作业（如打字、资料分类归档等）。

3.娱乐性作业活动

娱乐性作业活动有利于改善患者的身心功能，可转移注意力，丰富患者生活内容。具体可以包括舞蹈、旅行、音乐欣赏、划船、钓鱼、棋艺、演奏乐器、力所能及的球类活动等。舞蹈可以调整人体内的能量自然流动，增进人与人之间的非言语交流，有利于矫正人的各种适应不良反应，是文娱治疗的常用方法，多用于有情绪障碍及一般慢性病患者。

4.功能性作业训练

根据功能障碍的范围、程度以及性质等，有针对性地采用合适的作业疗法进行训练，以利于加大关节活动范围，增强肌力，改善运动的灵活性，提高完成日常生活劳动必需的活动能力。主要用于治疗肢体功能障碍或残疾者，改善肢体活动能力，尤其是上肢的活动能力。

5.教育性活动

通过语言、参观、调查、课堂讲授、实验、操作练习等方法进行教育。是作业疗法中的一项重要的内容。

|知|识|链|接|

我国WFOT认证情况

截至2019年6月，我国已有5家高校的康复治疗学专业的本科课程获得了世界作业治疗师联盟（The World Federation of Occupa-tional Therapists，WFOT）最低教育标准的认证。首都医科大学是内地首家开设康复治疗学专业本科课程并最早获得WFOT最低教育标准认证的学校。之后昆明医科大学康复治疗学专业（2005年招生）于2010年成为内地第二家获得该认证的高校。上海中医药大学、昆明医科大学、福建中医药大学、南方医科大学也相继开设此专业，标志着内地作业治疗教育走向了专业化和规范化。

参考文献：

陈茉弦等. 昆明医科大学申报世界作业治疗师联盟最低教育标准认证的经验［J］. 中国康复医学 2020，35（9）：1105-1107.

6. 消遣性活动作业训练

使用一些轻松有趣的消遣性活动进行训练，又名消遣疗法。此种训练有助于改善患者的情绪与精神状态，还有助于主动配合临床治疗与康复治疗。用于治疗因为疾病或损伤后的心理障碍，如抑郁、焦虑、失望等。

（三）作业疗法的护理配合

1. 提供各种作业资料

社区护士通过观察、交谈等方式，及时将掌握的资料提供给作业治疗师，协助治疗师进行作业治疗项目的选择。在患者进行作业治疗的过程中，社区护士定期向治疗师汇报患者功能恢复情况及现存问题，以便及时修订作业治疗方案。

2. 协助实施作业治疗活动

社区护士在一定程度上，协助作业治疗师进行作业治疗活动，例如，对患者的日常生活活动进行指导，协助作业治疗师检查、指导、督促患者，积极为患者创造条件进行自我训练，以达到生活自理的康复目标。

3. 向患者及家属提供咨询

在作业治疗期间，社区护士应向患者及家属说明作业治疗的作用、方法、注意事项等，使患者积极主动配合治疗，共同协作，以达到治疗的目的。

4. 协调作业治疗工作

在实施作业治疗的过程中，社区护士协调康复团队与患者之间的良好关系，例如，应将患者及家属的意见转达给治疗师，同时向患者做好解释工作，保证康复计划的顺利实施。

三、言语疗法

（一）定　义

言语疗法（speech therapy，ST）又称言语矫治或言语再学习，是指运用医学的、教育的以及心理的措施与方法，对言语障碍的患者提供适合的言语训练，促进其最大限度地恢复听（含听声音与理解词义）、说、读、写能力。言语功能障碍者通过有针对性地系统训练，改善其交流能力，预防、代偿和恢复语言功能障碍，促进交流能力的获得或再获得。对轻度语言障碍者，语言治疗以改善语言和心理障碍，适应职业需要为目的；对中度语言障碍者，以发挥残存能力及改善功能，适应社区内交流需要为目的；对重度语言障碍者，以尽可能发挥残存能力，减轻家庭负担为目的。

（二）社区常用的言语障碍训练方法

1. 构音障碍的训练措施

一般情况下，按照呼吸、喉、腭、舌、唇、下颌运动的顺序进行训练。还应进行呼吸训练，以及语调、音量、语速训练和会话练习等。

2. 失语症的训练措施

（1）语音训练。①患者照镜子反复模仿治疗师做的各种口腔动作。②患者模仿治疗师发音，治疗师可以画口型图，指出舌的位置、唇和齿的位置以及气流的方向和大小。

（2）听理解训练。①单词的认知和辨别：社区护士向患者出示常用物品的图片，说出一个物品名称令患者指出相应的物品图片。②语句理解：社区护士出示常用物品图片并说出其中一个物品的功能或所属范畴，患者听后指出相应的物品图片。或者用情景画进行，如画中有小孩在睡觉，老奶奶在看报。可提问患者："谁在睡觉？谁在看报？"患者如果说不出来也可以让患者用手指出来。

（3）口语表达训练。从最简单的数字、诗词、儿歌或歌曲开始让患者自动地、机械地从嘴里发出。可以使用反义词、关联词、惯用语的方法鼓励患者进行口头表达。

（4）句子、短文的复述。用以上练习中所用的单词，同其他词语组合成简单的句子或短文反复练习。

（5）自发口语的练习。看动作画，让其用口语说明。看情景画，鼓励患者自由叙述。某日某事的叙述，谚语说明，身边事物的叙述等。

（6）阅读理解及朗读训练。单词的认知包括视觉的认知和听觉的认知。单词朗读是出示单词卡，反复读给患者听，鼓励一起朗读，最后让其自己朗读。逐渐过渡到句子、短文以及篇章的朗读。

（7）书写训练。①单词的听写：使用单词文字卡片让患者书写文字卡上单词，再让患者看相应的图片同时听写单词，最后不看卡片，听写该单词。②句子、短文听写：使用句子、短文的文字卡片，从简单的短句逐渐进展到复杂的长句。③自发书写练习：患者看物品图片，写出单词。看动作图片，写叙述短句。看情景图片，写叙述文，记日记，写信。

|知|识|链|接|

失语症的评估

失语症的评估开始于19世纪60年代，到20世纪初，Henry Head首次制定规范的失语症检查法，随之科学家们研制了多种各具特色的失语症评估方法。较为通用的是波士顿诊断失语症检查法（Boston diagnostic aphasia examination，BDAE）和西方失语成套测验（western aphasia battery，WAB）。应用最广泛的失语症测试方法是BDAE，它评估了语言表现的不同方面，且其有效性在失语症个体中得到了广泛的研究。WAB的优点是评估简单、可量化的评分系统和相对较短的测试时间，测试结束后得到一个总分，被称为失语症商数（aphasia quotient AQ），是衡量失语症语言障碍严重程度的指标。

参考文献：

谢晓慧.卒中后失语症的简易评估及神经机制研究［D］.合肥：安徽医科大学，2020，5：7-11.

（三）言语治疗的护理配合

1. 环境布置

社区护士应保持治疗环境安静、整洁、光线柔和，尽量安排上午进行言语训练，防止患者由于做其他训练产生疲劳，影响言语治疗效果。

2. 协助实施言语治疗活动

协助言语治疗师指导、督促患者完成康复训练，并积极为患者创造条件进行自我训练，达到能够进行日常交流的康复目标。

3. 协调言语治疗工作

在实施言语治疗的过程中，社区护士应嘱患者及家属携带笔记本、纸和笔，记录言语治疗作业，指导家属在家庭中进行言语治疗。

四、心理疗法

（一）定 义

心理疗法（psychotherapy）是用心理学方法，通过语言或非语言因素，对患者进行训练、教育和治疗，以减轻或消除身体症状，改善心理精神状态，适应家庭、工作和社会环境。包括：心理咨询、支持性心理治疗、领悟治疗或说理治疗、信念治疗、放松治疗、系统脱敏治疗、行为治疗和集体治疗等。

（二）社区常用心理康复方法

1. 支持性心理治疗

通过对患者的暗示、指导、劝解、鼓励、安慰和疏导等方法来支持和协助患者处理问题，适应所面对的现实环境，渡过心理危机。当残疾发生后患者处于焦虑、易怒、恐惧、抑郁或悲愤之中，治疗者给予心理支持，有益于患者从疾病心理压力造成的严重失衡状态当中恢复到平衡状态。治疗者应倾听患者陈述，协助树立信心，同时将康复结局实事求是告知并解释，告诉患者努力实现康复目标的方法。

2. 行为疗法

人的行为无论是适应性的正常行为和习惯，还是不良行为或异常行为和习惯都是通过学习获得的。行为疗法是以行为学习理论为依据，对个体反复训练，达到矫正适应不良行为的一类心理治疗方法。通过治疗控制不良行为，消除或纠正异常行为，重建和恢复良好行为。行为治疗的主要方法包括系统脱敏疗法、暴露疗法、厌恶疗法、奖励标记疗法等。

3. 认知疗法

认知疗法的基本理论认为，人的不良行为和情感发生与不正确的认知过程或错误观念的产生有关。认知疗法是以认知过程影响情感和行为为理论依据，通过认知和行为技术来改变求治者的不良认知，从而矫正适应不良行为的心理治疗方法。例如，自我挫败行为就是患者认知歪曲的结果。认知疗法注重改变患者的认知方式，强调认知、情感、行为三者的和谐。

4. 暗示与催眠疗法

（1）暗示疗法：暗示指在特殊情境中传递信息，影响他人的生理和心理活动。暗示疗法是指医护人员为患者设计特殊情境，通过技巧性的语言、表情、手势、文字等作为暗示手段，调动患者机体的各方面因素，达到减轻或消除病症的目的。常用的暗示疗法有：①语言暗示，即通过语言将暗示的信息传递给受暗示者，产生一定的效果；②操作暗示，即使用医疗器械对患者进行躯体检查，并利用检查过程和结果暗示患者，使患者获得心理安慰，改变行为状态；③药物暗示，给患者用药，利用药物的作用暗示患者，引起患者的注意，从而积极主动地配合医生治疗病症；④环境暗示，患者置身于某些特殊的环境，对其心理和行为产生某些积极的影响；⑤自我暗示，患者自己把一些观念灌输给自己，如松弛训练等。

（2）催眠疗法：指医生应用特殊的技术手段使患者进入似睡非睡、精神恍惚、顺从附会的特殊意识状态，即催眠状态，再用暗示性的诱导语言控制患者的心理活动和行为状态，以达到减轻或消除患者心身疾病的目的。

5. 社会技能训练

社会技能一般是指有效地应付日常生活中的需求和挑战的能力，社会技能使一个人保持良好的精神状态，在其所处的社会环境中，在与他人的交往中表现出适当和健康的行为。社会技能训练用于矫治各种行为问题和增进社会适应能力，以训练对象的需求和问题为中心，强调主动性、积极性、参与性和操作性相结合，强调各种心理技能的实用性，强调训练对象对社会技能的掌握程度。

五、康复工程

（一）定 义

康复工程（rehabilitation engineering）指在全面康复和有关工程理论指导下，采用现代先进的科学技术来替代或补偿功能的减退与丧失。康复工程是工程学在康复中的应用，是利用工程学的手段（假肢、矫形器、环境家居改造等）代偿、弥补患者功能的不足，并为患者最大限度地开发潜能，恢复其独立生活、学习的能力，实现生活自理，为回归社会创造条件。

（二）社区常用方法

1. 假肢

指通过代偿人体缺失肢体的功能使肢体残缺患者重新获得功能和正常外表形象的辅助器具。有上、下肢假肢。多用铝板、木材、皮革、塑料等制作，其关节采用金属部件。

2. 矫形器

装配于人体外部，通过力的作用，以预防、矫正畸形，治疗骨关节及神经肌肉疾患补偿其功能的器械。有上肢矫形器、下肢矫形器和脊柱矫形器。

3. 助行器

指辅助人体支撑体重、保持平衡和行走的工具。有拐杖、助行架和轮椅。

小 结

本章内容主要介绍老年社区康复护理的基本知识，包括社区康复的定义、基本功能以及常用的康复护理方法。老年社区康复护理是团队型治疗，在实施时需针对性地进行诊疗与评定，

思 考 题

1. 社区康复的定义。
2. 社区康复常用的方法及其作用。

（郝习君　许丽雅）

第二十一章　社区老年人常见病、伤、残者及术后的康复护理

第一节　脑卒中患者的社区康复护理

一、脑卒中患者的社区康复与护理

脑卒中又称为脑中风，是由于大脑里面的血管突然发生破裂出血或因血管堵塞造成大脑缺血、缺氧而引起。动脉粥样硬化是引起脑卒中的重要原因。一些老年人有了血管硬化的病理基础，再加上患有高血压、糖尿病、心脏病等，更容易发生脑卒中。目前，康复治疗是临床上治疗脑卒中后遗症的主要手段。

（一）社区康复目标

脑卒中可以引起多种功能障碍，主要是肢体功能障碍和认知功能障碍，肢体功能障碍包括运动、感觉、平衡障碍，以及痉挛、关节活动度受限等。肢体功能障碍在不同的发展阶段应采用不同的康复措施，见表21-1。认知功能障碍主要以注意力、执行功能、记忆功能受损较为常见，认知功能训练包括常规认知功能训练、丰富康复训练和现代新型康复技术，见表21-2。

表21-1 偏瘫患者社区康复的目标

分期	康复目标
急性期	急送医院抢救生命，预防并发症
恢复期	早期：完成床上自理，移乘动作，床椅的转移； 中期：站位平衡； 后期：ADL训练及协调性训练
慢性期	利用各种助具和矫形器，达到最大限度的生活自理，回归社会

表21-2 认知功能训练技术

认知康复分类	康复技术
常规认知功能训练	记忆力训练、计算能力训练、注意力训练、定向力训练、思维推理能力的训练
丰富康复训练	丰富康复训练的外界环境，通过增加外部环境的多样性、新颖性和复杂性，诱导感官、认知和运动刺激
现代新型康复技术	人工智能技术、重复经颅磁刺激、经颅直流电刺激、高压氧疗法、肌电反馈技术、音乐疗法、视觉刺激等

（二）社区康复护理

1. 躯干肌训练

通过正确体位的摆放、被动的关节活动、肢体和躯干肌的主动活动训练等，可以恢复患侧躯干肌的运动控制能力。

2. 坐位训练

主要是静、动态坐位平衡训练，肢体持重训练，膝屈曲和踝背屈训练，以及抗痉挛训练，以诱发坐位平衡反应，逐步达到直立位。

3. 移乘训练

以增加患肢的负重能力，为正常行走奠定基础，包括静、动态站位平衡，患侧下肢持重、屈膝和踝背屈的训练、膝稳定性等训练。

4. 站立训练

在站立训练完成后，比较容易进行床、椅、轮椅之间的转移。

5. 步行训练

偏瘫患者的患侧下肢必须能支撑100%的体重，具有Ⅲ级站立位平衡的能力，在摆动时有能完成后伸髋下的屈膝和踝背屈的能力，因此要进行相应的步行训练。

6. 驱动轮椅训练

偏瘫患者中，一侧上下肢都瘫痪，并且不可能独立完成步行训练者，需要偏瘫专用轮椅，需要进行驱动轮椅的能力训练。

7. 下台阶训练

患者完成平地步行训练后，须行上下台阶的训练，才能达到行动自如。

8. ADL训练

脑卒中偏瘫患者能否完成自己进食、穿戴衣物、洗漱、如厕、日常家务等，是评定其生活自理能力的一个方面，因此要进行独立的或有帮助的各种ADL训练。有学者认为，应用矫形器、拐杖的患者其ADL和行走功能的恢复好于不用矫形器和拐杖者。

9. 语言交流训练

脑卒中偏瘫伴有言语障碍的患者应进行言语交流训练。常用的有Schuell的失语症刺激法、交流效果促进法（PACE）、功能性交流治疗（FCT）、强制诱导性语言治疗等。

其中，强制诱导性语言治疗，是采用口语交流和抑制非口语交流形式进行大量的有目标的语言训练的一种系统性强制治疗方法。能够在相对短的疗程内使脑卒中后许多年的患者获得语言功能的大幅度提高，是脑卒中后促进语言功能恢复的有效方法。具体方法：将32张游戏卡片分为2组，每个患者从16张卡片中选择1张（每组卡片中的每一张有2个副本，2个副本为同一事物，但颜色、大小、数量等不同）。每个患者的前面放置障碍物防止看到对方的手或者卡片。任务是从一组卡片中拿出1张不给对方看，向对方明确地描述这张卡片，并且要求对方给自己那张所描述物体的卡片。当对方描述的时候，参与者的任务是确定他是否有被要求的物体的卡片，如果有，把它交给发出请求的对方。如果参与者没有对方要求的卡片（这样的事情会经常发生，因为每组里每张卡片只有2个副本），他或者她必须明确地否定要求。所有的交流必须使用口语词汇或句子，不允许使用手势或姿势表示。强制就是强迫使用口语表达方式，挑战他们的交流能力。交流游戏使用的卡片组包括书写语言和日常生活照片。还增加了家庭训练，包括与家庭成员的日常生活交流。要求患者家属鼓励患者尽量用口语进行交流。家庭训练每天由治疗师分别进行规定。患者和家属使用日记本记录医院环境以外的交流活动。同时进行简短的故事复述。

10. 认知功能训练

认知功能障碍被认为是脑卒中后患者最主要、最常见的并发症，有报道称高达20%～80%的脑卒中患者会出现认知功能障碍，严重影响患者生活质量和日后的全面康复。目前，我国脑卒中后认知障碍的康复训练主要采用计算机辅助认知训练、行为认知疗法、电针刺激疗法、无错性学习、神经认知心理康复等。国外主要采用虚拟现实技术（virtual reality，VR）、眼球运动疗法、视觉扫描追踪及视觉搜索训练等方法。相关方法介绍如下。

（1）音乐疗法

脑卒中认知功能障碍直接影响患者的预后。不同的音乐疗法对脑卒中认知功能障碍有一定的疗效。近几年，TOMATIS、SOUNDSORY等音频训练方法逐渐引入临床，取得良好效果。

TOMATIS、SOUNDSORY是由法国著名科学家TOMATIS医学博士创建并完善，其使用经音频处理的音乐对大脑皮质产生有效刺激，达到改善认知功能的目的。TOMATIS音乐疗法的具体方法：将患者聚集在无线信号发射器所覆盖的范围内（为半径30 m左右的圆周范围），每次18～20人，训练者打开耳机开关，调节适当音量，为患者佩戴好无线耳机（分辨左右），使耳机顶部的骨传导器贴近患者的颅顶正中部。音乐程序包括莫扎特系列音乐和Gregoria圣歌，每日按照顺序更换音乐程序。每日音乐内容皆不相同，包括一首或多首莫扎特音乐和Gregoria圣歌。莫扎特音乐可使大脑活动更加活跃，能够"激活"神经皮质电路相关的功能区域，而Gregoria圣歌对自主神经系统可产生舒缓作用。SOUNDSORY音乐疗法的具体方法：是2018年最新研发的仪器。音乐频率经过仪器核心技术专利产品动态过滤器（dynamic filter）处理，创建特定的声音对比，使其频率既有变化又有特定规律。音频类型包括铜管乐（进行曲）、古典乐（交响曲）、管弦乐、舞曲（圆舞曲、爵士乐、拉丁乐）、福音音乐和儿歌，具体为Strauss（24%）、Haydn（15%）、Sousa（18%）、Children songs（13%）、Gospel（13%）、Bach（7%）、Jazz（5%）和Latin（5%）。

（2）BrainHQ视觉训练

BrainHQ视觉训练是利用网络设计的有益于大脑神经功能恢复的训练系统。BrainHQ视觉训练系统包括"三思而行"（double decision）、目标追踪（target tracker）、存储网格（memory grid）、视觉扫描（visual sweeps）、面对面（face to face）、鹰眼（hawk eye）等多种训练模式。具体训练方法如下：①"三思而行"：首先屏幕中央出现小汽车，屏幕边缘出现66号公路标志，游戏指导患者将注意力集中在屏幕中央的小汽车，用余光搜索屏幕边缘的66号公路标志，记住小汽车的形状和66号公路标志出现的位置，随后屏幕上小汽车和66号公路标志被自动覆盖，在屏幕中央出现两辆不同的小汽车，由患者选择刚刚看见的是哪一辆汽车，并标注66号公路标志在哪个位置。如果答对了即会进入增加难度的下一个关卡。②目标追踪：首先屏幕上出现一个气泡作为目标，游戏指导患者将注意力集中在这个气泡上，随后气泡开始慢慢移动，并逐渐出现更多一样的气泡一起移动。当所有气泡停止移动时，由患者选择第一个出现的气泡目标是哪一个。如果两次都答对即会进入增加难度的下一个关卡。③鹰眼：首先屏幕上出现一群呈圆形排列的鸟，其中有一只鸟和其他鸟的形状或颜色不同，游戏指导患者将这只不一样的鸟作为目标，需要在一定时间内记住这只鸟出现的位置，随后屏幕上所有的鸟会消失，由患者选择刚刚那只不一样的鸟是在哪里出现的。如果答对了即会进入增加难度的下一个关卡。④ 视觉扫描：首先屏幕中央出现一个正方形，正方形内部共有四种扫描方向——纵向、横向和两条对角线，每一种扫描方向又包括两种空间频率，即向内和向外，这些扫描方向和空间频率都是随机出现的。游戏指导患者需在一定时间内，记住正方形内出现的是哪种扫描方向或空间频率，随后屏幕中央出现与方向相对应的箭头，由患者点击箭头选择刚刚看见的是哪一种扫描方向。如果答对了即会进入增加难度的下一个关卡。

游戏的级别分类：每种游戏各包括10个关卡，难度逐渐增加，各种关卡的区别是形状、颜色和干扰物不同，随着级别的增长，形状、颜色更加相似，干扰物逐渐增多。每个关卡下又包括3个不同背景、不同目标的子关卡，难度也是逐一增加，但每个关卡下相对应的子关卡的背景是一样的。目标在屏幕上停留时间的长短根据患者答对或答错的情况逐渐减少或增加。

（3）人机交互技术

以 Kinect体感游戏人机交互技术为例介绍。Kinect体感游戏内容包括滑雪、航行获金币、高尔夫等诸多游戏模式。其中，滑雪主要针对患者的记忆功能进行干预；航行获金币、高尔夫主要针对患者的执行功能进行干预。具体干预方法如下。

①滑雪：患者两脚分开与肩同宽，可保持重心转移时的身体平衡；两侧膝关节屈曲可使虚拟人物加快赛道上的速度；重心的左右转移可改变虚拟人物的前进方向，可顺利通过赛道上两个同一颜色的旗门；两侧膝关节由屈曲位转为伸展位时，可使虚拟人物做到跳崖的完美跳跃，缩短完成时间。参考患者入组时RBMT-Ⅱ的评分结果及记忆障碍程度的分级，制定如下记忆处方。

处方1：对于轻度记忆障碍者，第1周选择新秀选手；第2、3周选择职业选手；第4周选择冠军选手。

处方2：对于中度记忆障碍者，第1、2周选择新秀选手；第3周选择职业选手；第4周根据患者情况选择冠军选手。

处方3：对于重度记忆障碍者，前3周均选择新秀选手，可通过改变赛道进行训练；第4周根据患者情况选择职业选手。

②航行获金币：要求患者正对Kinect摄像头。游戏当中，代表患者的虚拟人物会立于一艘游艇内，膝关节屈曲可使游艇前行及加速。在行进过程中，患者需要尽可能多地获取躯体前方（躯体保持原有姿势）、侧方（躯体重心的左右转移，足部固定）及上方（膝关节由屈曲位转为伸展位）的金币，锻炼了患者的计划能力。途中会分阶段地遇到两种不同的行进路程，包括金币多的拱桥和金币较少的水沟，患者可通过膝关节屈曲位、伸展位的改变来进行选择，既锻炼了患者的计划和问题解决能力，同时也改善了患

者的膝关节活动度，一定程度上增加了下肢肌力。

③高尔夫：要求患者侧身立于Kinect正前方，一般患侧在前，健侧在后，利于健侧上肢带动患侧上肢进行击球的前期准备，同时可防止或矫正患者的翼位肩。屏幕上会显示洞的位置及球与洞的距离，患者需根据给出的信息来调整身体的位置，选择长度合适的球杆并控制肩关节外展、外旋的程度，有利于患者组织计划能力的锻炼。

（4）多感觉刺激训练

多感觉刺激训练是通过各种方式产生感官刺激，利用患者自身的感官优势，弥补其所存在缺陷。多感觉刺激可通过浅感觉训练、本体感觉训练、复合感觉训练和特殊感觉训练四个方面进行，患者接受多种感觉刺激疗法，通过增加感觉反馈，能更快地提高触觉功能。多感官刺激疗法是以灯光效果、真实的触感、冥想音乐和令人放松的香气等为媒介，为患者提供以视、听、嗅、触觉为主的综合感官刺激的一种疗法。视、听觉训练如前所述，这里只介绍嗅、触觉。嗅觉训练方法：选择薰衣草精油属性温和。在使用精油前询问有无过敏史，并在前臂掌侧做涂抹试验，无过敏症状方可使用。每日清晨和睡前（21:00）将稀释的薰衣草精油涂于前额、耳后进行嗅觉刺激训练。触觉刺激训练方法：由于指腹和头部触觉感受器最多，故实施手指指腹梳头的动作，对患者进行触觉刺激训练。具体实施方法：实施前修剪患者指甲，洗净双手，两手指屈曲分开，放于头皮，指腹轻压于头皮，由前额发际向后梳头至后颈部。

（5）参加社会活动

参与和从事各种社会生活的能力是脑卒中偏瘫患者社区康复的重要的长期目标，因此要进行相应的训练。

（三）社区康复预防措施

1. 高血压控制

高血压是引发脑卒中最重要的危险因素。高血压病患者比无高血压病的人患脑卒中的危险高6~7倍，因此，防控高血压对老年人来说很重要。社区康复人员应教育老年人进行血压的监督，帮助他们了解血压变化对后期的不良影响。

2. 预防心脏病

脑卒中的发生与有症状或是无症状的心脏病密切相关。国外研究表明，有心脏病的人发生脑卒中的危险要比无心脏病者高2倍以上，特别是有心房颤动者，可以增加发生脑卒中3~4倍的风险。除心房颤动外，其他类型的心脏病也会增加缺血性卒中的危险，包括急性心肌梗死、心肌病、瓣膜性心脏病，以及先天性心脏病。因此，一旦确诊为心脏病的患者，社区康复人员应积极地劝说其进行临床的诊疗，才能有效地预防后期更危险疾病的发生。

3. 防治糖尿病

糖尿病是引起缺血性卒中的重要危险因素。因此，40岁以上的中老年人一定要定期体检，及时发现糖尿病，早期开始预防或治疗。

4. 严格注意血脂

血脂异常与缺血性脑卒中的发生存在着明显的相关性。血脂异常患者首先应进行改变不健康生活方式的治疗，建议改变饮食习惯，如少吃含有不饱和脂肪酸较多的肥肉、油类等，并配合适当增加体力活动，还应定期复查血脂。通过上述改变生活方式无效者可使用他汀类药物治疗。药物治疗的剂量需由医生决定。

5. 适度锻炼

生命在于运动，经常运动的人患脑卒中的概率明显减少。运动能够增强心脏功能，改善血管弹性，促进全身的血液循环，增加脑血流量。运动能扩张血管，使血流加速，并能降低血液黏稠度和血小板的聚集性，从而减少血栓形成的机会。运动也可以促进脂质代谢，提高血液中高密度脂蛋白胆固醇的含量，从而可以减缓动脉硬化发展的速度。社区康复人员在进行功能障碍者的诊疗中，可积极地组织老年人进行运动相关项目的比赛，来帮助其提高身体素质。

6. 减少不良生活习惯

有的人患有高血压或动脉硬化已经多年，由于采取各种防范措施，依然处于安全状态，没有发生脑卒中。但是，也有的人虽然是同样的状况，但由于外界环境等诱发因素的影响，可以突然发生脑卒中，所以尽可能避免或减少各种诱发因素也是预防脑卒中的重要措施之一。诱发因素包括情绪激动、暴饮暴食、大量饮酒、过度劳累、用力过猛、气候骤变、突然改变体位等。如果情绪激动或用力过猛，会导致血压骤然升高，突发出血性卒中。

老年人更应该加强脑卒中的防范意识，积极治疗和控制已知的高血压、糖尿病、心脏病、高血脂等疾病，找到适合自己的健康生活方式并持之以恒，努力保持积极、乐观、稳定的良好心态，避免或减少各种诱发因素。

第二节　颈椎病患者的社区康复护理

老年人由于年轻时不注意，为老年留下了隐患，成了颈椎病的高发人群。老年人患有颈椎病如果不谨慎治疗，可能会引起其他疾病。如头痛、眩晕、耳鸣、视物模糊、记忆力差、反应迟钝、心慌、胸闷、气短、呃逆、心律失常、房颤等各种症状，都是由于没有慎重治疗颈椎病引起的，因此社区康复人员需了解如何对老年颈椎病进行康复护理。

（一）社区康复目标

颈椎病（cervical spondylosis）是颈椎间盘退行性病变累及周围的神经根、脊髓、椎动脉和交感神经，出现相应的临床症状和体征。社区康复目标主要是缓解疼痛，改善局部血液循环，消除症状和体征，恢复正常生理功能和工作能力，防止复发。颈椎病一般分为神经根型、脊髓型、椎动脉型、交感型和混合型5种，见表21-3。

表21-3　颈椎病患者的社区康复目标

分期	分型	康复目标
急性期		休息、制动
恢复期	神经根型	非手术治疗为主。牵引、药理、理疗、针灸，缓解疼痛和麻木
	脊髓型	先进行非手术治疗，疗效不明显尽早手术，禁用牵引
	椎动脉型	非手术治疗为主。有明显的颈型眩晕或猝倒发作，经非手术治疗无效，动脉造影证实狭窄者选择手术治疗
	混合型	严重的脊髓受压需手术治疗，其他表现以非手术治疗为主

（二）社区康复护理

1. 围领及颈托

可起到制动和保护颈椎，减少对神经根的刺激，减轻椎间关节创伤性反应，减轻神经根和椎动脉受压情况，有利于组织水肿的消退和巩固疗效，防止复发的作用。长期应用颈托和围领可以引起颈背部肌肉萎缩，关节僵硬，所以穿戴时间不可过久。

2. 药物治疗

在颈椎病的治疗中药物可以起到辅助对症治疗作用，常用药物有：非甾体类抗炎药，扩张血管药物，营养和调节神经系统的药物，解痉类药物。

3. 注射疗法

常用方法有局部神经阻滞疗法，局部痛点封闭，颈段硬膜外腔封闭疗法，星状神经节阻滞等。

4. 颈椎牵引治疗

是较为有效且应用广泛的颈椎病治疗方法。在确保无牵引禁忌的情况下，必须把握正确牵引力的方向、重量和牵引时间，以保证牵引的最佳治疗效果。牵引时间：10～30 min。牵引角度：颈椎前倾10°～25°。上颈椎疾患前倾度数小些，下颈椎疾患前倾度数大些。牵引重量：6～15 kg。

5. 物理治疗

是较为有效和常用的治疗方法。常用方法有直流电离子导入疗法、超短波、微波、低中频电疗、高频电疗法、石蜡疗法、磁疗、超声波、光疗、水疗、泥疗等。

6. 针灸治疗

针法常取绝骨穴和后溪穴，再配以大椎、风府、天脊、天目、天柱等。

7. 推拿和手法治疗

手法大致分为三类：传统的按摩、推拿手法；旋转复位手法；关节松动术。

8. 运动疗法

在医师或治疗师指导下进行功能锻炼。急性发作期限制活动，尤其是脊髓型和椎动脉型的患者，动作应缓慢，幅度由小逐渐增大，肌力训练多进行等长收缩。

|知|识|链|接|

各国颈椎病诊疗指南

通过对颈椎病发病机制、危险因素、诊断评估方法、干预技术的系统研究和总结，目前各国已经围绕颈椎病的诊疗和康复发布了系列指南和专家共识。其中比较有代表性的包括中华医学会物理医学与康复学分会于2019年出版的《颈椎病康复专家共识》、中国康复医学会颈椎病专业委员会于2007年推出的《颈椎病诊治与康复指南》、湖南中医药大学第一附属医院于2020年制定的《中医康复临床实践指南·项痹（颈椎病）》、美国物理治疗学会骨科学组基于2008版指南于2017年更新发布的 Neck Pain: Revision 2017、荷兰皇家物理治疗学会于2018年发布的

Clinical practice guideline for physical therapy assessment and treatment in patients with nonspecific neck pain，以及加拿大安大略省交通伤害管理协议组织于2016年发布的 *Management of neck pain and associated disorders*。

参考文献：

王鹤玮.全周期康复视角下的颈椎病康复相关指南及专家共识解读［J］.中国医刊，2021，56（8）：825-829.

（三）社区预防

（1）帮助老年人正确认识颈椎病，树立战胜疾病的信心。

（2）坚持体育锻炼，增强体质 尽量选择全身性运动，如体操、太极操、太极剑等，或进行慢步走等运动，但要注意运动量的控制，防止关节及周围软组织的损伤。

（3）注意保暖。对于身体尤其是关节部位要注意防护，减少空调冷风直吹颈椎等，减少颈部受凉。

（4）合理休息。颈椎病急性发作期或初次发病者，要注意适当休息，以此对颈椎进行良好的调整，同时休息时主要保持颈椎处于良好的体位，保证其正常的生理曲度。

第三节　腰椎病患者的社区康复护理

（一）社区康复目标

腰椎间盘突出症（lumbar disk herniation）是指腰椎间盘发生退行性改变，导致椎间盘纤维环破裂，髓核突出，刺激和压迫神经根、血管等周围组织，从而引起以腰腿痛为主要症状的病症。腰椎间盘突出症的社区康复以指导性训练和健康教育为主。具体目标见表21-4。

表21-4　腰椎间盘突出症患者的社区康复目标

分期	康复目标
急性期	休息、制动、减轻疼痛，恢复基本的日常生活活动
恢复期	维持和提高腰部肌肉的功能，预防反复发作，尽可能恢复日常工作和劳动，预防复发
慢性期	除上述外，加强腹肌和腰背肌稳定性训练，如出现鞍区麻木、大小便失禁或经保守治疗症状不缓解，应到骨科进一步检查和手术

（二）社区康复护理

1.卧床休息

急性下背痛患者疼痛较剧烈时，需短时间卧硬板床休息，一般以2～3 d为宜，不宜长期卧床。随着症状改善，应尽可能下床做简单的日常生活活动。下床时用手臂支撑帮助起身，尽量避免弯腰，并戴腰围保护。日常活动要循序渐进，在不加重腰腿痛症状的情况下，直至逐渐恢复正常活动。

2.腰围制动

腰围佩戴上起肋弓，下达腹股沟，起支撑作用。不宜长期使用腰围，佩戴时间一般不超过1个月，以免造成腰背部肌力下降和关节活动度降低，造成肌肉失用性萎缩，产生对腰围的依赖。佩戴期间可根据患者身体和疼痛情况，做一定强度的腰腹部肌力训练。

3.腰椎牵引治疗

是治疗腰椎间盘突出症的有效方法。根据牵引力的大小和作用时间的长短，将牵引分为慢速牵引和快速牵引。

（1）慢速牵引：即小重量持续牵引，包括多种方法，如自体牵引（重力牵引）、骨盆牵引、双下肢皮牵引等。其共同特点是作用时间长，施加的重量小，大多数患者在牵引时比较舒适。牵引重量一般为体重的30%~60%，可根据患者的感觉对牵引重量进行增加或减小。牵引时间急性期不超过10 min，慢性期一般20~30 min，1-2次/d，10~15 d为一疗程。

（2）快速牵引：常用的是三维多功能牵引器，该牵引器由计算机控制。牵引时定牵引距离，不定牵引重量，牵引作用时间0.5~2 s，多在牵引的同时加中医的正骨手法。

4. 物理因子疗法

有镇痛、消炎、缓解肌紧张和松解粘连等作用。临床常根据患者的症状、体征、病程等的特点选用高频电疗、低中频电疗、直流电药物离子导入、光疗、蜡疗等治疗。

5. 手法治疗

主要作用为缓解疼痛，改善脊柱的活动度。以Maitland的脊柱关节松动术和Mckenzie脊柱力学治疗法最为常用，如椎间盘已经碎裂则禁止使用手法治疗。

6. 中医传统治疗

包括推拿、按摩、针灸等疗法。

7. 运动疗法

恢复期可进行有氧运动、腰腹肌的稳定性训练和下肢的柔韧性训练。

第四节　骨折患者的社区康复护理

骨折是骨科最普通、最常见的一类疾病，对年轻人来说似乎没什么，可对老年人而言，骨折很可能是压垮生命的最后一根稻草。随着年龄增加，老年人身体的各项机能也在不断退化，年纪越大，骨质疏松风险越大，骨折的概率也越大。在有骨折史的老人中，主要发生骨折的部位为腰椎、腕骨和股骨近端，常见原因包括下楼踩空、摔跤、被车撞等。临床上，老年人摔倒了从此卧床不起，甚至危及生命的例子数不胜数。

（一）社区康复目标

骨折（fracture）是指骨的完整性和连续性发生中断。骨折部位不同，康复要点不同，但主要是改善关节活动度，消除肿胀，减少并发症，增强肌力，改善ADL。具体目标见表21-5。

表21-5 骨折术后的社区康复目标

分期	康复目标
早期 （骨折后1～2周）	消除肿胀，减轻疼痛，保护骨折部位，预防肌肉萎缩，关节被动活动
中期 （骨折后3～8周）	促进骨痂形成，增加关节活动度和肌力，改善ADL，恢复部分工作
后期 （骨折81～12周）	消除残存肿胀，减轻瘢痕挛缩、粘连，恢复关节活动度，增加肌力，恢复ADL，重返家庭和工作岗位。

（二）社区康复护理

1. 关节活动度训练

早期应用CPM，鼓励患者进行受累关节的各个轴向的关节小幅度活动，牵伸挛缩的肌肉和粘连的关节，外固定解除后应进行关节主动活动。

2. 肌力训练

逐步增加肌肉的训练强度，早期进行肌肉等长收缩训练，外固定解除后，逐步由等长训练向等张训练过渡，在保证骨折处安全的情况下进行抗阻训练。

3. 步态训练

上肢骨折在不影响固定的情况下应早期进行行走训练，下肢骨折需根据骨折的类型、固定的方式进行负重训练，应遵循从不负重到部分负重再到充分负重的规律进行步行训练。

4. 物理因子疗法

利用红外线促进血液循环，消肿止痛；紫外线照射促进钙盐沉积；超声波软化瘢痕、松解粘连。

5. ADL训练

早期进行作业治疗，加强平衡和协调性训练，逐步进行职业训练，改善ADL及工作能力。

|知|识|链|接|

阶梯性康复训练

康复医学将骨折后的康复分为不同阶段，以不干扰骨折固定物，又有助于损伤组织的早期愈合和修复、促进功能的恢复为目的。在康复医学领域，一般将骨折后的康复分为两个阶段，第一阶段为骨折经复位固定后阶段；第二阶段为骨折已愈合，固定解除后的阶段。康复的第一阶段，通常做被固定关节周围肌肉的等长收缩。在第二阶段，尽管骨折已基本愈合，若是外固定，则固定可解除；若是内固定，一般要1年以后才取内固定物，最早也在伤后6个月左右，而骨折达到临床愈合一般只需8～12周时间，所以应以骨折达到临床愈合标准来衡量，根据X射线片、患者的临床表现，确定骨折是否达到临床愈合，据此开始第二阶段的康复。近年来，"阶梯性康复训练"已成熟运用于四肢、髋关节手术患者及脑卒中患者，均取得了良好效果。

参考文献：

张长杰.加强骨与关节损伤的康复降低致残率［J］.中华物理医学与康复杂志，2003，5：257-259.

（三）社区预防

1.合理饮食

控制体重，避免身体肥胖，减少关节负担。

2.避免不良姿势

减少或避免屈膝运动和作业，如久蹲。

3.休息和安全运动

告知老年人骨折后应注意运动与休息相结合。运动可促进软骨代谢，增加关节软骨的厚度。休息可减少关节过度劳损。

4.积极进行康复治疗

按照运动训练指导，完成家庭训练计划如关节活动、肌力、耐力训练，提高功能水平。

5.功能适应

针对骨折术后依然存在部分功能障碍时，应积极采取外在环境的改变，以提高老年人的生活质量。

小　结

老年社区康复是社区发展计划中的一项康复策略，目的是使老年人享有康复服务，实现机会均等、充分参与的目标。社区康复的实施，要依靠老年人、老年人家属及所在的社区，以及卫生、教育、劳动就业、社会保障等相关部门的共同努力。社区康复护理是指在康复过程中，根据总体康复医疗计划，在社区层次上，以家庭为单位，以老年人自身为中心，充分利用社区及家庭资源，对社区老年人进行适宜的功能促进护理，最大限度地恢复其功能，以平等的资格重返社会。社区常用的康复护理技术包括运动疗法、作业疗法、言语疗法、心理治疗和康复工程。每种疗法的实施都与社区护士的良好配合有关。社区老年常见疾病包括脑卒中、颈椎病、腰椎间盘突出症和骨折术后，由于病种不同、损伤部位不同，其社区康复目标和社区康复措施不同。

思 考 题

1. 简述脑卒中偏瘫的基本训练动作包括哪些。

2. 案例分析

李奶奶，68岁，1月前起床30 min后突然倒地，神志逐渐不清，言语不清合并右侧肢体不能活动，被家人送至医院，经治疗后患者病情稳定出院，但患者仍右侧肢体活动不利，肌力Ⅲ级，言语不清，大部分时间处于卧床状态，仅可靠坐轮椅30 min，为进一步恢复功能，提高生活质量，欲在社区进行康复锻炼。

请回答：

（1）该患者需要进行哪些方面的康复？

（2）该患者进行康复时有哪些注意事项？

案例分析参考答案：

（1）患者目前功能状况主要为右侧肢体肌力Ⅲ级，代表其能够抗重力情况下进行全范围的关节活动，而不能进行抗阻训练，所以后期应针对性地进行抗阻力训练，可从小阻力开始逐步增大。

（2）注意事项

①患者还有言语功能障碍，为此应先判断患者此时言语不清为构音功能障碍还是由于大脑损伤而造成患者出现失语症，然后再进行针对性的康复护理。

②患者大部分时间处于卧床状态，因此要进行良肢位的摆放，且注意翻身时间，防止出现压疮等情况。

③患者仅可以靠轮椅30 min，说明其平衡功能具有一定问题，后期应进行平衡功能方面的训练。

④患者的期望值为提高自身生活质量，所以也要注意日常性生活能力和工具性生活活动能力的训练，主要依托作业疗法。

（郝习君　许丽雅）

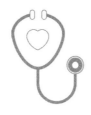

第七篇　老年康乐活动

第二十二章　老年人营养搭配与烹饪

导学目标

● **基本目标**

1. 能够识记食物营养的搭配方法。

2. 有够区别不同食物营养的含量。

3. 能够阐述食物烹饪制作的基本流程。

● **发展目标**

1. 能够运用所学知识能够对老年人进行合理营养搭配，并独立进行烹饪。

2. 感悟生活的多姿多彩，建立为老年人提高生活质量的觉悟，体会劳动带来的美好。

老年人的身体机能、免疫能力往往相对于儿童、青年人等有较大幅度的落差，而且部分老年人受中国传统观念的影响，坚持以"粗茶淡饭"进行养身，这使得原本已经衰弱的身体出现越发严重的免疫力低下或各种营养不良，进而诱发多种疾病，如骨质疏松、冠心病等。为此针对性地对老年人进行饮食干预可以很好地对相关问题进行预防，减少老年人后期疾病痛苦，提高整体生活质量。

第一节　食物营养搭配

随着人们生活水平的提高，过去只有过年才吃得到的大鱼大肉，现在几乎天天都可以吃到，美食当前，人们的肚子越来越"富裕"，但是身体却越来越"贫穷"了。高糖、高热量、高脂肪的饮食，缺乏运动锻炼以及不良的生活习惯，使人们腰围渐渐增粗，血压、血脂也渐渐升高了。长期的血压和血脂升高会导致动脉粥样硬化、脑卒中、冠心病、心肌梗死等严重的并发症，为了避免这些危害的出现，我们必须加强自身的健康管理，运用饮食、运动和药物疗法，控制好血压和血脂水平。

一、搭配推荐

老年人身体需要大量的营养作为后备支持，所以每天的膳食应该多样化、层次化。如每天应食用谷薯类、蔬菜水果类、畜禽鱼蛋奶类、大豆坚果类等食物。平均每天摄入12种以上食物，每周25种以上。每天摄入谷薯类食物250~400 g，其中，全谷物和杂豆类50~150 g，薯类50~100 g。对于老年来说每天以谷类为主食，在此基础上增加食物多样性，是目前迫在眉睫的。

若量化一日三餐的食物多样性，建议指标为：谷类、薯类、杂豆类的食物品种数平均每天3种以上，每周5种以上；蔬菜、菌藻和水果类的食物品种数平均每天有4种以上，每周10种以上；鱼、蛋、禽肉、畜肉类的食物品种数平均每天3种以上，每周5种以上；奶、大豆、坚果类的食物品种数平均每天有2种，每周5种以上。按照一日三餐食物品种数的分配，早餐至少摄入4~5个品种，午餐摄入5~6个食物品种，晚餐4~5个食物品种，加上零食1~2个品种。

二、营养简介

（一）谷 类

相对于欧美国家，中国人更倾向于食用以谷类为主的食物，如玉米、小麦等，这也是中国人平衡膳食模式的重要特征。谷类食物作为碳水化合物的代名词，是最主要的来源，除了能够满足饱腹感，还可以提供老年人所需的B族维生素、矿物质、膳食纤维和蛋白质等多种营养。

然而，近些年，由于我国经济发展迅速，国内外文化的冲撞，与传统观念的"贫穷式"粗粮养生，部分老年人开始学习"富贵"养生。"富贵"养生多将动物性食物和油脂的摄入量提升，最终导致能量摄入过剩，同时降低了谷类食物的占比，或使用过度加工的谷类食物如精白米、精白面导致B族维生素、矿物质和膳食纤维丢失而引起摄入量不足，这种情况容易造成老年肥胖症的出现，进而形成高血脂、高血压等，进而增加慢性非传染性疾病的发生风险。因此，坚持谷类为主，特别是增加全谷物摄入，有利于降低2型糖尿病、心血管疾病、结直肠癌等与膳食相关的慢性病的发病风险，可减少体重增加的风险，增加全谷物和燕麦摄入具有改善血脂异常的作用。

1.谷类食物种类及推荐选择

谷类食物一般包括全谷类、豆类和薯类，每一种食物的来源各有千秋。

（1）全谷物。是指完整、碾碎、破碎或压片的谷物。里面包含丰富的B族维生素、镁、铁和膳食纤维，还含有多酚、维生素E、单宁、类胡萝卜素、植酸、木质素和木脂素等常见抗氧化成分，而且还含有一些果蔬食品中少见但具有很高营养价值的抗氧化成分，如γ–谷维素、烷基间苯二酚、燕麦蒽酰胺等。

我国传统饮食习惯中作为主食的小麦、稻米、青稞、燕麦、荞麦、小米等经过加工都能够成为最终的全谷物类食物。

（2）豆类。豆类的蛋白质所含的必需氨基酸在数量和相互比例上都接近于动物蛋白。如大豆的蛋白含量高达35%～40%，完全可以取代肉类提供的动物蛋白营养。同时，豆类胆固醇含量还远远低于鱼、肉、蛋、奶等动物性食品。另一方面，豆类含有丰富的亚油酸和磷脂，这些丰富的不饱和脂肪酸能分解体内积存的胆固醇，促进脂肪代谢，使皮下脂肪不易堆积，常选用的豆类包括红豆、绿豆、黑豆、大豆等，由于其加工后所产生的种类多样，易于咀嚼，所以豆类对于老年人来说是十分友好的一类食物。

（3）薯类。包括马铃薯（土豆）、甘薯（红薯、山芋）、芋薯（芋头、山药）和木薯，目前，我国居民马铃薯和芋薯又常被作为蔬菜食用。薯类中碳水化合物含量25%左右，蛋白质、脂肪含量较低；马铃薯中钾的含量也非常丰富，薯类中的维生素C含量较谷类高，甘薯中的胡萝卜素含量比谷类高，甘薯中还含有丰富的纤维素、半纤维素和果胶等，可促进肠道蠕动，预防便秘。

2. 日常生活中的实施

所谓谷类为主，就是谷类食物所提供的能量要占膳食总能量的一半以上；谷类为主，也是中国人平衡膳食模式的重要特征，是平衡膳食的基础，一日三餐都要摄入充足的谷类食物。

在家吃饭，每餐都应该有米饭、馒头、面条等主食类食物，各餐主食可选不同种类的谷类食材。采用各种烹调加工方法将谷物制作成不同口味、风味的主食，可丰富谷类食物的选择，易于实现谷物为主的膳食模式。

在外就餐，特别是聚餐时，容易忽视主食。点餐时，宜先点主食或蔬菜类，不能只点肉菜或酒水；就餐时，主食和菜肴同时上桌，不要在用餐结束时才把主食端上桌，从而导致主食吃得很少或不吃主食的情况。

|知|识|链|接|

老年人膳食模式

考虑到食物成分间的拮抗或协同作用，膳食模式可有常用的两种选择。一种为先验性膳食模式，如地中海膳食模式可帮助提升身体健康素质，并降低老年人衰弱的风险。另一种为后验式膳食模式，即依据个人饮食摄入确定饮食模式。老年人可依据自身状况针对性地选择更为健康的饮食模式，并可以帮助延缓运动障碍。

参考文献：

杨洁，王安辉，尚磊. 西安社区老年人膳食结构及其与衰弱发生的相关性［J］.中华老年多器官疾病杂志，2021，20（10）：738-744.

（二）蔬菜水果、奶类和蛋类

为了保证食物的多样化并均衡营养，老年人每餐的食物往往会添加丰富的蔬菜水果、奶类和蛋类。

1. 对健康的重要性

（1）蔬菜和水果。蔬菜和水果富含人体所需大量的维生素及矿物质，同时大部分膳食纤维含量较高，能够满足人体微量元素的需要，在保证人体肠道正常功能以及降低慢性病的发生风险等方面具有重要作用。除此之外，蔬果中还含有各种芳香物质、色素及有机酸等，在增进食欲的同时能够帮助消化，对老年人的饮食有极大的促进作用。

（2）奶类。奶类富含大量的钙元素，是优质蛋白质和B族维生素的良好来源。对于我国居民来讲，存在长期的钙摄入不足，而每日摄入300 g奶或相当量乳制品可以较好补充不足，促进成人骨的健康，预防老年人骨质疏松。奶类品种多种多样，包括液态奶、酸奶、奶粉等，可依据老年人的状况进行针对性的选用。

（3）蛋类。蛋类中包含优质的蛋白质，不但具备人体所需的必需氨基酸，而且由于其氨基酸的组成与人体十分相似，所以极易被人体所吸收。老年人身体功能的衰退与氨基合成的减少有直接关系，所以适量的补充蛋白质，对于维持老年人身体健康起到极大作用。

2. 日常生活中的实施

（1）餐餐有蔬菜。每餐吃一大把蔬菜，其中深色蔬菜占的1/2；巧烹饪，保持蔬菜营养。

（2）天天吃水果。多种多样时令鲜果，每天一个。

（3）选择多种多样的奶制品。把牛奶当作膳食组成的必需品。

（4）常吃大豆和豆制品。豆腐、豆干、豆浆、豆芽、发酵豆制品都是不错选择。

（5）坚果有益健康但不可过量，最好一周50~70 g之间。

（三）鱼、禽和瘦肉

肉类的选择中往往包括鱼类、禽类，其中肉类由于其所食部位不同，其营养价值也会出现变化。

（1）鱼类。鱼具有优质蛋白，且蛋白含量为猪肉的2倍，而且约87%~98%都会被人体吸收。鱼中富含丰富的硫胺素、核黄素、烟酸、维生素D和一定量的钙、磷、铁等矿物质。鱼肉中脂肪含量虽低，但其中的鱼油还含有丰富的维生素A及D，被证实有降糖、护心和防癌作用，这对于老年人相关的疾病预防起到一定作用。除此之外，鱼肉中的维生素D、钙、磷等能有效地预防骨质疏松症。海水鱼则含有丰富的碘。

（2）肥的畜肉。脂肪含量较多，能量密度高，对于老年人来讲摄入过多往往是肥胖、心血管疾病和某些肿瘤发生的危险因素，但瘦肉脂肪含量较低，矿物质含量丰富，利用率高，因此对于老年人的饮食结构中，应当选吃瘦肉，少吃肥肉。

（3）动物内脏。动物内脏在中国的料理中占有一定地位，如肝、肾等，其含有丰富的脂溶性维生素、B族维生素、铁、硒和锌等，适量摄入可弥补日常膳食的不足，可定期摄入，建议每月可食用动物内脏食物2～3次，每次25 g左右。

（4）烟熏和腌制肉。由于烟熏和腌制肉在制作过程中易遭受多环芳烃类和甲醛等多种有害物质的污染，同时大量盐的加入，老年人若摄入过多将增加疾病的发生风险。

2.日常生活中的实施

（1）控制摄入总量。对于青年人或中年人，饮食的摄入应采用适量摄入，而对于老年人，因运动量的缺少，所以更应该严格控制每日摄入总量。建议每周摄入鱼和畜禽肉的总量不超过1 kg，鸡蛋不超过6个。应将这些食物分散到每天各餐中，避免集中食用，且食用后不会产生过强的饱腹感为宜。

（2）制定每周食谱。制定食谱，是控制多样性的较好办法，尤其对肉类食物。鱼和畜禽肉可以换着吃，但不宜相互取代，不偏食某一类动物性食物。不要求每天各类动物性食物样样齐全，但每天最好不应少于两类。

（3）掌握食物分量。了解常见食材或熟食品的重量，可在烹饪时掌握食块的大小，以及在食用时主动掌握食物的摄入量。大块的肉，如红烧蹄髈、鸡腿、粉蒸肉等，如果不了解其重量，往往可过量摄入，因此在烹饪时宜切小块烹制。烹制成的大块畜禽肉或鱼，吃前最好分成小块再供食用。

（4）外餐荤素搭配。在外就餐时，常会增加油脂的摄入量，建议尽量减少在外就餐的次数，如果需要在外就餐，点餐时要做到荤素搭配，清淡为主。

第二节　中式烹饪基础知识

作为康复护理人员，在对于老年人的照护过程中，往往要注意其工具性日常生活活动能力的训练，如烹饪。老年人能够独立的地成烹饪技能，可极大地提升自身的生活质量，进而增加幸福指数。本节内容主要介绍中式烹饪。

一、中式烹饪常见的烹调方法

中式烹饪在满足中国人味蕾及胃部的占有举足轻重的地位。其烹饪特点主要包括：①原料选择丰富：中式烹饪对于原料的选取具有极大的包容性，在烹饪的基础上，各种原料的混合都能迸发出惊人的美味。②因材施艺：中式烹饪会因原材料其具体特点选择合适的烹饪方法来保证其最佳的口味。③刀工精湛，善于调味：中式烹饪的刀工在世界上是独一无二的，可以将原料切成条、丝、丁、片、块、段、米、粒、末、茸等形状，也可以利用混合刀法，将原料加工成麦穗、荔枝、蓑衣、梳子、菊花等形状。经过多种调料的调和，突出原材料本身味道。④盛器考究，艺术性强。

中式烹饪其料理方式种类较多，包括炒、爆、熘、炸、烹、煎、贴、烧、焖等20余种。

1. 炒

炒是最基本的烹饪技法，其原料一般是片、丝、条，炒时要用旺火，要热锅热油，所用底油多少随料而定。根据材料、火候、油温高低的不同，可分为生炒、滑炒、熟炒及干炒等方法。

2. 爆

爆就是急、速、烈的意思，加热时间极短，烹制出的菜肴脆嫩鲜爽。爆法主要用于烹制脆性、韧性原料，如肚、鸡肫、鸭肫、鸡鸭肉、瘦猪肉、牛羊肉等。常用的爆法主要为：油爆、葱爆、酱爆等。

3. 熘

熘是用旺火急速烹调的一种方法。方法一般是先将原料经过油炸或开水汆熟后，另起油锅调制卤汁（卤汁也有不经过油制而以汤汁调制而成的），然后将处理好的原料放入调好的卤汁中搅拌或将卤汁浇淋于处理好的原料表面。

4. 炸

炸是一种旺火、多油、无汁的烹调方法。炸有很多种，如清炸、干炸、软炸、酥炸、面包渣炸、纸包炸、脆炸、油浸、油淋等。

5. 烹

烹分为两种：以鸡、鸭、鱼、虾、肉类为料的烹，一般是把挂糊的或不挂糊的片、丝、块、段用旺火油先炸一遍，锅中留少许底油置于旺火上，将炸好的主料放入，然后加入单一的调味品（不用淀粉），或加入多种调味品兑成的芡汁（用淀粉），快速翻炒即成。以蔬菜为主料的烹，可把主料直接用来烹炒，也可把主料用开水烫后再烹炒。

6. 煎

煎是先把锅烧热，用少量的油刷一下锅底，然后把加工成型（一般为扁形）的原料放入锅中，用少量的油煎制成熟的一种烹饪方法。一般是先煎一面，再煎另一面，煎时要不停地晃动锅子，使原料受热均匀，色泽一致。

7. 贴

贴是把几种黏合在一起的原料挂糊之后，下锅只贴一面，使其一面黄脆，而另一面鲜嫩的烹饪方法。它与煎的区别在于，贴只煎主料的一面，而煎是两面。

8. 烧

烧是先将主料进行一次或两次以上的热处理之后，加入汤（或水）和调料，先用大火烧开，再改用小火慢烧至或酥烂（肉类、海味），或软嫩（鱼类、豆腐），或鲜嫩（蔬菜）的一种烹调方法。由于烧菜的口味、色泽和汤汁多寡的不同，它又分为红烧、白烧、干烧、酱烧、葱烧、辣烧等许多种。

9. 焖

焖是将锅置于微火上加锅盖把菜焖熟的一种烹饪方法。操作过程与烧很相似，但小火加热的时间更长，火力也更小，一般在半小时以上。

10. 炖

炖和烧相似，所不同的是，炖制菜的汤汁比烧菜的多。炖先用葱、姜炝锅，再冲入汤或水，烧开后下主料，先大火烧开，再小火慢炖。炖菜的主料要求软烂，一般是咸鲜味。

11. 蒸

蒸是以水蒸气为导热体，将经过调味的原料，用旺火或中火加热，使成菜熟嫩或酥烂的一种烹调方法。常见的蒸法有干蒸、清蒸、粉蒸等几种。

12. 汆

汆既是对有些烹饪原料进行出水处理的方法，也是一种制作菜肴的烹调方法。汆菜的主料多是细小的片、丝、花刀型或丸子，而且成品汤多，汆属旺火速成的烹调方法。

13. 煮

煮和汆相似，但煮比汆的时间长。煮是把主料放于多量的汤汁或清水中，先用大火烧开，再用中火或小火慢慢煮熟的一种烹调方法。

14. 烩

烩是将汤和菜混合起来的一种烹调方法，用葱、姜炝锅或直接以汤烩制，调好味再用水淀粉勾芡。烩菜的汤与主料相等或略多于主料。

15. 炝

炝是把切配好的生料，经过水烫或油滑，加上盐、味精、花椒油拌和的一种冷菜烹调方法。

16. 腌

腌是冷菜的一种烹饪方法，是把原料在调味卤汁中浸渍，或用调味品加以涂抹，使原料中部分水分排出，调料渗入其中，腌的方法很多，常用的有盐腌、糟腌、醉腌。

17. 拌

拌也是一种烹饪方法，操作时把生料或熟料切成丝、条、片、块等，再加上调味料拌和即成。

18. 烤

烤是把食物原料放在烤炉中利用辐射热使之成熟的一种烹饪方法。制的菜肴，由于原料是在干燥的热空气烘烤下成熟的，表面水分蒸发，凝成一层脆皮，原料内部水分不能继续蒸发，因此成菜形状整齐，色泽光滑，外脆里嫩，别有风味。

19.卤

卤是把原料洗净后，放入调制好的卤汁中烧煮成熟，让卤汁渗入其中，晾凉后食用的一种冷菜的烹调方法。

20.冻

冻是把动物原料的胶原蛋白经过蒸煮之后充分溶解，冷却后凝结成冻的一种冷菜烹调方法。

21.拔丝

糖（冰糖或白糖）加油或水熬到一定的火候，然后放入炸过的食物翻炒，吃时能拔出糖丝的一种烹调方法。

22.蜜汁

蜜汁是一种把糖和蜂蜜加适量的水熬制而成的浓汁，浇在蒸熟或煮熟的主料上的一种烹调方法。

23.熏

是将已经处理熟的主料，用烟加以熏制的一种烹调方法。

24.卷

是以菜叶、蛋皮、面皮、花瓣等作为卷皮，卷入各种馅料后，裹成圆筒或椭圆形后，再蒸或炸的一种烹调方法。

小　结

本讲课我们学习了日常饮食的营养搭配和中式烹饪的常见的方法，通过本节课的学习，同学们应该利用本节课的知识内容，帮助自己合理地安排自己的饮食，维持良好的健康水平。

思　考　题

1.应如何进行每天的食物营养搭配？

2.中国烹饪的技术都有哪些？

3.请为你的家人或朋友制作一道中式料理吧。

（许丽雅）

第二十三章　老年人插花制作与赏析

导学目标

● **基本目标**

1. 识记色彩的基本要素。

2. 能够辨别东方式、西式和现代插花的特点。

3. 能够陈述插花的基本流程。

● **发展目标**

1. 运用所学知识能够独立地进行行插花作品的设计。

2. 通过插花的过程，体验生活之美，建立尊重自然，敬畏自然之情。

康复护理人员在关心老年人身体健康状况时，同样要顾忌其精神功能状况。一花一世界，一叶一菩提，插花艺术作为一项高雅的艺术，是集花卉学、美学、文学等于一体的造型艺术，是心灵与花的对话，老年人学会插花活动，不仅可以促进其身体功能的恢复，同时能陶冶其精神气质，增加生活动力与生命活力。

第一节　插花基本知识

一、基础概念

根据插花起源和应用发展史来看，可以将插花艺术归纳概括为两种概念。

1. 广义概念

即从花卉植株上剪取枝、叶、花、果（统称为切花），经过技术和艺术加工，遵循一定的艺术原则，以表现生活美和自然美为目的的一种艺术。

2. 狭义概念

将切花素材插入盛水的容器中，经过技术和艺术加工，遵循一定的艺术法则，插制成一种表现自然美和生活美的花卉艺术作品。这种创作的表现形式称为狭义的插花艺术。

两者主要区别仅在于是否将切花素材在水中盛放。简言之，使用盛水的容器进行插花艺术创作活动就是典型的狭义的插花艺术；而不使用容器而制作的捧花、花束、胸花、花车和现代花艺等作品的创作活动统称为广义的插花艺术。

二、插花艺术的分类

（一）按艺术风格分类

插花按艺术风格来分可分为东方式插花、西方式插花、现代自由式插花。

1. 东方式插花

东方式插花中最具有代表性的包括中式插花和日本插花。

（1）在中国，插花往往在生活中起到增色增彩的效果。中式插花崇尚自然，尊重自然的形成规律，喜欢师法自然，力求表现花材自然的形态美和色彩美，达到"虽由人作，宛若天开"的效果，"天人合一"是中国插花的最高境界。"顺乎自然之理，富有自然之趣"是中国插花最重要的审美标准。因此，中国插花也称为自然式插花，见图23-1。

（2）日本花道最早虽起源于中国的佛前供花，但后期因日本本国的文化、流派及习俗等影响，渐渐形成了独特的日本花道。日本花道遵循极简主义，提倡"一枝独放美于满瓶繁花"的美学观念，"少即是多"的观点深入人心。在日本花道中，设计者往往会思考从花材中进行减法，而非加法，突出花材本身的主题，让欣赏者能够更好地观赏到植物的每一个细节。见图23-2。

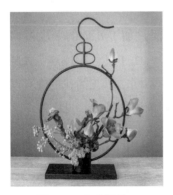
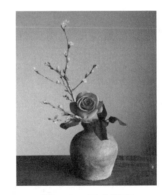

图23-1　中式插花　　　　　　　　图23-2　日式插花

2. 西方式插花

西洋花艺与其热情、开放、勇敢等特征相符合，其花艺崇尚人类对自然的震慑，喜欢自由外露的艺术风格，注重花材整体的色彩美、图案美，强调整体的艺术效果，与东方式花道的重视花材细节不同，西方式花艺强调整体美。作品所选用的花材种类多、数量大、排列密集而整齐，色彩丰富，给人雍容华贵、端庄大方的感觉。见图23-3。

3. 现代自由式插花

在现代人的生活中，插花常充当亲善大使，传递情感，增进友谊。如七夕节中红玫瑰作为情侣间浪漫的代言，康乃馨承载着对母亲深情的祝福，菊花寄托着对先人的怀念等，案头摆放的文竹是给爱人最体贴的关怀……如果要问现代插花是什么，那就是爱！爱花，爱人，爱生活。见图23-4。

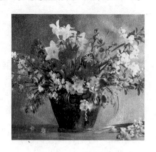 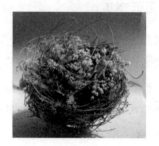

图23-3　西式插花　　　　　　　图23-4　现代自由式插花

（二）按花材的性质分类

根据花材性质不同，插花分为鲜花插花、干花插花、人造花和混合用花。

1. 鲜花插花

指插花素材全部或主要使用鲜花。鲜花插花的优点是能呈现花材本身的色彩，具有特有的花香，且散发着自然之美。鲜花插花的应用范围广泛，使用于多种环境和场合，特别适合隆重的庆典礼仪活动，能强烈地渲染气氛。其缺点是鲜花保鲜期不长，装饰和欣赏的时间较短，养护较复杂，在暗光下装饰效果不好。

2. 干花插花

指插花素材全部或主要使用自然的干花或经过加工处理的干燥植物材料。干花在其本身材质上能够体现出原有花材的自然形态美，由于其色彩掉落、无味，所以可依据设计需要进行二次的染色、喷香等，与鲜花插花不同，干花插花的保存时间相对较长，便于管理，但缺点是怕强光长时间暴晒，也不耐潮湿的环境。见图23-5。

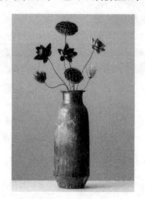

图23-5　干花插花

3. 人造花插花

人造花指人工仿制的各种植物材料，包括绢花、涤纶花、塑料花等。人造花具有仿真性，设计和着色随意，可选择的种类繁多。人造花插花的优点是色彩艳丽，变化丰富，易于造型，便于清洁，观赏时间长。

4. 混合用花

混合用花的素材包括将鲜花、干花、人造花这三种花材混合插花，根据季节、环境及具体条件的需要可进行针对性地选择。

（三）按器具分类

对于插花艺术本身来讲，所关注的不仅仅是花材本身之美，其盛放的器具的搭配也属于插花艺术中一部分，不同的器具盛放可表达出不同的插花效果。依据器具进行分类可包括瓶花、盆花、篮花、筒花、钵花及碗花等。

1. 瓶花

瓶花是古今中外最早出现、最早使用的插花形式。花瓶整体形状为竖立式容器，但型制上有口、唇、颈、耳、系、肩、腹、腰、底、足、倭角等的不同，各自有着相应的名称，如喇叭口、龙耳、高足等。依据材质，花瓶的质地有金属、陶瓷、玻璃、塑料、树脂、橡胶石膏、皮革、PU、藤草、竹木、纸、石等，见图23-6。

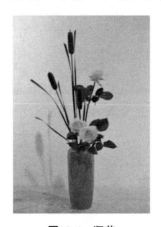

图23-6　瓶花

2. 盆花

盆花也是古老而普遍应用的插花形式。包括半圆形盆花、不对称形盆花和自然盆花。其中，半圆形盆花主要适合小型花卉，整体作品呈现需要花卉数量较少，花材间距较大。稍大的花卉适合使用不对称性盆花，主要营造的效果为不对称性的自然之美。若需要展现花型自然弯曲的花卉，往往选择的是自然形盆花，见图23-7。

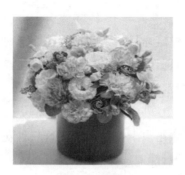

图23-7 盆花

3. 篮花

篮花一般是将较大型的花材放在盛水的容器中，然后将整体花材制作成L型、圆形或自然形等。常见于礼仪插花中，但也经常见于艺术插花中，作为纯观赏的艺术品。花篮通常用竹、藤、柳、麦秆等编制，也有用陶瓷、玻璃等材料制作。形态有有柄花篮、无柄花篮、筒状花篮、平底状花篮、月亮形花篮等，见图23-8。

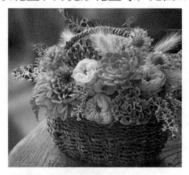

图23-8 篮花

4. 筒花

筒花源于五代而盛于北宋、金，筒花又称隔筒，以各式竹筒花为代表，后又有仿照竹筒的陶瓷筒、玻璃筒、藤编筒、木筒等。传统筒花构图不拘形式，可用各类枝条优美、花色淡雅的名花、名草，充分展现花材优雅的自然风姿。见图23-9。

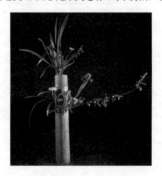

图23-9 筒花

5.钵花

钵花的器皿为低矮粗圆的花器，它比花瓶低而粗，比花盆高而瘦，显得粗犷稳重，宜插制落地式插花或花材数量多的插花。其形态多数为缸状外形，能储水。材质以陶瓷为主，也有用石膏、玻璃钢等材料制成的，见图23-10。

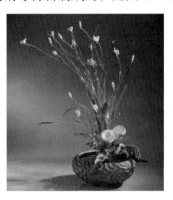

图23-10　钵花

6.碗花

碗花的器皿为口宽底尖的圆形花器，以花插固定花枝，直接由中心点出枝，花脚紧密成把，整体高洁端庄，轻巧利落，在中国古代和日本花道中运用较多，现代插花中，往往把它归为盆花。

除了上述6种花器以外，现代尚有似盆非盆、似瓶非瓶，形状抽象独特的各种花器，成为异形花器。异形花器的出现，为艺术插花的创作拓宽了变化的空间。

第二节　插花的造型设计

一、色彩搭配

（一）色彩的概论

1.色彩的三要素

色彩可用的色相、饱和度和明度来描述。人眼看到的任一彩色光都是这三个特性的综合效果，这三个特性即是色彩的三要素，其中，色调与光波的波长有直接关系，亮度和饱和度与光波的幅度有关。

（1）色相。色相是色彩的名称，如红、黄、蓝，每个名称都表示一种颜色的色相，其为色彩最基本的属性，也是区别各种颜色最主要的标志。在自然界，一般参照太阳光的组成分为七种色相，有时依据人的心理特征分为暖色和冷色两大类，如偏红黄为暖色，偏蓝青为冷色。

（2）饱和度。饱和度又称为色纯度，色强度或色度，是指颜色纯净程度和饱和程度。纯度越高，颜色越鲜艳。在所有的色彩中，最饱和的色又称为光谱色。光谱中红、橙、黄、绿、青、蓝、紫等色光都是该色相中最纯的色，红色为纯度最高的色相，蓝绿色为纯度最低的，但是除波长的单一程度和颜料本身的最高纯度不同影响纯度外，眼睛对不同波长的光的敏感度也会影响色彩的纯度。

（3）明度。明度又称为色明度、亮度、色值，是指色彩的明暗程度。基于外在光度或照明条件的变化，同种色相可有不同的明度，明度高，色彩明亮；明度低，色彩灰暗。例如，红色由于照射光线的增强可由暗红逐步变为鲜红色。在不同的颜色中，黄色的明度较高，仅次于白色；紫色的明度较低，接近于黑色；黑色明度最低。插花时，不同明度的色彩相配，能使画面富有变化，增强层次感。

2. 色彩的分类

在五彩缤纷的大自然中，眼睛所能够感受到的色彩十分丰富，按照色彩的系别而言，色彩可分为无色彩系和有色彩系。

（1）无色彩系。无色彩系主要指黑色、白色，而黑色与白色混合后形成的灰色系列也包含其中。无色彩系只有一种基本属性，即"明度"，无色彩系虽不如"彩虹系列"的有色彩系多姿多彩，但万千世界的颜色中无色彩系起到十分重要的作用。

（2）有色彩系。除无色彩系之外，剩下的颜色为有色彩系，与无色彩系不同，有色彩系拥有"色相""明度""纯度"三种基本属性。

3. 色相环

色彩搭配主要考虑的是色彩之间的调和问题，通过两种或两种基本的色相进行搭配，色彩世界中的所有颜色都可以形成一个环状排列，这种环状排列叫作色相环，色相环有8色、12色、16色、24色等，其中，色数越多复色的次数越多，中间色色阶就越加丰富。以12色相环为例，其复色形式如下。

（1）三原色。在12色相环中的红、黄、蓝称为三原色，也是第一次色。三原色在所有颜色中是纯度（饱和度、艳度）最高的，其他任何颜色的纯度都没有三原色高。由三原色可混合出多种色彩，但任何色彩均无法调出这3个原色。

（2）第二次色。12色相环第二环是将三原色相互等量混合后调和的色环，共产生3个第二次色：橙、紫、绿，即黄+红=橙，红+蓝=紫，蓝+黄=绿。

（3）第三次色。将三原色与第二次色在进行等量调和后产生6个第三次色，也称复色。如黄+橙=黄橙。见图23-11。

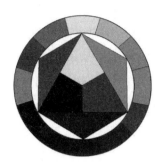

图23-11　色相环

（二）插花的配色

在进行插花的色彩搭配时需考虑以下3个方面：①所设计插花作品的主题表达的含义，设计者的设计意图，作品与外在环境的搭配；②花材与盛器之间的色彩关系；③花材与花材之间的色彩关系。

1. 单色系配色

插花作品所选取的花材及盛器等只选择一种色相，通过调整饱和度及明度来呈现层次感。如红色的粉红、红、深红、暗红等，表现浓淡层次的色彩美。

2. 三原色配色

色环上等距离120°相隔的3个颜色的组合。如红、黄、蓝（三原色）或橙、绿、紫（三间色），能给人一种鲜艳明快的感觉。

3. 类似色配色

类似色配色则利用原色与邻近色进行配色，通常为原色与左右90°夹角内的色彩搭配。如红–橙、橙–黄，黄–黄、橙–橙，橙–红、橙–红。

3. 对比色配色

对比色配色即互补色配色。色环上相隔180°处相对位置的两个颜色的组合，如黄—紫、橙—蓝等。

二、插花的造型设计

（一）造型的基本要素

插花艺术讲究作品呈现的形状或外形轮廓，插花作品的艺术造型纷繁复杂、千姿百态。但是总结归纳如此多不胜数的世界物体形状或人工创造的艺术形象，它们都有共同的本质规律和共有特性，即这些形状都是由点、线、面和体构成，这几种的组合应用可以创作出千变万化的插花艺术作品。

1. 点

在造型艺术中，"点"是最简洁、最小的要素，"万绿丛中一点红"的点面对比效果很受中国人欣赏。点在空间具有独立的位置，有一定的体积和形状，并与周围保持一定距离能充分显示个性但无方向性。中国插花中的"点"常起画龙点睛的作用，称为作品焦点。因此"点"有集中视线、引起注意的功能。点在整个作品中的位置可体现不同的视觉效果，如构图中心的点可产生内聚力，易产生集中稳定感，远离中心向上的点，易产生上升感，远离中心向下则产生下垂感，偏离中心向外斜产生流动感等。作品"生命之光"中的玫瑰，尽管玫瑰具有一定的体积与形状，但在整个作品中只具有"点"的视觉效果。见图23-12。

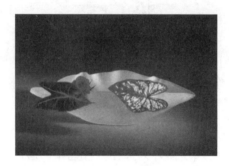

图23-12 生命之光

2.线

在中国插花艺术中，线条是造型的重要构成。线即在空间中具有一定的而为之和长度，不同于点，线具有方向性。同时不同类型的线所展示的视觉效果也大有不同，如粗直线具有震慑力、力量感及强硬感，给人干练、严肃、进取的感受。曲线则表达自由、活力之情，亦可以体现柔和优美的情态。折线富有变化感和力度感（图23-13、23-14、23-15）。

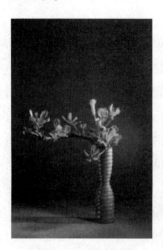 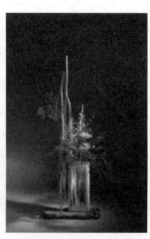 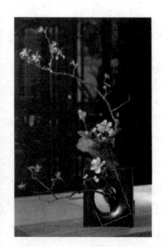

图23-13 舒展的自然　　　图23-14 张力的自然　　　图23-15 曼妙的自然

3. 面

"面"是"点"与"线"的延伸与扩展。在插花创作中，"面"通常指一定数量单枝花的组合以及具有一定美感的叶片，特别是那些面积较大、具有独特韵味的叶片（图23-16、23-17）。

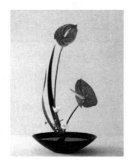 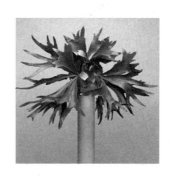

图23-16　曲面的展现　　　　　图23-17　多角面的展现

4. 体

体由面的转折或交接所构成。可分为直线几何形面构成的三维几何体造型，如三角形、正方形、圆柱形、圆锥形、菱形体等，以及由曲线几何形面所构成的三维自由体造型，如"S"形、新月形等。它们都广泛应用于各门类艺术造型中成为造型艺术形式美的客观基础。

（二）造型设计的基本原理

优秀的插花艺术作品应具有作品均衡、生动、优美，构体稳定的特点，所以在进行插花中，设计者需要了解造型设计的基本原理。

1. 多样与统一

多样与统一是插花构图中最基本的原则。在进行插花作品设计时可选择丰富的花材种类、形状、色彩等，达到作品组成元素的多样化。但整个作品中要主次分明，花材质地达到统一，多而不乱，多而不杂。

2. 动势与均衡

在插花中，动势是指各种花材的姿态表现和造型的动态感；均衡是指造型各部分之间的相互平衡的关系和整个作品形象的稳定性。均衡有对称式均衡和不对称式均衡。对称式均衡简单明了，给人以庄重高贵之感，如三角形、半球形、倒"T"形等。不对称式均衡生机活泼，灵活多变，更富自然情趣和神秘美感，如弯月形、"S"形、"L"形等。中国插花艺术的基本构图形式是不对称式构图，造型常有一定的动势，作品显得生机勃勃（图23-18，23-19）。

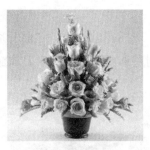

图23-18　三角形

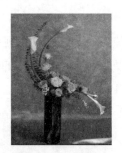

图23-19　弯月形

3.比例与尺度

插花作品的完成需注意作品与外在大环境的匹配度，同时强调作品的表达美。所以依据外在大环境的情况需要对作品的尺度进行调试，尺度是美学无声的语言，如皇家园林大尺度的霸气威严与私家园林小尺度的秀气可爱。除此之外，花材与盛器之间的比例也应考虑在内，见图23-20。

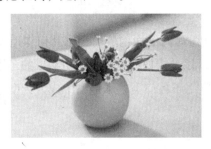 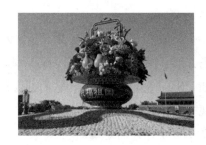

图23-20　不同尺度花卉

4.对比与调和

对比是通过两种明显差异的对照来突出其中一种的特性。如大小、长短、高矮、轻重、曲直、直折、方圆、软硬、虚实等都是一对矛盾，本来不是很高的花材，因在其下部矮矮地插入花朵做对照，则显得高昂，但要注意对照物不能太多太强，否则喧宾夺主，失去对照的意义。

调和强调色彩、形状、色度等整体的协调感。协调感的营造使得整个插花作品显得融洽无间，相互依存，具有完整性。如花材之间，每一种花都属于整体，没有被排斥。调和可通过选材、修剪、配色、构图等技巧达到。见图23-21。

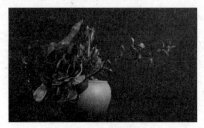

图23-21　色彩的调和

5. 韵律与节奏

韵律与节奏是指事或物进行有规律的重复、有组织的变化。插花的节奏指造型中的枝叶、花朵的色彩、形态及摆放位置，有规律地重复或渐变，带给人和谐自然的美感。

总体来讲，就是前人总结的"构图六法"：高低错落、疏密有致、虚实结合、仰俯呼应、上轻下重、上散下聚。在空间结构上要有"三景"（近景、中景和远景）和"三远"（平远、高远和深远）的概念。

第三节　插花制作基本技巧

一、花材的修剪

设计插花作品的第一步是对原花材进行修剪设计，而在修剪这一步，插花者应怀着敬畏自然、尊重自然的心，向大自然学习。面对手中的原花材，应尽最大可能思考如何修剪才能让其散发出自身最大的特征，表现出极大的张力变化。

1. 顺其自然

顺其自然的前提是观察。插花艺术追求自然，这一点在中式插花中尤为突出。依据原花材本身的形状，进行组合搭配，将花材本身自然之美释放得淋漓尽致。如花材本身为直立向上，插花者可顺势而插，这样可散发出益然争先之美，若花材水平而出，则可表达出其随和流畅之美，因此插花者和什么样的线条相遇，就会顺其自然地做出相应花型。

2. 确定用途

花材本身的长短依摆放环境、盛器的大小而定。在进行花材设计时，插花者需先准备好盛器，观察摆放环境，进而确定作品如何与之呼应。

3. 分清枝条主视面

人有身前身后两面，花材亦如此，在插花作品中，往往会将花材"向阳"的一面面对观赏者。

4. 明确主线条

线条一定要突出主题，线条太多容易混乱，主次分明很重要。一般同方向的线条，选一根留下即可。平行、重叠、交叉枝以及病枯枝都要修剪掉。

5. 物尽其用

每一株花材都是大自然馈赠的珍品，作为插花者应惜花、爱花，认真对待每一枝花，避免浪费糟蹋任何一朵花、任何一片叶，物尽其用是习花者应有的美德。被剪弃的枝条应再想办法用其创作作品。

二、花材造型

天生丽质难得，天生线条难求，有时为了造型和构图的需要，我们需要对花材做必要的加工处理，以此来发挥花材最大的潜能。

1.枝条的弯曲

如银芽柳、六条这些比较细软的枝条，可以用拇指慢慢掰动进行弯曲造型，但要注意力度，切勿折断枝条。也可用双手牵引枝条两端使之成弧状作上下摆动，反复多次便会有轻柔的线条产生。或用手指揉搓使其自然弯曲。对松软的粗枝或易折断的花枝可以用双手绞扭使之弯曲。为了防止已经弯曲的枝条会复原，可在需要弯曲的部位用金属丝或牙签进行固定，如插花者认为影响美观，可在外面包上一层绿棉纸，或者涂上绿色油漆，增加美观性。也可以用铁丝的力量，用铁丝缠绕花枝后，再弯曲造型。部分花卉的枝条比较硬，如枇杷、松等，不容易被弯曲，或有些花材本身具有缺陷，虽需固定，但不宜用金属丝绑扎，可采用折枝固定法，操作者需双手握枝，两拇指抵于折口处，双手用力弯曲枝条，保证枝条折裂但不断。若枝条韧性依然较强，可在折口处嵌入三角形的小楔子，再强制其弯曲。有时也可利用温度的效果，将花材先加热，可采用热水或火，迅速固定造型后进行降温定形。

2.叶片的加工

为了保证作品整体的协调性，体现完整性，插花者往往会选择将多余的叶片剪去，依据情况可选择用剪刀或直接用手掐掉。若强化艺术效果，对叶子进行加工时，可将叶片缠绕在指头上，勒紧，再松开，或直接卷在圆柱体上形成卷曲造型。有的叶片可以用折的方法产生折线，规则或不规则地撕去或剥落部分叶片后使叶片造型产生有趣的变化。

3.花材固定

传统中式插花的盘花主要选用剑山进行固定，如瓶花多采用"撒"的方法，虽然有一定难度，但做出来干净利落，符合"瓶口宜清"的古训，更有传统中国插花味。西洋花的固定多借助于花泥。现代架构式作品中则常用到各种绳子来绑扎，如拉菲草、麻绳等。

可以利用花枝本身的弹性，采用折枝法直接固定在瓶中。如果花枝短而轻，可以直接斜靠在瓶口，切面贴近瓶壁。"楔枝法"，枝条末端一字剖开，将短木夹进去，二者呈"十"字，绑紧，短木两端贴近瓶壁，卡紧，固定枝条。"十字撒""中垂十字撒""井字撒""Y字撒"，最好选择韧性强、富有弹性的枝条做"撒"，长度略大于瓶口处直径。剑山+接枝法：将剑山小心置入瓶中，接稳枝条，插在剑山上固定（图23-22）。

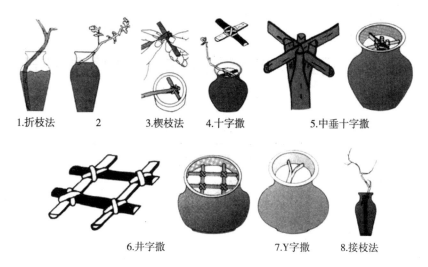

1.折枝法　2　3.楔枝法　4.十字撒　5.中垂十字撒

6.井字撒　7.Y字撒　8.接枝法

图23-22　花材固定方法

小　结

插花具有实用性、知识性和趣味性，既可自娱，又能娱人，能够带给人们喜悦与欢乐，象征美好的愿望，使人们更加热爱生活。但艺术需要创造，成功的作品才能给人以美的享受，欣赏时感到心灵相通，若有所悟，得到启示，回味无穷，同时也获得知识。初学者要循序渐进，经过刻苦学习和实践，才能掌握好插花的知识与技能。

思　考　题

1. 东式插花与西式插花有什么区别？
2. 色彩搭配的三个层次分别为哪些？
3. 插花造型设计的基本技术用途和操作？
4. 请针对本节内容，设计一个富有蕴意的插花作品。

（许丽雅）

第二十四章　老年人园艺活动康复技能

导学目标

● **基本目标**

1. 能够陈述光补偿点、光饱和点对于蔬菜种植的作用原理。

2. 能够阐明蔬菜种植的具体流程。

3. 能够列举蔬菜种植过程中的常见问题。

● **发展目标**

1. 运用所学知识能够对独立的完成一盆蔬菜的种植。

2. 体验劳动带来的乐趣，感悟"粒粒皆辛苦"的深刻含义。

　　种植蔬菜是一段与植物相处的过程，中国人对天然蔬菜特别喜爱，老年人能够利用大量可自由利用的时间来看着一粒种子、一颗菜苗一天天逐渐长大。在栽培过程中，不仅锻炼了老年人劳动能力、认知能力，也能极大提升其日常生活活动能力，甚至为其带来额外的收入。

第一节　基本知识

一、光饱和点

　　当照在植物叶片上的光照强度增强到某一光强时，光合速率就不再随光强的增强而增加，这种现象称为光饱和现象。开始达到最大光合速率时的光强称为光饱和点。

　　光照强度在作物的光饱和点以上，光强再增加对植物而言可能就是弊大于利了，所以光照强的地方，如楼顶种植阴生植物或者在蔬菜育苗的阶段都必须挂遮阳网。

二、光补偿点

当植物叶片上的光照强度在光饱和点以下，植物的光合速率等于呼吸速率，净光合速率为零。此时植物通过光合作用制造的有机物质与呼吸作用消耗的物质处于平衡状态，这时的光照强度称为光补偿点，植物不能累积物质。因此若植物长期处于光补偿点下，植株会逐渐枯黄以致死亡。需注意的是光补偿点是相对光饱和点而言的，若环境温度升高，植株的呼吸作用增强，则光补偿点将会上升。

第二节 家庭蔬菜种植材料准备

一、种菜容器的选择

在家庭进行蔬菜种植，往往先需要选择合适的容器来进行植物的安置，在进行容器的选择过程中我们需要保证如下几个条件。

1. 结构稳定

容器的种类有很多，如陶、瓷、塑料，甚至生活中进行改造后的泡沫箱、铝皮箱、麻袋甚至厚塑料袋等。但为了保证植物完整的成长周期，我们需确定在此周期中，容器不会出现断裂、腐蚀或散架的情况。

2. 大小适合

选择容器也需要考虑所将要种植的植株后期的成长大小状况，要保证植物生长具有足够的空间。

3. 排水孔

排水孔对于种植蔬菜来说十分关键，如果容器本身没有排水孔，需在种菜之前人工钻一些排水孔，大小和多少根据容器本身的大小来定，且要保证排水通畅。为避免浇水时泥土流失，可用碎的花盆片、瓦片、窗纱、粗沙砾或小石子覆盖住排水孔，要求既能挡住排水孔，又能保持排水通畅。

二、种植工具选择

合理选择种植工具不但可以节省人工、资源，往往还能起到事半功倍的效果。浇水壶、手持小喷壶、水桶、水勺、修枝剪、小锄头、小铲子、小耙子、干湿球温度计、铁锹等均是必不可少的种植工具。见图24-1，图24-2。

1. 浇水壶、手持式小喷壶、水桶、水勺：蔬菜育苗期及叶菜类蔬菜种植时要用浇水壶淋浇，当播种的种子刚刚发芽至长真叶前，根部和土壤接触不牢，水流大就会冲走小苗，影响它的正常发育和生长。水桶用来提前盛放自来水，放置一段时间待水中的氯完全挥发干净后再用来浇菜。

2. 修枝剪：用来剪除过密及老化的枝叶。

3. 小锄头：挖土、松土必备。

4. 小铲子：挖坑、移苗必备。

5. 小耙子：挠土，清理花盆或种植槽内烂叶烂根，松表层土壤必备。

6. 干湿球温度计：用来实时观察温湿度变化情况。

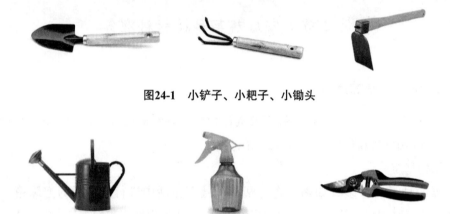

图24-1　小铲子、小耙子、小锄头

图24-2　浇水壶、小喷壶、修枝剪

三、种植品种的选择及购买

除了根据个人的喜好外，还要根据环境条件来进行品种的选择。如果空间大可种植植株比较高大的果菜类蔬菜，如辣椒、南瓜等；空间相对小可选择叶菜类和芽菜类蔬菜进行种植，如小白菜、油菜等。光照条件好可选择喜光蔬菜，如黄瓜、番茄等；光照条件不好可选择耐阴的蔬菜，如韭菜、木耳菜等。庭院种植还要考虑季节问题，春季到秋季以选择种植应季菜为主，冬季一般不能种植。春季可种植较耐寒的叶菜，4～5月份可种植喜温的果菜类，如黄瓜、辣椒、番茄等，这些蔬菜收获后可种植耐热的叶菜，如小白菜、香菜等，到秋季可种些喜冷凉的叶菜类。还可选择长季节栽培的蔬菜，同时可实行高矮品种间套种，以增加种植的观赏性。植株较高的蔬菜要种在北面，株型矮小的蔬菜种在南面，使菜与菜之间不会因为互相遮挡阳光而影响生长。具体见表24-1，24-2。

表24-1 南方地区蔬菜选择

月份	南方地区蔬菜选择
2月	菠菜、生菜、小白菜、茼蒿
3月	菠菜、生菜、小白菜、茼蒿
4月	南瓜、黄瓜、苦瓜、丝瓜、空心菜、番茄、茄子、青椒、豇豆
5—8月	芽苗菜（黄豆苗、绿豆苗）、小青菜、空心菜
9月	大白菜、白萝卜、小萝卜、菠菜、卷心菜、花菜、生菜、甜菜、芹菜、小白菜、冬寒菜、油菜、韭菜、香菜
10月	豌豆、油菜等耐寒蔬菜
11月	莴笋、芹菜、芽苗菜、青菜
12月—1月	芽苗菜、小青菜

表24-2 北方地区蔬菜选择

月份	北方地区蔬菜选择
1月	油菜、菠菜、生菜、马铃薯、葱、茄子、番茄、辣椒
2月	菠菜、马铃薯、葱、黄瓜、四季豆、茄子、番茄、白菜、萝卜
3月	白菜、萝卜、黄瓜、茄子、番茄、丝瓜、冬瓜、南瓜、苦瓜、辣椒
4—5月	白菜、萝卜、黄瓜、四季豆、茄子、番茄、丝瓜、冬瓜、南瓜、苦瓜、韭菜、芹菜
6月	葱、萝卜、芹菜、花椰菜
7月	四季豆、茄子、番茄、芹菜
8月	油菜、苋菜、韭菜、白菜、黄瓜、大蒜
9月	胡萝卜、大蒜、萝卜、花椰菜、茼蒿
10月	青花菜、豌豆、胡萝卜、大蒜、萝卜、花椰菜、茼蒿
11—12月	胡萝卜、大蒜、萝卜、花椰菜、茼蒿

四、土壤选择

目前可以用来种植的培养土，琳琅满目、种类繁多，因此需要针对性地选择好所需土壤。在乡村中，土壤可直接选择比较肥沃的，挖取并清洁后便可以进行种植，但有些喜欢直接用垃圾堆的堆沤土。其实，现在无论是城市还是乡村的生活垃圾，都含有大量对人体有害的塑料废弃物和重金属废弃物，因此，垃圾堆的土壤是被污染了的，建议尽量不要使用垃圾堆的土壤。一般树林或是茂密草丛的枯枝败叶堆沤产生的土壤含有丰富的有机质。从树林或是草丛里取来的土壤，可能含有一些对蔬菜致病的细菌。为了防止这些细菌危害蔬菜，可以在填土的时候，给土壤拌上一些生石灰粉，达到对土壤消毒杀菌的效果。注意，填土后要稍微洒水，才能让生石灰粉发挥作用，且填土后最好静置三天左右时间再播种。

而在高楼耸立的城市中，土壤成了稀奇之物，种植者除了可以在网上进行有机土壤的购买，如家中环境具有发酵条件的也可以选择自己制作营养土。制作营养土，需要收集柳树叶、杨树叶等可单独或混合装入花盆中，装入时需放一层树叶、一层泥炭土或翻盆下来的陈土，再加入1/4的人粪尿和少许硫酸亚铁或柠檬酸铁，浸足水后封盖，压实，发酵3～6个月左右便可以进行使用。另一种方法可以使用家中剩余食物进行制作，确保食物没有进行过烹饪。先在缸中铺一层陈土，再放一层食物，一层陈土，最后浇灌淘米水，后期若还有剩余食物可直接堆加在上面，发酵3～6个月左右便可以进行使用。

五、选择肥料

为了蔬果一路茁壮成长，我们往往还会在种植之前施加基肥，在容器的中间填充肥料，填肥深度根据作物种类的根系来决定。在自家阳台，肯定不能随便施用普通的农家肥了，传统的基肥也就草木灰可以用作基肥。对于化学肥料，我们可以使用蔬菜专用肥或是复合肥，一般一棵蔬菜施放几颗肥料即可。也可以填充从市场上买回来的有机肥作为基肥。如果是买的专用有机蔬菜营养土等，则不需要填充基肥，因为本身已经包含基肥了。

不乏很多人有认识误区，排斥化肥，认为绿色农业就是不使用化肥。其实，绿色农业也要使用化肥农药，只是严格按照规定来使用，注意控制施用的次数和量而已。市场上的有不少有机肥卖，不喜欢化肥或是不懂得绿色农业的化肥使用规范，可以购买使用有机肥。市场上的有机肥有很多并不有机，更不绿色安全，而我们也无法用肉眼分辨。如果很计较这些绿色、有机、安全、健康概念，则最好自己动手制作肥料，可以使用沃土或是草木灰进行浸泡，用浸出液浇灌蔬菜即可达到施肥的目的。家中很多东西也可以作为肥料帮助植株生长。

1. 家庭剩余液体

家庭中经常会出现淘米水、洗肉水、剩牛奶等，这些都是很好的肥料原料。但不能直接倒入花盆中，需将其进行一定的发酵。可将这些液体与一些烂菜叶、苹果皮甚至鱼内脏等一同放密闭容器中进行发酵，后期稀释后才能够使用。

2. 麻酱

家里长时间放置的麻酱底是沤制高效有机肥料的好原料。沤制液肥的大体过程：将麻酱渣粉碎后置于罐头瓶中，加10倍量的水搅拌均匀后加盖盖严。夏季15 d左右便能发酵，泡制成腐熟了的浆状发酵物。使用时，根据用量再加水稀释20～50倍，仔细搅匀后，便制成了浓茶色的上等有机液体肥料。沤制和施用麻酱渣必须注意以下几点：第一，施用的液肥必须充分腐熟；第二，必须按一定比例加水稀释降低浓度后，方可使用，且应以少量多次施用为宜。除了沤制液肥外，还可以将麻酱渣、豆粕饼与园土按1：5混合，经堆积腐熟，粉碎制成颗粒肥料，作为基肥施用。

3. 豆渣

很多家庭喜欢豆浆养生，或喜欢喝咖啡，此时豆渣也是非常好的肥料。在本篇的第一章中介绍过，豆类含有丰富的蛋白质及多种营养物质，且天然无害。在使用时同样要经过发酵后再进行使用。首先需将豆渣装入密闭容器中，加入清水，使其充分发酵，发酵时应注意瓶内要留有空气，因为发酵过程中微生物要进行有氧呼吸。夏季10 d左右，春秋季20 d左右即可使用，使用时再按1：1的比例加入清水。

4. 中草药渣

中药煎煮后的剩渣是一种很好的养花肥料。因为中药大多是植物的根、茎、叶、花、实、皮以及禽兽的肢体脏器外壳，还有部分矿物质，其含有丰富的有机物和无机物，植物生长所需的氮、磷、钾类肥料在中药里都有。用中药渣做肥料，对种植有很多益处，而且还可以改善土壤的通透性。制作过程：首先将中药渣装入缸、钵等容器内，拌进园田土，再掺些水，沤上一段时间，待药渣腐烂变成腐殖质后方可使用。一般都把药渣当作底肥放入盆内，也可以直接拌入栽培土中。

5. 草木灰

收集完全干的树叶或枯草，使其充分燃烧，剩下的灰烬是一种很好的钾肥，种植果菜类蔬菜时，在结果期施入一定量的草木灰，可以促进果实膨大，同时草木灰还有防治病虫的作用。

6. 大豆液肥

将大豆浸泡一夜，煮熟，放进塑料瓶里，加等量水（完全浸住就行），密封两三周，即可形成很好的肥料。

7. 骨渣液肥

将鸡蛋壳、骨头、虾壳、蟹壳、鱼刺等富含磷的物质（选择一种或多种物质均可）放入容器中，加等量水（完全浸住就行），密封两三周，当颜色变黑即可。

|知|识|链|接|

如何除去肥料的异味

1.在制作有机液肥快结束时，放入一些新鲜或干橘子皮，使橘子皮和肥料一同发酵，液肥的臭味就基本能消除了。

2.在制作液肥快结束时，在液肥里适当滴上几滴米醋，可消除液肥的臭味，因为米醋为弱酸性，可以中和液肥中一些腐败物质所产生的气味。

3.花农常说"盆浇肥水味浓烈，加点白酒气味灭"，这话是有一定道理的。在制作的液肥里适当加些白酒，可以明显地清除异味。需要注意的是，白酒的剂量一定要少而淡，否则会烧坏了花根。

第三节　种植流程

一、种子处理

种子常常带有细菌，为减少苗期病害，保证菜苗苗壮成长，让自己和家人吃到健康的蔬菜，也避免自己的劳动半途而废，播种前最好对种子进行简单的消毒处理。一般从市面买回的种子，用温水浸泡法就足够了。一般使用50~55℃的水对种子进行浸泡，一边浸泡一边搅拌不仅可以消毒还可以消除种子外面的黏液。后期晾干后可以进行使用。

二、催　芽

种子成熟之后会进入休眠期，在温度、湿度适宜的情况下，通过一定的刺激，种子会结束休眠然后开始发芽生根。催芽是为了保证种子在吸足水分后，在适宜的温度、湿度的情况下，促使种子中的养分迅速分解运转，供给幼胚生长，进而发芽。一般适用于种子外壳较硬或者不容易出芽的种子。操作需将处理过的种子放在已经铺好纱布、滤纸的育苗盘，将外在温度设置在28~30℃中1~5 d，直至种子发芽露白，即可播种。在催芽过程中要保证种子的湿润。

三、播　种

拿到了优质的种子，就可以开始播种了。首先，需要确认一下现在是否适合播种该种子，每种种子都有适合自己发芽的温度，气温过高或过低都不利于发芽。而且，即使顺利地发出了芽，之后也会有很多意想不到的情况发生。播种的方法有三种，请根据蔬菜的品种及花盆的形状进行选择。

（一）条　播

条播适用于盛器较大，不需要太大株间距，生长过程中需要间苗的蔬菜。播种者需要在一条直线上，按一定的行距，将种子均匀地播在播种沟内。这种播种方法可以保证植株受光均匀，有良好的通风条件，植株生长健壮，质量较好。葱蒜、香芹等小型蔬菜主要采用这种播种方式。具体操作方法如下。

（1）将培养土倒进花盆，倒至离盆沿2～4 cm，并将土摊平。压一下培养土，直到可以用中指在土面上划线，并挖出0.5～1 cm深的沟。

（2）将种子撒播进沟里，注意不要让种子重叠。用拇指和食指捏起种子，手指一边捻着种子，一边均匀撒播（如果种子太小，可以先用三倍的细沙掺和后再撒，就不至于撒得太密了）。

（3）播完种子之后，用沟两侧的土将其覆盖，并用手轻轻按压，使种子与土紧密结合。

（4）用开有细细的斜口的水壶浇水，直到盆底能渗出水来。

（二）点　播

点播是按一定的株行距将种子播于圃地上。一般多用于粒大、发芽力强、幼苗生长健壮的蔬菜。播种时需提前规划好株间距，再进行播种。如豆类、花生等多数采用这种播种方式。具体操作步骤如下。

（1）将培养土倒进花盆，倒至离盆沿2～4 cm处，并将土摊平。空出间隔用塑料瓶的盖子压出0.5～1 cm深的坑。

（2）分别在每个坑里撒播3～5粒种子，注意要让种子互相隔开一点。

（3）用土将种子覆盖，并用手轻轻按压，使种子与土紧密结合。

（4）用开有细细的斜口的水壶浇水，直到盆底能渗出水来。

（三）撒　播

撒播是将种子均匀地撒播于床面或垄面上。多用于小粒种子或种子量较大时。但缺点是出苗的间距不确定，导致后期幼苗通风透光差，易徒长，一般不做推荐。具体操作步骤如下。

（1）将培养土倒进花盆，倒至离盆沿2～4 cm处，并将土摊平。

（2）将种子撒播在整个花盆里，注意不要让种子重叠。用拇指和食指捏起种子，手指一边捻着种子，一边均匀撒播。

（3）在种子上均匀地覆盖一层薄土。

（4）用开有细细的斜口的水壶浇水，直到盆底能渗出水来。

（四）穴　播

穴播一般适用于瓜果、茄类等大型蔬菜。具体操作步骤如下。

（1）先挖出播种穴。

（2）在每穴撒上3~6粒种子，将种子压入土中。入土深度因种子大小而异。瓜类种子需埋入土中1 cm左右，而西红柿、白菜只要3~6 mm就可以了。

（3）用喷水壶轻轻洒水。

四、移　栽

为了让蔬菜更好地成长，部分蔬菜中间需要进行移栽。蔬菜苗过大或者过小，都会影响根系的生长，所以在移栽时一定要选择适宜苗龄的蔬菜定植，常见蔬菜定植时苗龄是这样的，瓜类蔬菜30~35 d，番茄40~50 d，茄子辣椒60~65 d，芹菜60 d，菜花、甘蓝45 d左右，白菜长到3~6片真叶时可以进行移栽。具体操作步骤如下。

（1）在花盆的底部的洞上铺一片网，然后在上面放上石头（或大颗粒的红黏土），直到看不到盆底。以离盆沿2~4 cm的位置为基准，倒入培养土。

（2）将土摊平，挖一个与育苗盆大小、高度差不多的坑。

（3）将秧苗从育苗盆中取出，注意不要弄坏根块，迅速放进坑中。注意不要埋得过深或过浅，茎的底部那里稍稍凸起即可。

（4）浇上足够的水，注意不要浇到秧苗上。

五、浇　水

若想成功地用花盆栽培蔬菜，浇水是一个关键点。虽说缺水是很严重的问题，但浇水过多导致的失败也不在少数。控制好浇水的时间和次数是很重要的。

表层的土干了的话，就需要在上午浇水了。在炎热的夏天，趁土壤温度还没有升高，清早就可以浇水。这里的关键是浇水要充足，直到花盆底部的洞可以渗出水来为止。到了下午土壤又要干了的话，可以再浇一遍水。但是，如果花盆中的土壤始终保持湿润状态的话，根部就容易腐烂，需要尽量避免这种情况。

第四节　常见问题及防治

一、常见病症及原因

1.蔬菜苗徒长、植株细长、不结果

这种情况主要是因光照不足、氮素过量或种植过密造成的。应该将蔬菜挪到光照充足的地方，减少氮肥的施用量或适当间苗，增加株距。

2.蔬菜苗只长叶不开花

主要由于氮肥过高，磷钾肥不足造成，所以后期应注意有针对性地施肥。

3.蔬菜苗只开花不结果

主要由于磷钾肥不足，所以后期应注意有针对性地施肥。

4.蔬菜虽有水分支持但依然萎蔫

可能是由于排水和通风不良，应该增加容器的排水孔，提高栽培基质中的有机物含量，及时给花盆或种植槽中松土。

5.蔬菜苗从底部开始发黄、缺乏活力、颜色黯淡

由于浇水过多，肥力不足，应该减少浇水次数，检查容器排水是否良好，增加施肥次数，但不可一次施用过多，要薄肥勤施。

6.叶上或果实上有黄斑、枯斑、粉斑或锈斑

是病害，应除掉患病部位。

7.叶背虫咬，其上有不规则虫道或植株上弥漫有小飞虫

为虫害，应采用安全方法除虫。见图24-3，24-4，24-5。

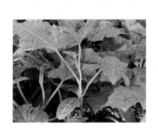 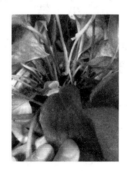 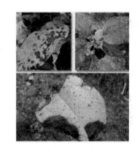

图24-3　植物徒长、细长　　　图24-4　植物底部发黄　　　图24-5　植物上有黄斑、枯斑

二、病虫害防治

生长过程中，可能会遇到病虫害。自家阳台上，肯定不可能随便施用农药，而且为了追求绿色有机，更不能随便施用农药。对付土壤里的病菌和害虫，可以撒生石灰粉或是辣椒粉；对付叶面害虫，可以撒辣椒粉，可以喷洒辣椒水，还可以使用辣椒喷雾；要快速杀灭大量叶面害虫，可以使用家用灭蚊的气雾杀虫剂，这个是低毒的，且挥发性强，不会残留在蔬菜上。注意，选用辣椒来对付病虫害，一定要辣度高的辣椒及其制品。

改良土壤、增强蔬菜抗病能力是预防病虫害的根本之计。翻耕土地，可以控制地老虎、棉铃虫、蚜虫、蝼蛄之类的害虫，可防止害虫在上面产卵。开春栽种之前再把地翻耕一遍，可除灭大部分残留的害虫。翻耕的深度至少15 cm。要保持周围环境卫生

清洁，及时防除杂草、摘除病叶，不给害虫病菌立足之地。土壤太湿以及空气滞浊也会导致多种病害，如根腐病等，所以要注意排水并保证良好的空气流通，使土壤不致太潮湿。

采用多样化种植的方式，也能减少病虫害的发作。如番茄和白菜种在一起，可以驱除菜粉蝶。合理轮作、选用抗病虫害能力强的优良品种、选择适宜的栽种时间等，都是预防和控制病虫害的重要方法。另外，还可以在蔬菜周围种植些有驱虫作用的植物，如艾菊可以驱蚊等。

另外，由于种植面积小，病虫害发生程度会较轻，因此如果出现潜叶蝇、钻心虫、棉铃虫、蚜虫等可固定在植株上的害虫时，建议还是采用人工捕捉的方法，一般虫害出现初期连续捕捉两天就可彻底消灭。对于粉虱这类易迁飞的害虫，建议采用黄色粘虫板粘逮的方法，一只手手持黄板，另一只手摇动植株，使粉虱飞动起来，植株与黄板之间大约15 cm，由于粉虱对黄色有很强的趋向性，所以会飞到黄板上，继而被粘住。

小　结

通过本节课的讲解，同学们应该掌握蔬菜种植的水量、日照情况，这二者缺一不可，任何一项掌握不到位都会对蔬菜造成损伤，其次了解蔬菜的生长周期，选择适宜的蔬菜进行种植。

思　考　题

1. 在蔬菜种植过程中排水孔的作用是什么？
2. 浇水需要有哪些注意事项？

（许丽雅）

第二十五章 软陶作业

软陶将是21世纪迷人的工艺材料，而软陶独有的特性及其多样的可塑能力，极大地吸引其操作人群。老年人通过使用软陶不仅可以通过其材质进行感觉系统的训练，还可以促进其认知功能的训练。

第一节 材料选择

为了满足更为丰富的创作需求，市场上在普通软陶的基础上研发了很多新的品种或其他材料，目前软陶的材质各有特色，如软、硬度等，因此了解不同材质的软陶，可以帮助后期更好地依据个人作品进行选择。

一、常用材料

1.一般软陶土

有数十种色彩，此处值得一提的是透明土，在烘烤后呈现半透明的效果。费光色可创造出一些特别鲜艳的效果。另外还有夜光土，在黑暗中会发出荧光。

2. 液体软陶

和透明的软陶土具有同样的效果，它除了可以当软陶和软陶之间的黏着剂之外，更可用来作为涂料和填充剂。

3. 石头土

为有色的半透明土加入纤维所制成。一般直接用来做具有石头效果的作品，不能用来做土条切片贴花。

4. 金质/珍珠土

内含特殊的金质/珍珠粉末，使其具有特殊的金属/珍珠质感，还可以相互混色，混色后仍带有金属效果。

二、其他材料

1. 彩色铅笔

彩色铅笔可直接作为颜色的绘制，转印上去，有时为了使整个作品具有生动性或营造艺术效果，有时也将彩色铅笔的笔芯削成末或小颗粒，放在软陶中，制造特殊肌理的表面。

2. SOBO万用胶及施敏打硬胶

SOBO万用胶用于未完成及完成的软陶作品均可，具有类似白胶的黏度。施敏打硬胶是一种比三秒胶速度略慢的强力胶，干固后透明无色，适用于烘烤后的软陶作品。可利用的添加物：金属丝、小石头、贝壳、树皮、果子、细沙、干燥花果、线、笔等。这些材料都可以在我们的生活中找到，或在五金行、珠宝店、花店、水果店、杂货店、水电行等地方买到，将它们与软陶结合，能产生有趣的视觉效果和独特的造型。在采用添加物时必须考虑以下几个问题：①能否耐130℃烘烤温度？②时间久后是否会发霉？③烘烤后是否会变色？④是否易于取得？

3. 铝箔及PVDC保鲜膜

铝箔可用来制作软陶的内坯，或在必要时包覆在内坯外层，在完成作品后方便软陶与坯体分开。PVDC是市面上可买到的保鲜膜之其中一种，其材质属于不透气的胶膜，与常见的PE保鲜膜可透气的性质不同，所以可用来保存软陶材料。

4. 透明漆及透明喷漆

在完成包覆有金筒或上有金质粉的作品之后，必须喷或涂上一层透明漆，使其表面形成保护膜。透明（喷）漆要选择不会腐蚀软陶的种类（以保利龙喷漆较好）。此外，一般透明漆有平光及亮光两种，若只是要保护作品表面，希望作品不会泛光，要选用平光的，若是希望作品能光亮，则要选用亮光的。表面上漆时，注意天气不好时不可上漆，否则会不易干固而使表面很黏。另外，若用涂法，要适度稀释，否则易留下笔触。

5. 造景水

在模型或软陶作品中制作水的效果，可以依据情形需要加入适当的染料以做出特殊的效果。在使用时依照树脂和硬化剂以2∶1的比例调配（各厂牌的混合比例若有不同，视其厂商的建议比例做适度调整），一定要搅拌至混浊状才可以使用。

6. 油画颜料（油性染料）

可溶于液体软陶、水晶胶、造景水里面，呈现出不透明的颜色。金、银、铜及金质、珍珠粉和水彩笔：金、银、铜可用来做金属质感的软陶作品；金质粉、珍珠粉本身可在软陶作品未烘烤前刷上去，使作品表面产生金属或珍珠的质感；水彩笔是用来刷上述材料的最佳工具，通常需要粗细不同的水彩笔，细的用在精细的地方，粗的用于面积大的作品。

7. 亚克力颜料

在软陶作品烘烤完成后，可以用亚克力颜料在表面涂上自己想要的效果。

第二节　创作工具

要制作完美的软陶作品，除了要有合适的材料之外，使用方便的工具及保存材料和装点作品的耗材都是不可或缺的。"工欲善其事，必先利其器。"选择良好的工具及耗材，不但节省制作时间，而且可以使软陶作品具有更好的效果。因此在制作软陶作品之前，一定要先了解所需的常用工具及耗材。

一、常用工具

1. 烤箱或烘箱

由于软陶作品在完成时需经过130℃的烘烤，烤箱或烘箱可以满足这一需求。同时注意，温度过高、过低或不均匀都会导致最后成品失败，所以在烘烤中需要确保温度这一问题。不能使用微波炉烧烤，也不能置于太阳下晾晒使其变硬，也许通过这两种方式能使作品变硬，但却存在着硬度不均匀或硬度不够等缺陷。

2. 热风枪

热风枪主要是对软陶进行局部的定型。

3. 擀面杖或擀面机

擀面杖推荐选择不锈钢类型的，亚克力棒会被软陶腐蚀，无法进行陶片制作。若使用擀面机，也可选取不锈钢擀棒，作为擀软陶土片的工具，不但省时省力又方便，而且可以克服手擀造成陶片厚薄不均的问题。

4. 水砂纸

用来将烘烤后的软陶作品磨平抛光。常用的水砂纸为600~2 000目。使用时要先用较粗的600目，再慢慢地换用到较细的2 000目。

5. 玻璃染料

原本用于玻璃彩绘，在软陶创作中可用于液体软陶、水晶胶及造景水，使其呈现透明的色彩。

6. 胶水

胶水主要用于对部分部件进行固定，后来在软陶制作过程中，水晶胶也可运用在软陶制作中，主要是用于灌模或仿制景泰蓝的珐琅效果。

7. 刀类及瓷砖

软陶会用到各种类型的刀，如美工刀可用来切刻软陶，钻制或在烘烤后的作品上刻出纹路，刮刀在操作过程中进行切割。而软陶容易腐蚀塑料物品，所以在进行软陶制作时应在大理石或瓷砖类的工作台上进行。

二、特殊工具

在进行软陶制作过程中，为了达到自己想要的艺术效果，日常生活中的很多工具都可以进行应用。如用单色软陶制作时，为了讲究单色土片的质感、立体感，使作品看起来更加活泼生动，我们可以利用一些随手可得的工具。日常生活中，在我们身边其实可以发现许许多多可以制作软陶的特殊"工具"，例如，利用牙刷、牙签、吸管、针、纱布、漏勺，树叶、弹簧、西式餐具等，可在土片上做出线条、点状、圆球状等图案。

老年人在进行软陶作业活动时，务必注意自身功能障碍是否能够使用相关工具，如具有认知功能障碍的老年人在进行软陶制作中，应尽量避免刀类、牙签、热风枪等危险工具。

第三节　制作程序

一、前期准备

（一）揉　土

揉土的主要目的是把未经加工的软陶材料（也称为生土）进行均匀揉制，类似面包制作过程中的揉面团，主要是减少软陶内部气泡的存在，加大内部密度。揉土前，需清洁双手，以及台面、擀棒等相关工具。一块土揉好后，在揉另一块之前，需再一次清洁双手、台面及擀棒等，以免前一块土留下的碎末粘到后一块土上。外在环境温度较低时会导致软陶较硬，可加入适量软化剂或在温水中没泡一会儿，使之柔软，若外在环境温度较高时，会致软陶过软，可用冷毛巾敷敷手，或将陶片摊于桌面上，稍稍变硬之后再做。揉土后，清洁双手时，涂抹护肤膏或乳液可很快洗净。具体操作步骤如下。

（1）清理干净软陶表面的塑料薄膜包装，放于干净的瓷砖或玻璃上。

（2）揉土方式包括手掌揉制法和工具揉制法。手掌揉制既灵活又快捷，比较适合小量的软陶揉制。若所需揉制软陶体量过大，则要采用工具揉制法，如利用擀棒、滚筒或压面机等。

（3）当软陶材料擀压成片时，从一头卷起。卷起时尽力不留缝隙。

（4）继续用擀棒或滚筒反复擀压，直到材料变柔软为止。

（5）材料柔软后，可用手将其揉成圆球状，如不立刻使用，可用保鲜膜包装后保存。也可将材料反复揉制后，再揉成圆柱形，此形状也是保存材料的常用形。

（二）调　色

购买的软陶原材料本身具有颜色，但依据作品的需求，往往需要在制作过程中进行色彩的调制，主要依据的是色相环，详细内容详见第二十三章。

除此之外，还可以通过色彩的基本属性（如明度、饱和度等）进行颜色的调和，如黑色与白色的软陶可以调和成灰色；任何一种鲜艳的颜色，加入少许其他颜色之后，纯度就会降低。如果加入适量的黑色，色彩变得沉稳；反之，加入适量的白色，可使色彩变得粉嫩。具体调色步骤如下。

（1）将两种颜色的陶泥分别搓成长条。

（2）将两色泥条绕成麻花状，再搓紧搓长。

（3）将泥条对折后绕成麻花状，再搓紧搓长。

（4）反复重复第二步和第三步的制作过程，直到颜色完全混合。也可以将两种颜色的陶泥用擀棒压成片状，叠在一起擀压，再卷紧，再擀压，反复数次，直到颜色完全混合。

（三）色彩设计

1.软陶饰品色彩的特性

（1）装饰性。软陶饰品的色彩属于装饰色彩的范畴。装饰色彩是摆脱对自然色彩关系的依赖，带上作者的主观意愿和感情，运用色彩美学的原理，对自然界的色彩关系进行抽象或概括处理，从而形成的带有一定主题的色彩氛围。装饰色彩淡化了真实性、逼真感，强调个性化的色彩认识与感受。

（2）实用性。软陶成品除了表达其艺术性，还有巨大的实用性空间。老年人在进行软陶制作中，可以依据自身需要做出如杯子、餐盘甚至饰品等，最终成果服务于本身，体现软陶饰品的最大价值。

（3）流行性。在某一个特定的社会阶层和地区流行一时的颜色或色调就是"流行色"。流行色是体现时尚感的一个重要因素。流行性主要用于服饰的设计中。

二、造型与装饰

（一）服饰品的造型与装饰

1.服饰品的造型

服饰品的造型是软陶服饰品设计中的一个重要环节，它主要包括两个方面：其一，是指服饰品中陶珠或陶片的造型；其二，是指服饰品成型之后的整体造型。

根据造型风格的不同，陶珠或陶片大致可分为两种：

（1）抽象形。包括方形、圆形、三角形以及几何组合形等。

（2）具象形。包括人物、动物、植物、器物等自然界中的各种物体形态，一般比较简洁。

造型的主要工具是手，软陶可以通过用手进行揉、捏、挤压等手法，塑造出很多种陶珠或陶片的造型。虽然陶珠或陶片的造型非常丰富，但一般很多形状都是从圆形开始的，主要是因为：揉搓圆形容易使陶珠或陶片表面光洁圆滑，很多形状对称的型，以圆形做基础很容易成型。在造型过程中，有时局部需要借助一些工具才能达到理想的效果。小型的金属雕刻刀，木制的整形工具等都是必备的辅助工具。

2.服饰品的装饰

服饰品的装饰主要是指陶珠或陶片的表面装饰。陶珠或陶片表面的装饰图案可以千变万化。利用纯粹的点、线、面，通过不同的排列方法形成很多的图案，其具体内容与插花造型的设计十分相似，可参考第二十三章内容。

（二）室内装饰品的造型与设计

1.室内装饰品的造型

软陶的制作成品中包含许多室内装饰品，如玩偶、植物、玩具造型，甚至各种造型的挂饰或摆件等都可以通过软陶进行制作。一般小型室内装饰品主要是用手进行塑造，对于老年人的治疗性作业活动中，可以充分在此部分进行操作，增强其触觉、本体觉等训练，或进行整体的感觉统合训练等。

同时，软陶还可以与许多废旧器物结合使用，设计制作出非常有个性的工艺品。由于软陶饰品多采用和已有器物结合的方法来完成，所以大多数软陶饰品的造型取决于器物已有的造型。也可以在已有器物的基础上增加一些其他形，从而形成新的造型。另外，可以用木板、金属等材料设计制作一个基本形，再利用软陶装饰完成。

2. 室内装饰品的装饰

软陶工艺品的装饰方法和服饰品的装饰方法是相似的，即利用纯粹的点、线、面装饰，如制作花条进行装饰，通过肌理效果装饰，表面贴上金、锡或铜箔纸等手法进行装饰。除此之外，还可以用油画颜料、丙烯颜料、金粉或银粉等进行大面积的彩绘。也可以将多种装饰方法结合使用，以获得更加丰富的视觉效果。

三、成品烘烤

刚刚揉捏好的软陶作品，在烤制之前是不能挤压与粘连的，因此要妥善放置，要保证每一个软陶作品相互有间隔。后面都需经过高温进行定型，同时也需要使用热风枪等进行局部的改型等，注意利用烤箱烘烤时，作品不能放在金属板或塑料板材上，应选择玻璃片或瓷盘。若直接将陶珠放在玻璃片或瓷盘上，会造成陶珠与玻璃片或烤盘接触的那一面特别亮且平。要避免此缺点，可在底下铺一张纸。切勿将作品碰触到烤箱的壁面。如果制作的作品较多，暂时烘烤不完的话需妥善保存。可将作品平放于玻璃片或瓷盘上，也可用金属丝穿好，以便下次直接放入烤箱。最后用保鲜膜或塑料袋轻轻覆盖在上面，防止灰尘把作品弄脏。

烘烤软陶作品一定要控制好时间。如果烘烤时间不足，作品无法烘烤完全，会导致作品烘烤后只有表面成型，容易断裂，就如同尚未煮过的鸡蛋，只有外表一层薄薄的硬蛋壳，只要轻轻一敲打就会破掉，如果烘烤时间太长，会使软陶变得焦黑，从而前功尽弃。

一般情况下，如果软陶土较硬的话，需要烘烤的时间略长；较软的软陶土，需要烘烤的时间略短。例如，厚度约为6.5 mm的软陶，需要烘烤15 min；厚度约为12.5 mm的软陶，需要烘烤30 min。此外，必须特别注意的是，烘烤时间是指从烤箱达到预定温度之后，开始烘烤到烘烤结束的这段时间，若未事先将烤箱预热，则烘烤时间要再加上预热的时间（一般烤箱预热需花费10 min）才是准确的烘烤时间。

另外，在烘烤软陶作品时，应将不同大小、厚薄的作品分类放置，把相同大小或厚薄的作品放在一起烤，因为大小或厚薄相似，所需的烘烤时间是相同的。制作大型软陶作品时，最好能将内胚先用铝箔做好，外层再包覆软陶，以减薄作品的真正厚度，缩短烘烤时间。

四、后期处理

1. 切割

烘烤后的作品若需要进行修改，可选择剪刀或美工刀进行二次处理。

2. 粗磨

用600目的砂纸将修剪、切制过的软陶大致打磨，使不规则且粗糙的切割面较为平顺。

3. 细磨

先在作品的表面沾一些水，用800目的砂纸慢慢磨，每磨一次就把磨出来的粉屑擦掉，再依次序用1 000目、1 500目、2 000目的砂纸，用相同的方式细磨。

4. 雕刻

在需要雕刻的部位，分别选用不同的雕刻刀刻出深浅不同的纹路，完成原先设计的图案。

5. 抛光

用稍粗的布或较硬的海绵，将表面用力地擦拭，使表面光滑。

6. 上光

软陶烘烤后，有一种自然的光泽，但如果希望作品表面更富有光泽感，可以在作品表面刷上光漆。另外，有几种情况必须使用光漆：①作品表面涂有金属粉末；②作品用粉笔或色笔上过色；③作品表面贴有金、银箔。

7. 上蜡

将作品表面用擦拭家具的水蜡擦亮，透明的婴儿油、少量的凡士林效果也都不错。表面镶贴金箔或上金质粉的软陶作品，不能有粗磨、细磨及抛光的步骤，否则会把金箔或金质粉磨掉。

小 结

通过本节课的讲解，同学们应该了解软陶制作的常用材料、工具，并能够自己设计软陶作品。软陶制作对于老年人手部、感觉等功能康复具有重大意义，希望同学们能够很好地将其应用于临床。

思 考 题

1. 软陶制作中所需要的工具都有哪些？
2. 软陶制作中若进行烘烤的注意事项？
3. 软陶制作的基本流程包括哪些？

（许丽雅）

参考文献

[1] 刘纯艳. 社区护理学 [M]. 长沙: 湖南科学技术出版社, 2004.

[2] 孙建萍. 老年护理 [M]. 北京: 人民卫生出版社, 2009.

[3] 美国食品与药品管理局. 膳食补充剂健康与教育法（Dietary Supplement Health and Education Act）. 1994, 10.

[4] 周燕珉, 党俊武, 伍小兰, 等. 中国老年宜居环境发展报告（2015）[M]. 北京: 社会科学文献出版社, 2016.

[5] 全国暨广东省第二届孝文化高峰论坛. 全国老龄工作委员会会议报告, 广州. 2015.

[6] 国家统计局, 国务院第七次全国人口普查领导小组办公室. 第七次全国人口普查公报（第五号）——人口年龄构成情况 [N]. 中国信息报, 2021-05-12（002）.DOI: 10.38309/n.cnki,nzgxx.2021.000487.

[7] 赵晓航, 李建新. 丧偶对老年人孤独感的影响: 基于家庭支持的视角 [J]. 人口学刊, 2019, 41（6）: 14.

[8] 王平. 丧偶老人的心理反应及护理对策 [J]. 中华护理杂志, 1995, 30（9）: 2.

[9] 人力资源社会保障部教材办公室. 养老护理员: 初级 [M]. 北京: 中国劳动社会保障出版社: 中国人事出版社, 2020.

[10] 人力资源社会保障部教材办公室. 养老护理员: 基础知识 [M]. 北京: 中国劳动社会保障出版社: 中国人事出版社, 2020.

[11] 尤黎明, 吴瑛. 内科护理学 [M]. 6版. 北京: 人民卫生出版社. 2017.

[12] 化前珍, 胡秀英. 老年护理学 [M]. 4版. 北京: 人民卫生出版社. 2017.

[13] 张长地, 张璇, 田梅. 帕金森病防治340问 [M]. 北京: 金盾出版社, 2014.

[14] 国家卫生健康委员会疾病预防控制局, 国家心血管病中心, 中国医学科学院阜外医院, 等. 中国高血压健康管理规范（2019）[J]. 中华心血管病杂志, 2020, 48（01）: 10-46.

[15] 杨梅, 胡薇. "手掌法则"在2型糖尿病患者饮食控制中的应用 [J]. 中国初级卫生保健, 2020, 34（06）: 106-108.

[16] 马素慧, 陈长香. 康复护理学 [M]. 北京: 清华大学出版社, 2013.

[17] 吕斌. 癫痫病: 老年人不可轻视的慢性疾病 [J]. 江苏卫生保健, 2019（7）: 8-9.

[18] 杨艳玲, 陈长香. 外科护理学 [M]. 北京: 人民军医出版社, 2007.

[19] 熊学琴. 如何护理老年癫痫患者 [J]. 幸福家庭, 2020 (7): 111.

[20] 苟三怀, 席淑华, 葛亮. 老年骨折治疗与康复 [M]. 上海: 上海科学技术出版社. 2009.

[21] 李小寒, 尚少梅. 基础护理学 [M]. 6版. 北京: 人民卫生出版社. 2017.

[22] 高血压联盟 (中国), 中华医学会心血管病学分会, 中国医师协会高血压专业委员会, 等. 中国高血压防治指南 2018 年修订版 [J]. 心脑血管病防治, 2019, 19 (1): 1-44.

[23] 李映兰. 护理综合实训 [M]. 北京: 人民卫生出版社, 2018.

[24] 杨晶晶, 郑涌. 代际关系: 老年心理健康研究的新视角 [J]. 中国老年学杂志, 2010, 30 (19): 2875-2878.

[25] 张爱珍, 周芸. 临床营养学 [M]. 北京: 人民卫生出版社, 2004.

[26] 李春玲, 郝佳佳. 北京市白纸坊社区老年人营养现状及相关影响因素分析 [J]. 继续医学教育, 2021, 35 (07):67-69.

[27] 李程. 老年人膳食模式与肌肉衰减症关系研究 [D]. 北京: 中国疾病预防控制中心, 2021.

[28] 池菲, 张春艳, 安慧茹, 等. 老年人院外心搏骤停的相关因素及预后分析 [J]. 河北医药, 2021, 43 (10): 1475-1478.

[29] 林洁羽, 王大伟, 吴扬, 等. 老年人心肺复苏相关研究进展 [J]. 中国老年学杂志, 2017, 37: 2078-2079.

[30] 张晗, 齐士格, 崔露, 等. 中国社区老年人跌倒及跌倒后受伤情况分析 [J]. 中国公共卫生, 2021, 37 (11): 1590-1593.

[31] 中国康复医学会老年康复专业委员会专家共识组, 上海市康复医学会专家共识组. 预防老年人跌倒康复综合干预专家共识 [J]. 老年医学与保健, 2017, 23 (5): 349-352.

[32] 邓宝凤, 王艳艳, 罗昌春, 等. 对老年综合征护理的认识与思考 [J]. 中国护理管理, 2014, 14 (5): 485-488.

[33] 中华医学会老年医学分会. 老年人慢性便秘的评估与处理专家共识 [J]. 中华老年病研究电子杂志, 2017, 4 (2): 7-15.

[34] 张波, 桂莉. 急危重症疾病 [M]. 4版. 北京: 人民卫生出版社, 2014.

[35] 陈茉弦等. 昆明医科大学申报世界作业治疗师联盟最低教育标准认证的经验 [J]. 中国康复医学 2020, 35 (9): 1105-1107.

[36] 谢晓慧. 卒中后失语症的简易评估及神经机制研究 [D]. 安徽: 安徽医科大学, 2020.

[37] 王鹤玮. 全周期康复视角下的颈椎病康复相关指南及专家共识解读 [J]. 中国医刊, 2021, 56 (8): 825-829.

[38] 张长杰. 加强骨与关节损伤的康复降低致残率 [J]. 中华物理医学与康复杂志, 2003,

5: 257-259.

[39] 杨洁, 王安辉, 尚磊. 西安社区老年人膳食结构及其与衰弱发生的相关性 [J]. 中华老年多器官疾病杂志, 2021, 20 (10): 738-744.

[40] 李胜利. 语言治疗学 [M]. 北京, 人民卫生出版社, 2020.

[41] 胡佩诚. 临床心理学 [M]. 北京, 北京大学医学出版社, 2009.

[42] 李春玉. 社区护理学 [M]. 北京: 人民卫生出版社, 2017.

[43] 谢日华, 田玉梅. 社区护理学 [M]. 北京: 北京大学医学出版社, 2017.

[44] 甘智荣. 中式面点大全 [M]. 江西: 江西科学技术出版社, 2017.

[45] 吴永刚. 花间世: 中国古典插花 (汉竹) [M]. 江苏: 江苏凤凰科学技术出版社, 2020.

[46] 李草木. 中式插花艺术 [M]. 北京: 化学工业出版社, 2017.

[47] 孙可. 中国插花简史 [M]. 北京: 商务印书馆, 2018.

[48] 王莲英, 秦魁杰. 中国传统插花艺术 [M]. 北京: 化学工业出版社, 2019.

[49] 王莲英, 秦魁杰. 插花员 (初级中级国家职业资格培训教程) [M]. 北京: 中国劳动社会保障出版社, 2019.

[50] 郑建秋. 现代蔬菜病虫鉴别与防治手册 [M]. 北京: 中国农业出版社, 2020.

[51] 王迪轩. 现代蔬菜栽培技术手册 [M]. 北京: 化学工业出版社, 2019.

[52] 齐祺. 图解家庭养花和阳台种菜 [M]. 北京: 中国华侨出版社, 2020.

[53] 赵方军. 中学软陶制作教学 [M]. 北京: 华文出版社, 2015.

[54] 林宁. 软陶创意手工从入门到精通 [M]. 北京: 化学工业出版社, 2020.